中等职业教育“十三五”精品教材

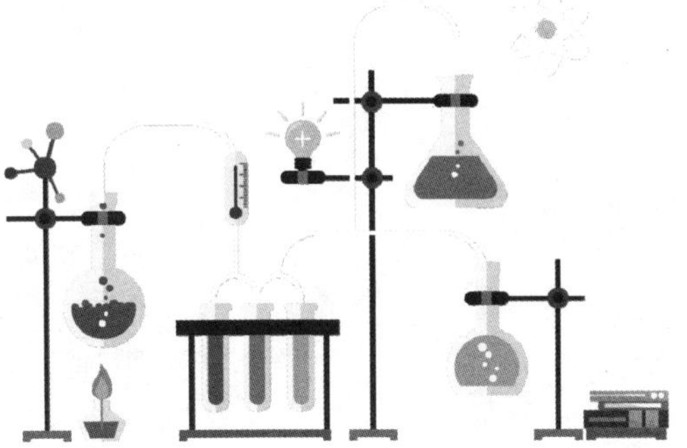

医用化学基础

主　审 ◎ 李晓彬
主　编 ◎ 王敦丽
副主编 ◎ 潘　英　许　强

西南交通大学出版社
·成　都·

图书在版编目（CIP）数据

医用化学基础 / 王敦丽主编. —成都：西南交通大学出版社，2020.11
ISBN 978-7-5643-7760-1

Ⅰ. ①医… Ⅱ. ①王… Ⅲ. ①医用化学－中等专业学校－教材 Ⅳ. ①R313

中国版本图书馆 CIP 数据核字（2020）第 201601 号

Yiyong Huaxue Jichu
医用化学基础

主　编 / 王敦丽

责任编辑 / 牛　君
封面设计 / 吴　兵

西南交通大学出版社出版发行
（四川省成都市金牛区二环路北一段 111 号西南交通大学创新大厦 21 楼　610031）
发行部电话：028-87600564　028-87600533
网址：http://www.xnjdcbs.com
印刷：成都蓉军广告印务有限责任公司

成品尺寸　185 mm × 260 mm
印张　15.5　　字数　368 千
版次　2020 年 11 月第 1 版　　印次　2020 年 11 月第 1 次

书号　ISBN 978-7-5643-7760-1
定价　48.00 元

课件咨询电话：028-81435775

P/前言
reface

本书以教育部颁布的《中等职业学校公共基础课程方案的要求》（教职成厅〔2019〕6号）为依据，按照中职教育的培养目标，参照医药卫生类专业相关行业标准，对照医药卫生类职业教育的岗位要求编写而成。以培育学生的职业技能和就业能力为编写理念，注重整体优化，凸显课程个性，充分体现教材内容的科学性和实用性；围绕中职学生核心素养的培养；注重与初中化学和医护类高职高专“医用化学基础”“生物化学基础”课程对接；与职业资格考试紧密接轨，符合现代职业教育对高素质劳动者和技术技能人才的要求。“医用化学基础”是医药卫生类专业的一门必修课程，主要供初中起点、中等职业学校的护理专业、助产专业、农村医学等专业的学生学习使用。

本书教学内容由走进化学、人体与化学、医护与溶液、人体和电解质、有机化合物和医学、生命中的基础有机物以及环境与健康 7 个单元组成，每一单元下设 2 ~ 5 个课题，全书共设计 5 个实践。教材内容在保持化学基本体系的前提下，体现贴近医药卫生、渗透医药卫生、服务医药卫生专业学习的“医用化学”特色。同时本书在编写过程中立足于现阶段中职学生的实际情况，通过对教学内容和教学方法的调整，力求提高教师的教学效果和学生的学习效果。本书特点如下：

1. 体例新颖，体现以学生为中心的教育理念

本书在单元题目的设计上彰显化学与医学的紧密联系，如“人体与化学”“医护与溶液”“有机化合物和医学”等；重点单元设计“课堂互动”栏目，以提高课堂教学效果；教材形式上打造图文并茂，引发学生的学习兴趣；在内容的编写和安排上，充分考虑学生的认知基础、心理特点和学习能力，在切合学生的实际情况下编写内容，力求达到教师易教、学生乐学的目的。如“走进化学”，在衔接初中化学知识点的基础上，增设了大量联系生活、医学的案例，激发学生的兴趣，使其以强烈的热情继续投入专业化学课程的学习中。

教材 7 个单元下设的每个课题开篇都设计“学习目标”，使教学有的放矢，根据内容又灵活安排了“知识链接”“拓展阅读”“贴近生活”“贴近医药”“知识拓展”等小栏目；课题内容结束设计“重点提示”和“边学边练”，便于学生课后复习和巩固所学知识；部分课题后编排了实践活动环节。在实践活动中，本着“理实一体化”的理念，让学生从化学实践中建立化学概念，学会实践运用，提高学习效率。在“知识拓展”“贴近医药”等小栏目中，引导学生进行一些课外学习，开拓学生的知识面，以达到为专业课程服务、为发展学生的专业能力服务的目的。

总而言之，教材无论在内容编写还是体例设计上，力争体现教学的适用性、实用性和

趣味性，以期更好地为中等职业医药卫生类学生的学习服务。

2. 在教学方法方面主要采用了任务教学法

首先在每个课题之前，通过引入生活中的实际问题、现象或者医药卫生岗位上发生的案例来引发学生对问题的思考和兴趣，其次是教师引导学生学习相关的基础知识，较自然地切入课题的教学目标；对于重难点教学目标在知识拓展等环节中得到解决和提高；部分课题通过实践活动环节，进一步完成教学目标；课堂互动设计的问题都是与教学目标紧密相扣或与生活和医药卫生中的实际现象相联系的，难度适中，目的是让学生想学、能学，在顺利完成任务的同时，增强学生的自信心，提高学生的学习效率。

3. 全方位体现化学与医药卫生专业的对接特色。

作为医药卫生类的化学教材，与医学相关的化学基础知识和基本技能贯穿整个教学内容。例如，在第三单元“医护与溶液”中直接将配制青霉素皮试液作为例题安排，在实践活动环节“溶液的配制”中，特别编排医院里护士如何配制不同单位的青霉素溶液以及临床常用的稀溶液的练习，由此反复突出与专业、与岗位的对接。在讲授溶液浓度的单位时，通过一张实际的生化检验报告表来具体问题具体解决，真正做到化学课程为专业课程乃至专业技能训练服务，为学生将来学习专业课程和走上工作岗位打下扎实的基础。在理论知识部分和边学边练中增加了最新全国护理资格考试的考点内容和考试真题，进一步实现了对接特色，使学生真正体会到了学习医学化学的意义。

4. 体现中职生的核心素养

科学精神与社会责任是化学学科的核心素养之一，其含义是具有严谨求实的科学态度，具有探索未知、崇尚真理的意识；赞赏化学对社会发展的重大贡献，具有可持续发展意识和绿色化学观念，能对与化学有关的社会热点问题做出正确的价值判断。面对学科核心素养，基于课程功能与价值，本教材设计了“环境与健康”单元，通过“人与环境”“化学致癌物质”“农药”三个课题让学生获得初步了解和感知，培养学生的思想政治素质、科学文化素养，为促进学生可持续发展，成为德智体美劳全面发展的高素质劳动者和技术技能人才打下一点基础。

本书在编写过程中实行主编负责制，按照分工编写、交叉修改、集体审定、主编统稿的原则进行。编写分工如下：王敦丽编写前言，第四单元，第五单元课题一，第六单元课题二、课题三，实践四；许强编写第一单元，第五单元课题二、课题三，第六单元课题一，第七单元，实践一；李晓彬编写第二单元；潘英编写第三单元，第五单元课题四、课题五，第六单元课题四，实践二、实践三、实践五。

本书在编写过程中得到了李晓彬教授的指导及学校相关专业教师和临床医护工作者的帮助，并得到了编者所在学校的大力支持，在此一并表示衷心的感谢！

限于编者的编写水平，书中难免存在错误和不当之处，敬请同行和读者提出宝贵的意见建议，以便不断修订完善！

王敦丽

2020 年 6 月

C/目录 ontents

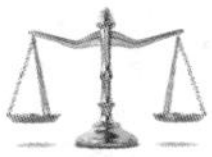

第一单元　走进化学

第二单元　人体与化学

第三单元　医护与溶液

第四单元　人体和电解质

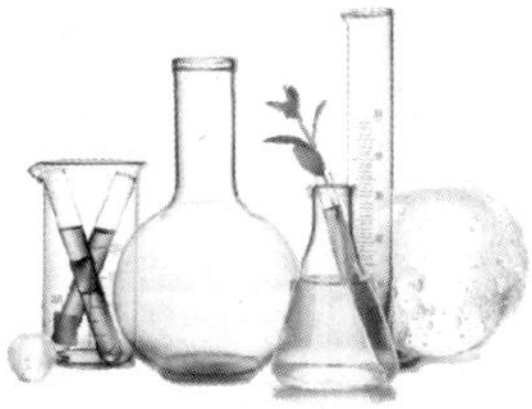

第一单元　走进化学

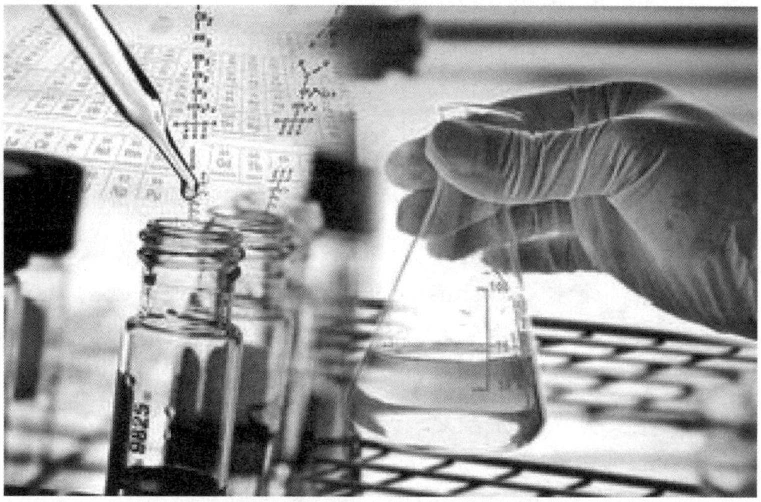

化学是一门充满神奇色彩的学科，它通过探索那些肉眼看不见的粒子——原子、分子的特征和行为，引导人们认识整个物质世界。从最简单的氧气、氮气和水到复杂的 DNA 和病毒，从我们身边的金属、陶瓷和塑料到太空中的臭氧、氟氯代烷光解后的碎片，从起光合作用的叶绿素到以海滩沙子为原料的计算机芯片等，从化学的角度来看，它们都是由为数不多的化学元素的原子构成的。形形色色的物质是怎样构成的？它们为什么会有各种各样的性质和用途？通过化学的学习就可以逐渐找到答案。

课题一　欣赏化学

学习目标

1. 说出化学的概念。
2. 归纳化学产生和发展的历史。
3. 举例说出化学对人类社会发展的作用和影响。
4. 能正确认识化学给人类发展带来的积极意义及不利影响。
5. 能运用化学的眼光认识物质世界的常见现象和变化。

化学（Chemistry）是一门以实验为基础的自然科学。研究物质世界的各种物质及现象，包括物质的组成、结构、性质、变化、用途、制法等。化学的方法和知识是人类用以认识和改造物质世界的主要方法和手段之一，是一门历史悠久而又富有活力的学科，与人类进步和社会发展的关系非常密切。它的成就是社会文明的重要标志。在可以考证的历史中，自人类学会用火开始就与化学的研究和发展密不可分，时至今日化学应用的范围已非常广泛，小到圆珠笔头，大到宇宙飞船、航空母舰，人类生活的方方面面都与化学有密切的联系。

一、化学是美丽的

如人们肉眼所见：美丽的动植物、瑰丽的大自然、绚烂的宇宙星空呈现出多姿多彩的迷人面貌，然而这背后都隐藏着分子、原子等微观粒子的性质、运动、变化和结构的奥秘和规律，树叶的绿色，是叶绿素呈现的颜色；艳丽的花朵则是花青素以及其他许多有机色素的功劳；美丽的七彩丹霞地貌是彩色矿物质在阳光、水、空气以及地质运动的共同作用下形成的；火星之所以呈红色，与其表面覆盖的赤铁矿密切相关……化学将为我们逐步揭开这些迷人的秘密。图 1-1 至图 1-6 所示为不同化学现象。

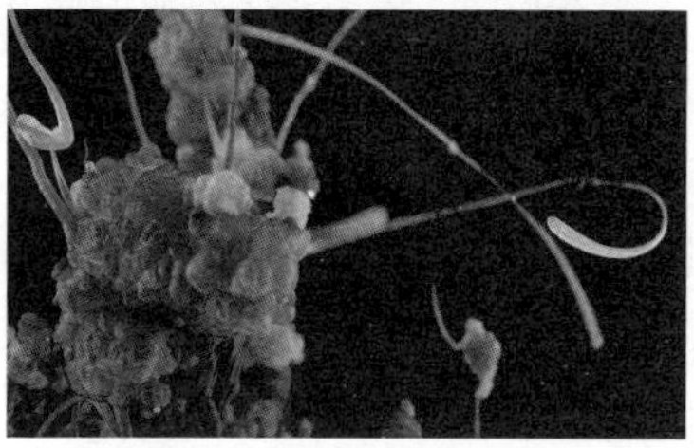

图 1-1　硅酸钠中加入氯化钴

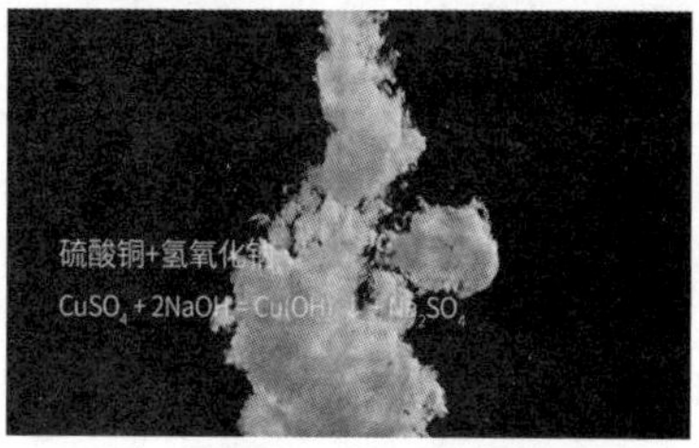

图 1-2　硫酸铜中加入氢氧化钠

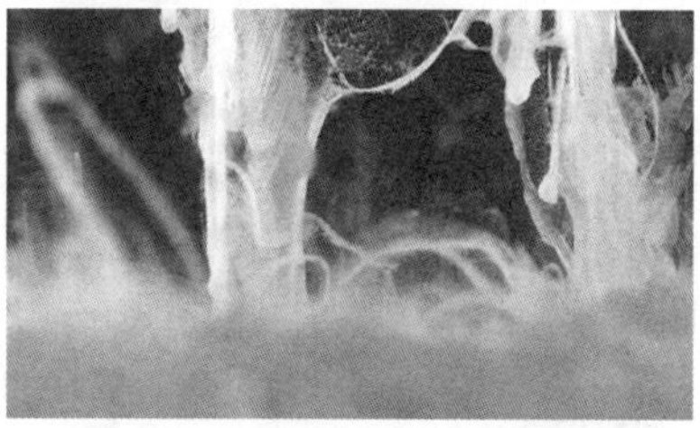

图 1-3　硝酸银加入硫代硫酸钠

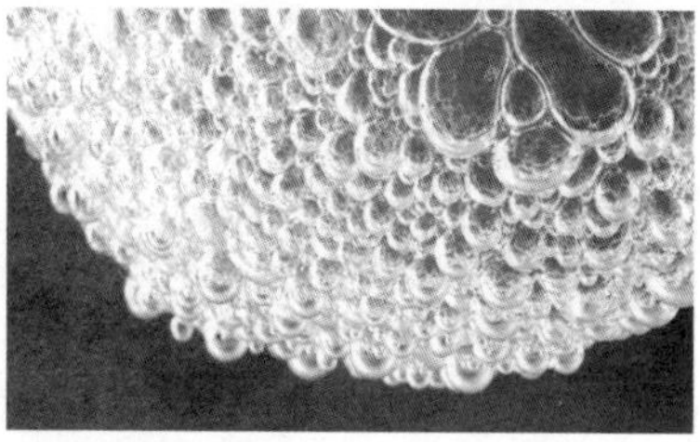

图 1-4　鸡蛋壳浸入盐酸中

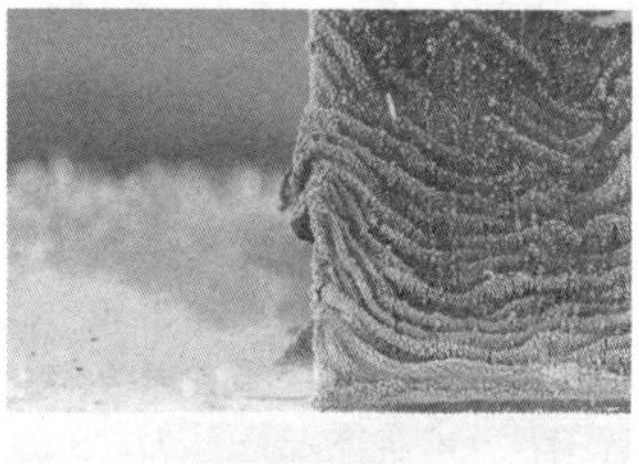

图 1-5　金属锌浸入硫酸铜溶液中

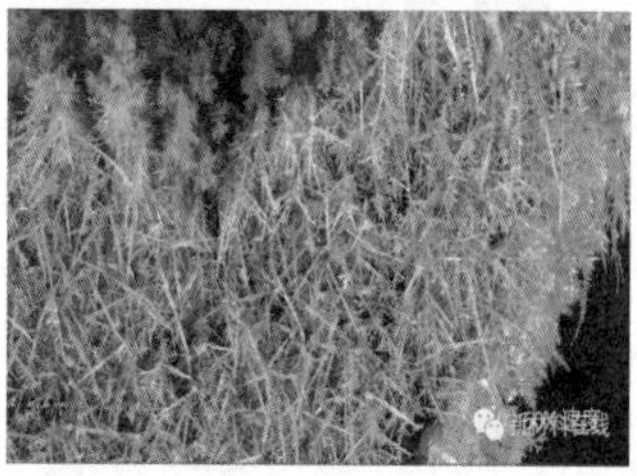

图 1-6　金属锌浸入硝酸银溶液中

二、化学是有用

当今，化学日益渗透到生活的各个方面，与人类社会发展密切相关。化学与人类的衣、食、住、行以及能源、信息、材料、国防、环境保护、医药卫生、资源利用等方面都有密切的联系，它是一门社会迫切需要的实用学科。

为了保证人类的生存并不断提高生活质量，人们利用化学生产化肥和农药，以增加粮食产量；利用化学合成药物，以抑制细菌和病毒，保障人体健康；利用化学开发新能源、新材料，以改善人类的生存条件；利用化学综合应用自然资源和保护环境，以使人类生活得更加美好。

化学与数学、物理等学科共同成为自然科学迅猛发展的基础。化学的核心知识已经应用于自然科学的各个领域，化学是改造自然的强大力量的重要支柱。目前，化学家们运用化学的观点来观察和思考社会问题，用化学的知识来分析和解决诸如能源问题、粮食问题、环境问题、健康问题、资源与可持续发展等社会问题。

讨　论

举例说明我们生活中衣食住行遇到的一些常见的化学知识或现象。

拓展阅读

2019年4月13日下午13:20，中国唯一一只雌性斑鳖因人工授精发生意外，经过近24小时抢救无效后在苏州动物园死亡。目前，全球斑鳖仅剩三只，其中苏州动物园是一只雄性斑鳖，另外两只在越南，性别不详。

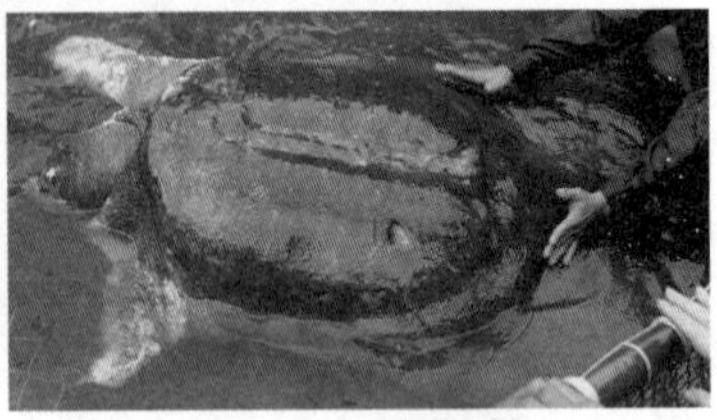

图1-7　斑　鳖

我是一只雄性斑鳖，目前生活在苏州动物园，2019年4月13日那天我深爱的妻子，目前世界上已知的最后一只雌性斑鳖去世了，我成为世界上仅存的三只斑鳖之一。早在人类出现之前，我们就在地球上生活了，曾几何时我们的家族非常庞大，广泛分布在我国的长江流域（包括钱塘江、太湖）和红河流域。在中华5000年的文化中，处处可以看到我们家族的身影。《西游记》中，在通天河驮着唐僧师徒渡江的正是我们的同族。20世纪90年代，我们的家族才受到人类的重视。那时候，我所居住的苏州只有3个同胞，上海有一个同胞。不久之后，我苏州的两个同胞和上海的一个同胞相继去世，苏州只剩下我孤苦伶仃。不过，人类发现长沙动物园还有一只雌性斑鳖，于是在2008年我们认识了。但由于我们夫妻的身体原因，没能完成开枝散叶的重任。可能过不了多久，我也会离开这个世界。最后我想说：地球上万千生灵，彼此相互联系，构成一个共同的命运体，希望每一个生命都能受到保护和尊重。

化学与其他学科的交叉与渗透，产生了很多边缘学科，如生物化学、地球化学、宇宙化学、海洋化学、大气化学等，使得生物、电子、航天、激光、地质、海洋等科学技术迅猛发展。

最重要的一点，也是所有科学学科共有的作用：化学培养人们不断进取、发现、探索、好奇的心理，激发人类对理解自然、了解自然的渴望，丰富人的精神世界。

三、化学是可怕的

化学研究发现了不少物质具有可怕的属性。

有的物质具有极强的氧化性，比如三氟化氯，见谁都燃烧。曾经在美国发生过一起三氟化氯泄漏事件，泄漏的三氟化氯将混凝土地板烧穿后，又将下方砾石烧出约1 m^3的坑。任何防毒面具或防护措施在三氟化氯面前都形同虚设。

有的化学物质具有毒性，甚至被用于战争。比如氯气，就曾在第一次世界大战时作为化学武器首次投入战场使用。整个一战共有45种以上，大约12.5万吨毒气投入使用，造成了100多万人的伤亡，其中10多万人死亡。

有些物质能放出引发基因突变和癌症的放射线，长时间暴露在放射性物质释放的射线下，轻则灼伤，重则死亡，甚至会使一代或几代人受害。其中，铀、钚和重氢还被用来制造威力巨大、破坏力惊人的核武器。

有的物质能造成环境污染，某些环境污染一旦发生会引发不可逆转的生态破坏，造成生物大量死亡甚至引发物种灭绝，包括引起人类生病甚至死亡。事实上，有不少生物种类由于环境被破坏已经从地球上灭绝了。还有大量的生物种类濒临灭绝边缘，比如长江白鳍豚，由于江水污染，已经处于灭绝的边缘。物种的灭绝是一个自然过程，但目前人类的活动大大加速了物种灭绝的速度。物种一旦灭绝，便不可再生。

四、生活离不开化学

化学是一门与人类生活密切相关的自然学科，在人类多姿多彩的生活中，化学可以说是无处不在。目前化学科学已经渗透到国民经济的一切技术领域，它在为人类提供丰美的食品、丰富的能源、品种繁多的材料、治疗疾病的医药，以及保护人类的生存环境等方面起到了巨大的作用。它是一门社会迫切需要的实用学科。也可以说，没有化学就没有人类生活的多元化，没有人类社会的发展，化学在人类的生活中是极其重要的。化学在帮助人类获取丰富的物质基础的同时，也帮助人类创造一个安全的生存环境。而在此基础上，人类又追求更加丰富的物质基础与更加安全的生存环境，这就是人类进步的标志。显而易见，在人类进步的过程中，将继续运用化学的创造力，推动人类社会更好、更快地发展。

讨论

化学的存在是对还是错？

拓展阅读

化学的由来

化学的历史渊源非常古老，可以说从人类学会使用火，就开始了最早的化学实践活动。我们的祖先钻木取火，利用火烘烤食物、寒夜取暖、驱赶猛兽，充分利用燃烧时的发光发热现象。化学的发展，主要经历以下几个时期：

1. 化学的萌芽时期

从远古到公元前 1500 年，人类学会在熊熊的烈火中由黏土制出陶器、由矿石烧出金属，学会从谷物酿造出酒、给丝麻等织物染上颜色。这时还没有形成系统的化学知识，只是化学的萌芽时期。

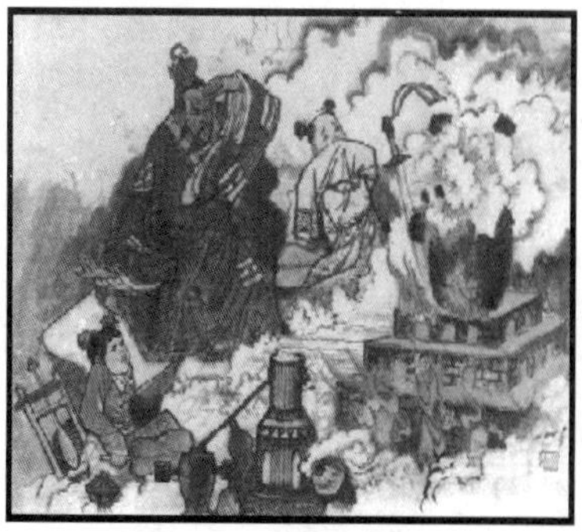

图 1-8　炼丹场所

2. 炼丹和医药化学时期

约从公元前 1500 年到公元 1650 年，化学被炼丹术、炼金术所控制。虽然炼丹家、炼金术士们都以失败而告终，但他们实现了物质间用人工方法进行相互转变，为化学的发展积累了丰富的实践经验。当时出现的“化学”一词，其含义便是“炼金术”。随着炼丹术、炼金术的衰落，人们更多地看到它荒唐的一面，化学方法转而在医药和冶金方面得到正当发挥，中、外药物学和冶金学的发展为化学成为一门科学准备了丰富的素材。

3. 燃素化学时期

这个时期从 1650—1775 年，是近代化学的孕育时期。随着冶金工业和实验室经验的积累，人们总结感性经验，进行化学变化的理论研究，使化学成为自然科学的一个分支。这一阶段开始的标志是英国化学家玻意耳为化学元素指明科学的概念。继之，化学又借燃素说从炼金术中解放出来。燃素说认为可燃物能够燃烧是因为它含有燃素，燃烧过程是可燃物中燃素放出的过程，尽管这个理论是错误的，但它把大量的化学事实统一在一个概念之下，解释了许多化学现象。在燃素说流行的 100 多年间，化学家为解释各种现象，做了大量的实验，发现多种气体的存在，积累了更多关于物质转化的新知识。特别是燃素说，认为化学反应是一种物质转移到另一种物质的过程，化学反应中物质守恒，这些观点奠定了近代化学思维的基础。

讨论

请同学们利用网络或课外资料搜集绿色化学的概念、核心内容、原则及意义等知识。

这一时期，不仅从科学实践上，还从思想上为近代化学的发展做了准备，这一时期成为近代化学的孕育时期。

4. 定量化学时期

这个时期从 1775—1900 年，是近代化学发展的时期。1775 年前后，拉瓦锡用定量化学实验阐述了燃烧的氧化学说，开创了定量化学时期，使化学沿着正确的轨道发展。19 世纪初，英国化学家道尔顿提出近代原子论，接着意大利科学家阿伏伽德罗提出分子学说。自从用原子-分子论来研究化学，化学才真正被确立为一门科学。这一时期，建立了不少化学基本定律。俄国化学家门捷列夫发现元素周期律，并编制出元素周期表；德国化学家李比希和维勒发展了有机结构理论……这些都使化学成为一门系统的科学，也为现代化学的发展奠定了基础。

5. 科学相互渗透时期

这个时期基本上从 20 世纪初开始，是现代化学时期。20 世纪初，物理学的长足发展，各种物理测试手段的涌现，促进了溶液理论、物质结构、催化剂等领域的研究，尤其是量子理论的发展，使化学和物理学有了更多共同的语言，解决了化学上许多未解决的问题，物理化学、结构化学等理论逐步完善。同时，化学又向生物学和地质学等学科渗透，使过去很难解决的蛋白质、酶等结构问题得到深入的研究，生物化学等得到快速的发展。自从化学成为一门独立的学科后，化学家们已创造出许多自然界不存在的新物质。到了 21 世纪初，人类发现和合成的物质已超过 3000 万种，使人类得以享用更先进的科学成果，极大地丰富了人类的物质生活。

近年来，绿色化学的提出，使更多的化学生产工艺和产品向着环境友好的方向发展，化学必将使世界变得更加绚丽多彩。

诚然，科学的发展是没有止境的，因而化学的发展也绝不会停滞不前。

课题二　化学的眼光看世界

学习目标

1. 说出物质世界的组成，原子、分子、元素的概念。

2. 说出无机物、有机物、纯净物、混合物、单质、化合物、电解质的概念。

3. 说出物质的分类和标准。

4. 能区别无机物与有机物，纯净物和混合物，单质和化合物。

一、世界的组成

世界是由什么构成的？世界的本源是什么？人类从古至今对这个问题不断地探索，试图给出一个准确的答案。

很久以前，人们发现将物质进行切割，可以分成更小的微粒，那么能不能找到一种构成整个世界的最小微粒呢。

拓展阅读

古代人类关于原子学说的萌芽

2500 多年以前，古希腊人留基伯提出了原子的概念。他认为万物由原子构成。他的学生德谟克利特更加系统完整地解释了原子，他认为：万物的本原或根本元素是“原子”，“原子”是世界上最微小的、坚硬的、不可入、不可分的物质粒子。原子的根本特性是“充满和坚实”，即原子内部没有空隙，是坚固的、不可入的，因而是不可分的。德谟克利特认为原子在数量上是无限的，原子处在不断的运动状态中，它唯一的运动形式是“振动”，原子的体积微小，是眼睛看不见的。万物之所以不同，就是由于万物本身的原子在数目、形状和排列上各有不同。

随着人们对物质世界认识的不断深入，人们慢慢地对元素和原子有了认识，但是对于什么是元素，什么是原子，还没有提出正确的概念。人们只是简单认识到构成世界的原子有很多种。

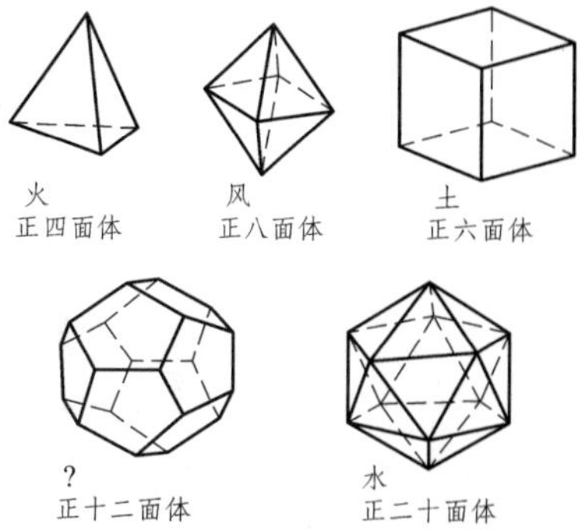

（a）古希腊德柏拉图认为：世界是由“风、火、水、土”四大元素构成的

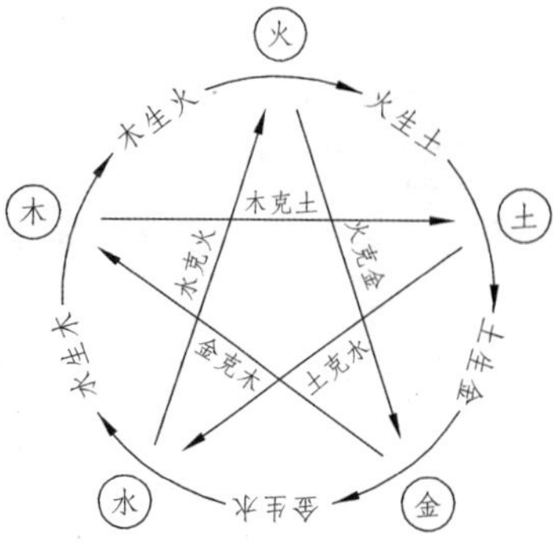

火
土
金
水
木
木生火
火生土
土生金
金生水
水生木
木克土
火克金
土克水
金克木

（b）中国古代认为世界是由“金，木、水、火、土”五种要素构成的

图 1-9　古代人类对世界的认识

直到 1803 年，英国化学家道尔顿才提出了具有现代意义的原子学说。他认为：

（1）化学元素由不可分的微粒——原子构成，它在一切化学变化中是不可再分的最小单位；

（2）同种元素的原子性质和质量都相同，不同元素原子的性质和质量各不相同，原子质量是元素的基本特征之一；

（3）不同元素化合时，原子以简单整数比结合。

随着研究的进一步深入，人们发现了很多种性质、结构不同的原子，科学家把这些原子中具有相同结构和性质的划归一类，称作元素。元素是对同种原子的总称，不同类别的原子则分属不同元素。

1811 年，意大利科学家阿伏伽德罗发表了分子学说。他认为：原子是参加化学反应的最小质点，分子则是在游离状态下单质或化合物能够独立存在的最小质点。分子是由原子组成（构成）的，单质分子由相同元素的原子组成（构成），化合物分子由不同元素的原子组成（构成）。在化学变化中，不同物质的分子中各种原子进行重新结合。

二、物质的分类和标准

原子可以按照一定的规律组成不同的独立原子团。其中一些可以保持宏观物质物理化学特性的原子团被称作“分子”。只含有一种分子的物质称为纯净物，含有两种或多种分子的物质称为混合物。由同种元素组成的纯净物称为单质，由两种或两种以上的元素组成的纯净物则称为化合物。

曾经人们根据获取物质的来源不同，将物质分为两类：无机物和有机物。

来源 { 无机物：来源于无生命的物体
　　　 有机物：来源于有生命的物体

> **讨　论**
>
> 举例说出日常生活中常用的无机物和有机物。

可是在之后的研究中，人们在有生命的物体内发现了无机物（如水、无机盐）。科学家在实验室也用无机物陆续合成了以尿素为代表的许多有机物。于是，人们认为无机物和有机物的分类方式和概念并不准确。于是人们将无机物和有机物重新进行了划分：

组成 { 无机物：主要包含单质和无机化合物
　　　 有机物：包含碳氢化合物及其衍生物

现代化学中，人们对物质的分类如下所示：

- 物　质
  - 纯净物
    - 单　质
    - 化合物
      - 无机物
      - 有机物
  - 混合物

知识链接

单质和无机化合物的分类

- 单质
  - 金属单质，如钠、铝、铁、铜、锌等
  - 非金属单质，如氢气、氧气、氮气、碳、硅等

- 无机化合物
  - 氧化物，如一氧化碳、二氧化碳、二氧化硫、氧化铁、氧化亚铁等
  - 无机酸，如硫酸、盐酸、氢氧化钙等
  - 碱，如氢氧化钠、氢氧化钙等
  - 无机盐，如氯化钠、碳酸钙、硫酸钠等

拓展阅读

表 1-1　部分化学元素的发现

元素序号	元素符号	元素名称	发现时间
1	H	氢	1766 年，英国贵族亨利·卡文迪西（1731—1810）发现
2	He	氦	1868 年，法国天文学家让逊（1824—1907）和英国天文学家诺曼·洛克尔（1836—1920）利用太阳光谱发现。
3	Li	锂	1817 年，瑞典人约翰·欧格思·阿弗韦森（1792—1841）在分析透锂长石时发现
4	Be	铍	1798 年，法国人路易·尼古拉斯·沃克朗（1763—1829）在分析绿柱石时发现。
5	B	硼	1808 年，法国人约瑟夫·路易·吕萨克（1788—1850）与法国人路易斯·泰纳尔（1777—1857）合作发现
6	C	碳	古人发现。1796 年，英国籍化学家史密森·特南特（1761—1815）发现钻石由碳原子组成

续表

元素序号	元素符号	元素名称	发现时间
7	N	氮	1772 年，瑞典化学家卡尔·威廉·舍勒、法国化学家拉瓦节和苏格兰化学家丹尼尔·卢瑟福（1749—1819）同时发现氮气
8	O	氧	1771 年，英国普利斯特里和瑞典舍勒发现
9	F	氟	1886 年，由法国化学家莫瓦桑用电解法制得氟气而证实
10	Ne	氖	1898 年，英国化学家莱姆塞和瑞利发现
11	Na	钠	1807 年，英国化学家戴维发现并用电解法制得
12	Mg	镁	1808 年，英国化学家戴维发现并用电解法制得
13	Al	铝	1825 年，丹麦 H. C. 奥斯特用无水氯化铝与钾汞齐作用，蒸发掉汞后制得
14	Si	硅	1823 年，瑞典化学家贝采尼乌斯发现它为一种元素
15	P	磷	1669 年，德国人波兰特通过蒸发尿液发现

课题三　化学与医学

学习目标

1. 简要说出化学的研究对象　、医学的任务。
2. 概述化学与医学的关系。
3. 说出医用化学的主要内容。
4. 能运用医用化学学习方法。
5. 构建化学-医用化学-医学课程-职业岗位的关系，通过知识的迁移，获取对新知识的初步认识。

一、化学与医学的关系

化学研究的是物质的化学运动，是在原子和分子水平上研究物质的组成、结构、性质、变化及其应用的科学。化学研究的范围极其广泛，按照所研究的对象、研究的目的和任务、研究手段的不同，化学又分为无机化学、有机化学、分析化学和物理化学四大基础学科。在此基础上又衍生出许多边缘学科和交叉学科，如医用化学、生物化学、环境化学、材料化学和药物化学等。化学学科分类见图 1-10。

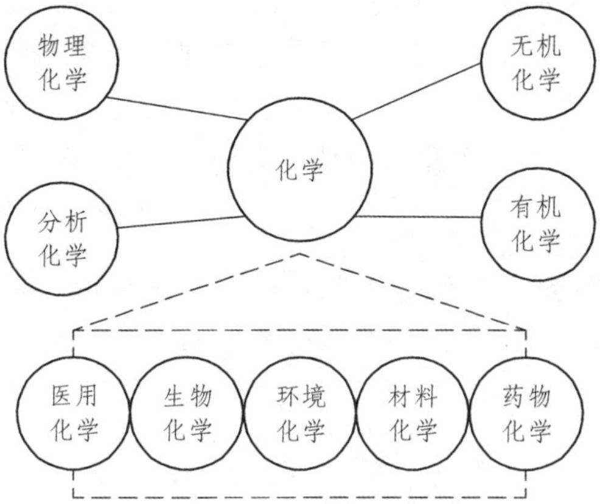

图 1-10　化学学科分支

化学是医学的基础，医学的发展和进步离不开化学。医学的任务是研究人体的生理、心理和病理现象的规律，从而寻求诊断、治疗和预防疾病的有效方法，以保障人类健康。

人体和大自然具有相同的化学元素组成；人体是一个复杂的化学反应系统，每时每刻都在进行着各种形式的化学反应，这些反应比体外反应更复杂、更高效、更精确。有科学家提出了“把生命理解为化学”的著名论断，就是对化学与医学的关系十分精确的论述和定位。现代医学和化学的关系更加密切，两者相互促进，共同发展。

讨 论

举例你所知道的人体代谢与化学密切相关的实例。

1．人体代谢与化学密切相关

人体内的一切生理现象、病理现象与体内的代谢作用密切相关，而代谢作用又与体内发生的一系列化学变化密切关联。物质在体内是完全遵循化学基本原理和规律的，只有掌握必要的化学知识，才能很好地理解生理现象和病理现象。例如，正常人的血浆总是保持一定的胶体渗透压，因而在毛细血管的静脉端血压低于血浆胶体渗透压，于是细胞间液不断通过静脉端毛细血管壁回到血液中，而使一些代谢产物通过肺和肾脏排出体外。某些严重的肝脏病患者，晚期会出现腹水，原因之一就是血浆的胶体渗透压降低，不能有效地回收细胞间液，造成血浆外渗。所以，治疗时常注射血清白蛋白，以提高血浆的胶体渗透压。此外，临床上给患者输液时，通常是用等渗溶液，而给患者消除脑水肿时，却注射高渗葡萄糖溶液等，都与渗透压有密切的关系。而渗透现象和渗透压的问题，属于化学研究的范畴。

资料链接

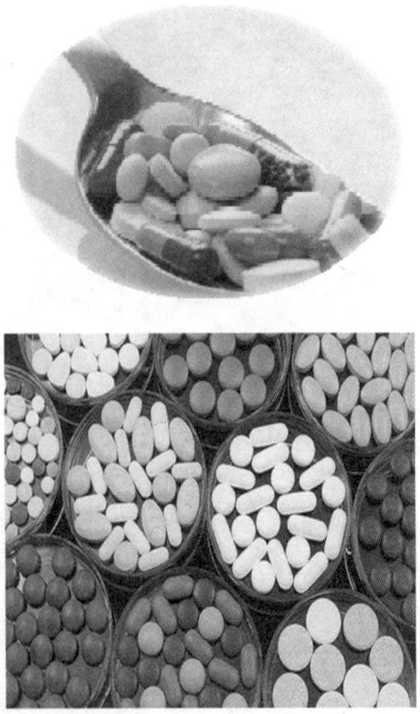

图 1-11　药品示例

2．药物是预防和治疗疾病的主要武器

药物无疑是化学物质，一种药物的药理作用与药物的化学组成、结构、性质有密切的关系，西药的研制与合成、中草药有效成分的提取与鉴定均需要利用化学原理和化学方法。一种药物的发现、发明往往要经过无数化学家多年的努力，化学也由此得到了发展，并独立出一个重要分支——药物化学。药品示例图见 1-11。

3．环境保护和疾病预防

环境保护和疾病预防都需要很多化学知识。例如，饮用水分析、食品检验、气体分析、粉尘分析、毒物检验等都离不开化学的测试手段和处理方法。

4．诊断和治疗疾病更离不开化学

在临床检验中，常利用化学方法检查血、尿、粪便等以诊断疾病。例如，测定尿液中糖的含量，不仅可以诊断糖尿病，而且可以确定胰岛素的用量。只有对药物的组成、结构和性质有足够的认识，才能了解它们在医学方面的进展。

5. 医护工作需要化学知识

护士在护理工作中不但要知道给药途径和方法，还要懂得物质的物理性质和化学性质等。护士每天要给患者打针、输液，注射前的消毒要使用碘酒和消毒酒精，还要准确计算药物的浓度，配制药液，这些都需要化学知识。医护工作场景示例见图 1-12。

6. 医学的发展和进步离不开化学

在当代，医学突飞猛进，知识浩瀚无边。新知识、新技术、新成就不断涌现，新兴专业和新兴学科相继诞生。例如分子生物学、分子生理学、化学治疗学不断取得新进展，人造器官、代血浆在临床推广使用等，使化学与医学的联系更加密切。在探索医学与生物学未知领域的过程中，化学与医学正互相呼应，齐头并进。

对医药卫生类专业的学生来说，化学既是一门文化基础课，又是一门重要的专业基础课，掌握了一定的化学知识就可为学习生物化学、生理学、病理学等课程打下一定的基础。

可见，作为一名医学或其相关专业的学生，所面临的不是要不要学习化学的问题，而是如何在有限的时间内学好化学的问题。

资料链接

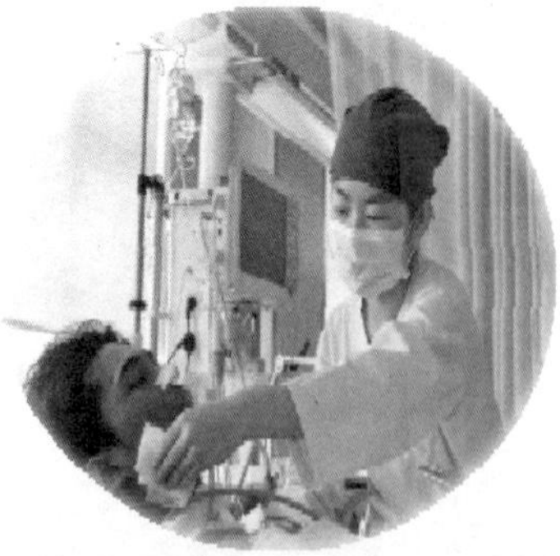

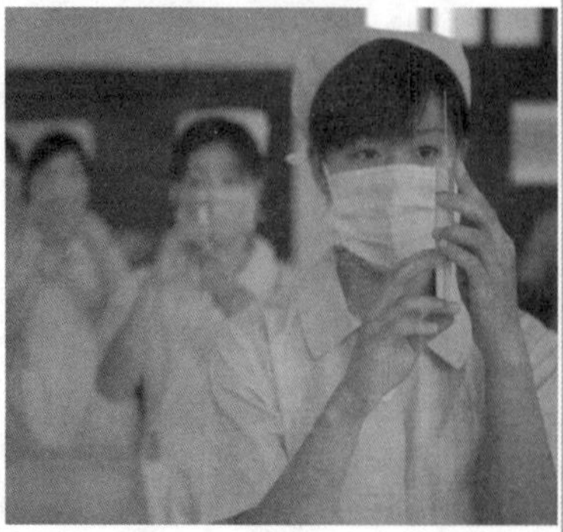

图 1-12　医护工作场景示例

二、医用化学的内容

本教材包括无机化学、有机化学和化学实践三部分，主要内容是医药卫生类专业必需的化学基本理论、基本知识和基本技能。

无机化学部分的内容：第一单元“走进化学”回顾已经学习的化学基本概念、基本原理；第二单元至第四单元分别介绍元素及其化合物的性质和应用、化学与医护的基本计算、电解质溶液，其中重点突出组成人体的常见生命元素种类、常见物质及作用；溶液浓度与渗透压在医学上的意义、电解质和缓冲溶液与医学的联系等知识。

有机化学部分的内容：第五单元先概述有机化合物的概念、特性、结构特点、分类，然后与第六单元分别介绍与医药、生命有关的重要有机化合物的性质和应用等；第七单元“环境与健康”引导学生从化学和医学的视角关注社会、关注健康、关注自我，树立作为一个社会公民的责任感。

化学实践：验证和巩固课堂上所学的理论知识，使同学们获得化学的基本技能，逐步提高分析和解决问题的能力，为毕业后的专业技术工作奠定基础。穿插设计两个调研报告，意在培养中职学生的分析问题能力和搜集、整理信息的能力，为培养学生的“科学精神与社会责任”，进一步打造中职学生的化学核心素养奠定基础。

知识链接

化学学科核心素养

化学学科核心素养包括“宏观辨识与微观探析”“变化观念与平衡思想”“证据推理与模型认知”“科学探究与创新意识”“科学精神与社会责任”5个维度，其内涵分述如下。

素养1，宏观辨识与微观探析：能从不同层次认识物质的多样性，并对物质进行分类；能从元素和原子、分子水平认识物质的组成、结构、性质和变化，形成“结构决定性质” 的观念。能从宏观和微观相结合的视角分析与解决实际问题。

素养2，变化观念与平衡思想：能认识物质是运动和变化的，知道化学变化需要一定的条件，并遵循一定规律；认识化学变化的本质是有新物质生成，并伴有能量的转化；认识化学变化有一定限度，是可以调控的。能多角度、动态地分析化学反应，运用化学反应原理解决实际问题。

素养3，证据推理与模型认知：具有证据意识，能基于证据对物质组成、结构及其变化提出可能的假设，通过分析推理加以证实或证伪；建立观点、结论和证据之间的逻辑关系；知道可以通过分析、推理等方法认识研究对象的本质特征、构成要素及其相互关系，建立模型。能运用模型解释化学现象，揭示现象的本质和规律。

素养4，科学探究与创新意识：认识科学探究是进行科学解释和发现、创造和应用的科学实践活动；能发现和提出有探究价值的问题；能从问题和假设出发，确定探究目的，设计探究方案，进行实验探究；在探究中学会合作，面对“异常”现象敢于提出自己的见解。

素养5，科学精神与社会责任：具有严谨求实的科学态度，具有探索未知、崇尚真理的意识；赞赏化学对社会发展做出的重大贡献，具有可持续发展意识和绿色化学观念，能对与化学有关的社会热点问题做出正确的价值判断。

三、怎样学好医用化学

医用化学课的特点是理论性与实践性强、涉及的知识量非常多，与社会、生活、生产的联系广泛而紧密。同学们缺乏充分的生产、生活、实践经验，学习的难度较大。同学们学习化学时，需要做到以下几个方面：

1．课前预习、打好基础

化学的特点是理论性强、涉及的概念多，因此难度较大。希望同学们学习化学时，要做到课前预习。预习至少有两方面的好处：第一，能提高自学能力。自学一般总是能看懂部分内容，这样先看书后听讲，对自学能力的提高很有帮助。第二，能使听课有的放矢。预习时，已经知道哪些内容比较容易理解，哪些内容比较难理解。听课时，对已经弄懂的内容，就可以理解得更好，并可以向更深更广的方向联想；对于没有弄懂或理解不透彻的内容，就特别集中注意力去听讲，认真聆听老师是怎样提出这一问题的，又是怎样分析、怎样解决的。这样，听课效果无疑会提高。

2．认真听课、积极思考

课堂听讲十分关键，教师授课包含其教学经验，内容经过了精心组织，以利于突出重点和化解难点。听课时要紧跟老师的思路，积极思考，产生共鸣。特别要注意弄清基本概念、弄懂基本原理。还要注意老师提出问题、分析问题和解决问题的思路和方法，从中受到启发，以培养自己良好的思维方式。听课时要适当做些笔记，重点记下讲课的内容，以备复习、回味和深入思考。

3．注意复习和练习，学会小结

要使学到的知识能够巩固，复习和小结是重要的一环。复习要及时，要有计划性。学完一个章节后，应该进行小结。化学融事实、概念、原理和技能为一体，具有特殊的知识结构。该课程有些概念、理论比较抽象，很难做到一听就懂、一看就会，要经过反复的思考并应用一些原理去说明或解释，才能逐渐理解和掌握。做练习有利于深入理解、掌握和运用课堂内容。要重视书本例题和教师讲解习题过程中的分析方法和技巧，努力培养独立思考和分析问题、解决问题的能力。

4．处理好理解和记忆的关系

要学会运用分析对比和联系归纳的方法，掌握概念、原理、公式的含义、特点、联系和区别，以及应用条件和使用范围。在理解的基础上，记忆一些基本概念、基本原理、重点公式，努力做到熟练掌握、灵活运用、融会贯通。

5．重视实践，培养能力

实践内容是化学课程的重要组成部分，为同学们提供直观的感性材料，是理解和掌握课程内容、学习科学实验方法、培养动手能力的重要环节。首先要预习实践内容，做到清楚原理、明确目的、熟知步骤。其次认真操作、仔细观察、正确记录。最后认真处理数据，分析现象和问题，得出正确结论，写好实践报告。

总之，学习时重点放在理解和接受相关的基本概念，注意掌握基本原理和基本概念，适当地记忆相关内容，同时也要注意使用这些原理解释一些现象，做到记忆和理解相互促进。提高学习能力，及时归纳总结，利用好本书每一课题后的重点提示，认真完成边学边练的题目。养成行之有效的、适合自己的学习方法。

拓展阅读

预测化学发展的方向

当前，我国所面临的挑战有人口问题、健康问题、环境问题、能源问题、资源与可持续发展问题等，化学家们希望从化学角度，通过化学方法解决其中的问题，为我国的发展和民族的振兴做出更大的贡献。化学工作者将在攻克高死亡率和高致残的心脑血管病、肿瘤、高血脂和糖尿病以及艾滋病等疾病的进展中，不断创制包括基因疗法在内的新药物和新方法。目前癌症治疗方法见图 1-13。

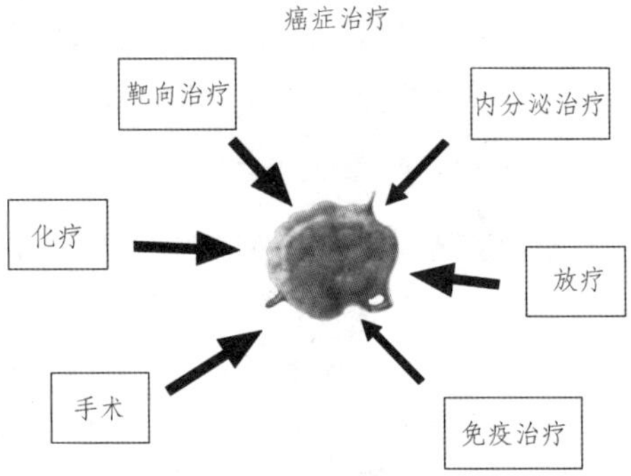

图 1-13　目前癌症治疗方法

由于人口高速老龄化，老年病在 21 世纪初会成为影响我国人口生存质量的主要问题之一（图 1-14），化学将会在提高老年人的生活质量方面做出贡献。

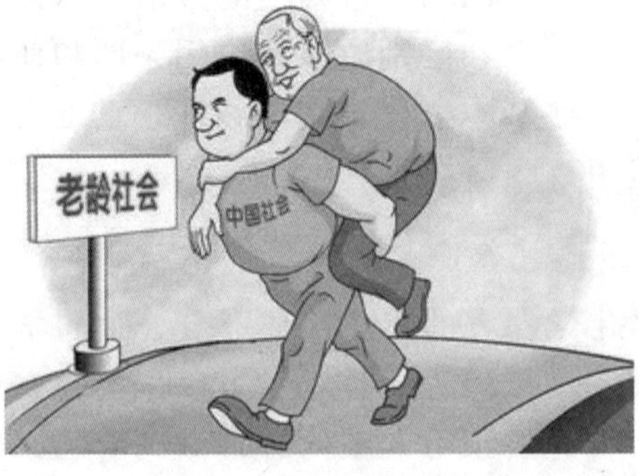

图 1-14　老龄社会

中医药是我国的宝贵遗产，化学研究将在揭示中医药的有效成分、多组分药物的协同作用机理方面发挥巨大作用，从而加速中医药走向世界，实现产业化，成为我国经济新的增长点。化学将在与物理科学、生命科学、材料科学、环境科学、信息科学、能源科学、海洋科学等的相互交叉，相互渗透，相互促进中共同发展。中药图片示例见图 1-15。

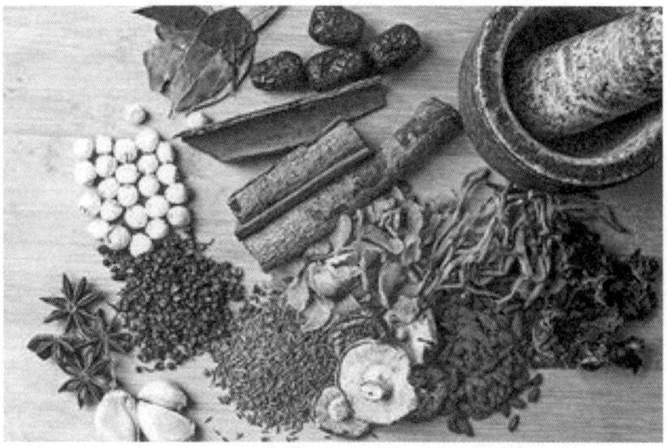

图 1-15　中药图片示例

重点提示

1. 化学研究的对象

化学是在原子和分子层次上研究物质的组成、结构、性质、变化规律及其应用的一门自然科学。

2. 医学的任务

研究人体的生理、心理和病理现象的规律，从而寻求诊断、治疗和预防疾病的有效方法，以保障人类健康。

3. 化学与医学的关系

（1）人体代谢与化学密切相关；

（2）药物是预防和治疗疾病的主要武器；

（3）环境保护和疾病预防，都需要很多化学知识；

（4）诊断和治疗疾病更离不开化学；

（5）医护工作需要化学知识；

（6）医学的发展和进步离不开化学。

4. 学习方法

（1）课前预习、打好基础；

（2）认真听课、积极思考；

（3）注意复习和练习，学会小结；

（4）处理好理解和记忆的关系；

（5）重视实践，掌握能力。

边学边练

根据课本内容填空：

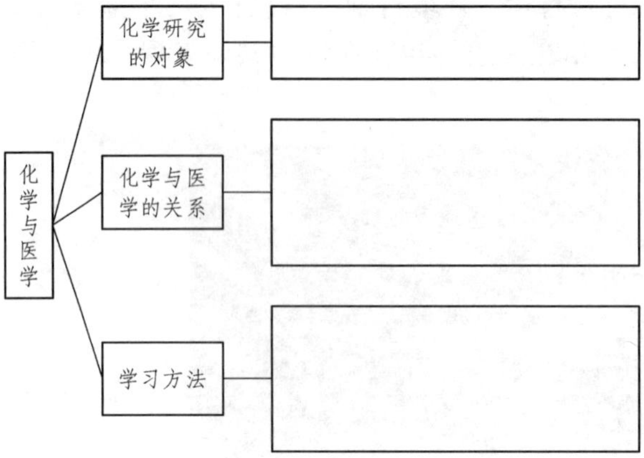

图 1-16　第一单元小结

实践一　化学实验基本操作

一、实践目的

（1）学会玻璃仪器的洗涤、药品的取用、称量、加热、溶解、过滤等操作。

（2）了解常用仪器的名称、用途及使用方法。

（3）培养实事求是、严肃认真的实验态度，养成规范科学的实验操作习惯。

二、实践准备

仪器：试管、胶头滴管、烧杯（2个）、漏斗、分液漏斗、酒精灯、玻璃棒、量筒、坩埚钳、瓷坩埚、泥三角、铁架台（带铁圈）、滤纸、剪刀、火柴、托盘天平。

三、实践过程

（一）玻璃仪器的洗涤和干燥

玻璃仪器的洁净程度，直接影响实验结果。通常要求洗涤后器皿内壁附着一层均匀的水膜，不挂水珠。

洗涤方法：一般用自来水冲洗，如有需要可用试管刷刷洗。若洗不干净，再用毛刷蘸少量去污粉或洗衣粉刷洗，然后用自来水冲洗，必要时用少量蒸馏水淋洗。如用上述方法仍洗不干净，可选用铬酸洗液或其他洗涤液浸泡后按上述方法洗涤。

干燥方法：常用晾干或烘干。洗净后的玻璃仪器，可倒置于干燥处自然晾干；也可在除去水分后放入电烘箱或红外干燥箱内烘干。

（二）药品的取用

实验室里所用的药品，很多是易燃、易爆、有腐蚀性或有毒的。因此在使用时一定要严格遵照有关规定和操作规程，保证安全。不能用手接触药品，不要把鼻孔凑到容器口去闻药品（特别是气体）的气味，不得尝任何药品的味道。注意节约药品，严格按照实验规定的用量取用药品。如果没有说明用量，一般应按最少量取用：液体1～2 mL，固体只需要盖满试管底部。实验剩余的药品既不能放回原瓶，也不能随意丢弃，更不能拿出实验室，要放入指定的容器内。

1．固体药品的取用

取用固体药品一般用药匙。往试管里装入固体粉末时，为避免药品沾在管口和管壁上，先使试管倾斜，把盛有药品的药匙（或用小纸条折叠成的纸槽）小心地送入试管底部，然后使试管直立起来，让药品全部落到底部。有些块状的药品可用镊子夹取。

2．液体药品的取用

取用很少量液体时可用胶头滴管吸取。取用较多量液体时可用直接倾注法。取用细口瓶里的药液时，先拿下瓶塞，倒放在桌上，然后拿起瓶子（标签应对着手心），瓶口要紧挨着试管口，使液体缓缓地倒入试管。注意防止残留在瓶口的药液流下来，腐蚀标签。一般往大口容器或容量瓶、漏斗里倾注液体时，应用玻璃棒引流。

（三）常见仪器的使用

1．托盘天平的使用

托盘天平常用于精确度不高的称量，一般能精确到 0.1 g（图 1-17）。

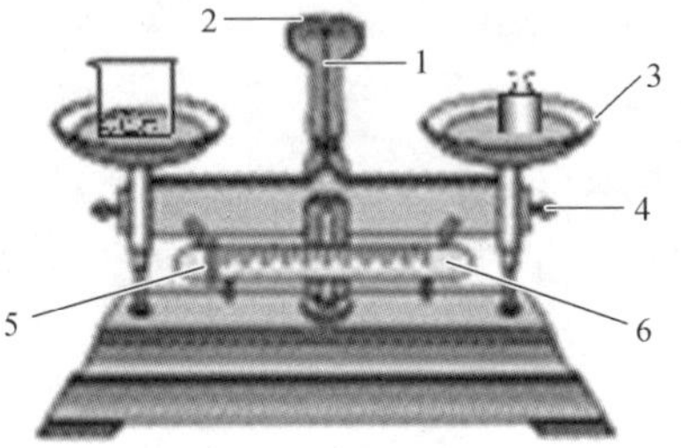

1—指针；2—刻度盘；3—托盘；
4—调解螺丝；5—游码；
6—标尺。

图 1-17　托盘天平

称量前先调零。将天平放平，游码拨到标尺的“0”位上，当指针在刻度盘中间或左右摆动的格数相等时，天平处于平衡状态。如果天平不平衡，可调节托盘下的平衡螺丝直到平衡。

称量时，左盘放被称量物，右盘放砝码。药品不能直接放在托盘中，应放在称量纸、表面皿或小烧杯中。加砝码时应用镊子由大到小加减砝码或拨动游码。

称量结束，应将砝码放回砝码盒，游码拨回零位，将天平两托盘重叠后放在天平的一侧，以免天平摆动磨损刀口。

2．量筒的使用

量筒是粗略量取液体体积的量器，可准确到 0.1 mL。量筒的规格有 10 mL、25 mL、50 mL、100 mL 等，使用时根据需要选择。读数时应将量筒平放在台面上，使视线和凹液面最低处保持水平。若视线偏高或偏低都会造成误差（图 1-18）。

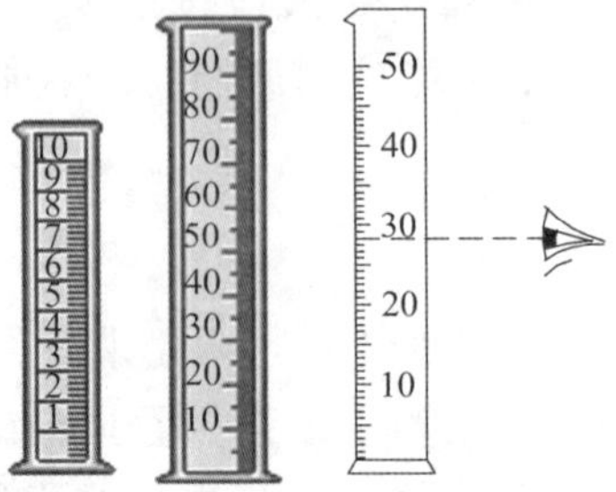

图 1-18　量筒和读数示意图

3．分液漏斗的使用

常用的分液漏斗有球形、锥形和梨形三种。

主要用途：分离两种分层而不起作用的溶液；或从溶液中萃取某种成分。

使用前，应检查活塞和玻璃塞有没有用塑料线拴住；试漏，看活塞和玻璃塞处是否漏水，若漏水，应取下活塞和玻璃塞洗净、擦干，然后涂上凡士林（不要涂在活塞的孔上），反时针旋转至透明，即可使用。

使用时，分液漏斗中加入需分离或萃取的溶液后，右手压住玻璃塞，左手握住活塞部分，将分液漏斗翻转过来，用力振摇。静置分离时，应放在铁架台上，先打开玻璃塞，再打开活塞放出下层液（图 1-19）。

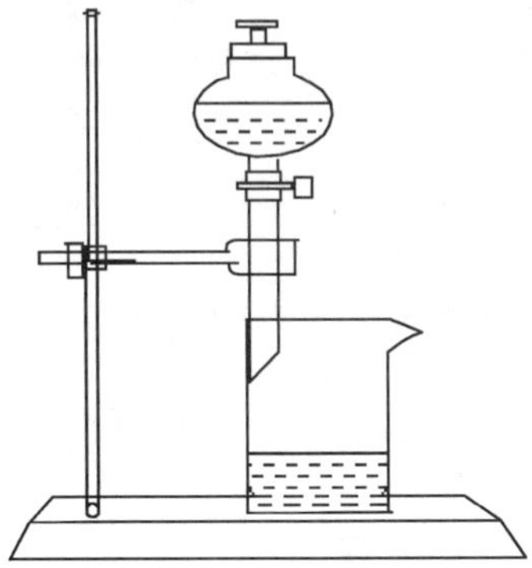

图 1-19　萃取操作

使用后，应用水冲洗干净，玻璃塞用薄纸包裹后塞回去。

（四）注意事项

（1）用刷子洗涤玻璃仪器时用力不能太猛，以免戳破容器底，应来回轻柔刷洗。

（2）称量时物品不能直接放在托盘上，也不能称量热的物品。

（3）不能加热量筒或在量筒里进行化学反应。

（4）制作过滤器时，滤纸的边缘应低于漏斗的边缘，溶液的边缘应低于滤纸的边缘。

（5）分液时分液漏斗应放在铁架台上。先打开玻璃塞，再打开活塞。

（五）化学实验室常用仪器介绍（表 1-2）

表 1-2　化学实验室常用仪器介绍

实验仪器	一般用途	注意事项
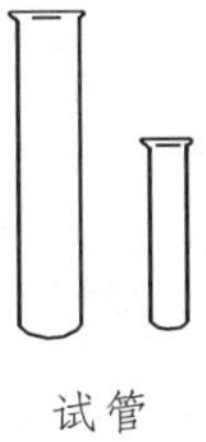 试管	1. 盛放少量固体或液体 2. 在常温或加热时，用作少量物质的反应容器	1. 可直接加热，加热时外壁要擦干，用试管夹夹住或用铁夹固定在铁架台上 2. 加热固体时，试管口略向下倾斜，固体平铺在试管底部，先使试管均匀受热，再集中加热 3. 盛取液体时体积不超过其容积的 1/3 4. 加热后不能骤冷，防止炸裂

续表

实验仪器	一般用途	注意事项
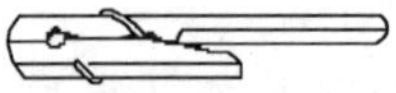 试管夹	用于夹持试管	1. 夹持试管时，试管夹应从试管底部套入，夹于距试管口 2～3 cm 处 2. 防止烧损和腐蚀
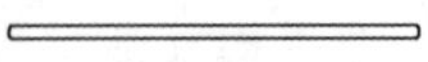 玻璃棒	1. 用于搅拌 2. 过滤，转移液体时引流 3. 蘸取少量固体或液体	1. 搅拌时不要太用力，以免搅破容器 2. 搅拌不要碰撞容器壁
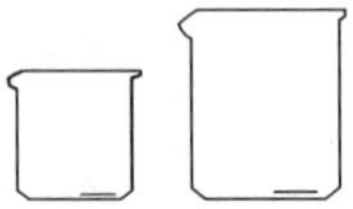 烧杯	1. 配制溶液 2. 可用作较多量涉及液体物质的反应容器	1. 加热时放置在石棉网上，使受热均匀 2. 加热液体时，液体量不超过容积的 1/2 3. 溶解时要用玻璃棒搅拌
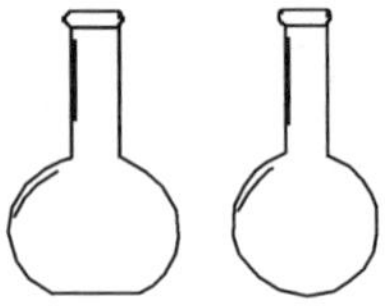 烧瓶	1. 用于较多液体参加的反应容器 2. 装配气体发生装置	1. 平底烧瓶一般不用作加热仪器 2. 圆底烧瓶加热时要垫石棉网，并固定在铁架台上，防止骤冷
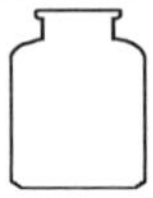 集气瓶	1. 收集或贮存少量气体 2. 进行有关气体的化学反应	1. 不能用于加热，如果物质与气体是放热反应，集气瓶内应放少量水或铺一层沙
 表面皿	用于覆盖烧杯、漏斗等器皿	1. 不能用火直接加热 2. 不能当作蒸发皿用 3. 直径要略大于所盖容器
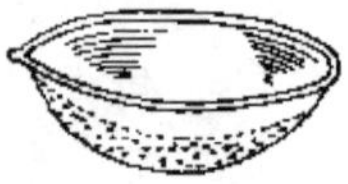 蒸发皿	用于蒸发溶剂，浓缩溶液	1. 加热后不能骤冷，防止破裂 2. 蒸发溶液时体积不能超过容积的 2/3 3. 加热过程中要不断用玻璃棒搅拌 4. 在蒸发、结晶过程中不可完全蒸干
 酒精灯	用于加热	1. 不能在燃着酒精灯时添加酒精，酒精量不超其容积的 2/3，也不能过少 2. 严禁用燃着的酒精灯去点燃另一酒精灯 3. 用酒精灯的外焰加热物质 4. 熄灭时用灯帽盖灭 5. 不用时盖好灯帽，以免酒精挥发
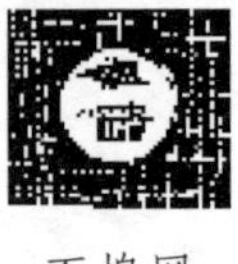 石棉网	使容器受热均匀	1. 根据需要选用适当大小的石棉网 2. 不能与水接触

续表

实验仪器	一般用途	注意事项
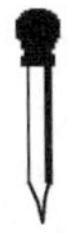 胶头滴管	用于吸取或滴加少量液体	1. 滴加试剂时，管口应垂直向下，不能接触容器壁 2. 用后应立即洗净
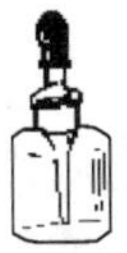 滴瓶	滴瓶用于盛放液体药品	1. 滴管与滴瓶配套使用 2. 不可长时间盛放酸和腐蚀橡胶制品的液体 3. 滴管不可倒放、横放，以免试剂腐蚀橡胶头 4. 滴液时，滴管不能放入容器内，以免污染滴管，损伤容器
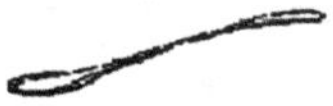 药匙	用于取固体试剂	药匙用毕，需洗净干燥后再使用
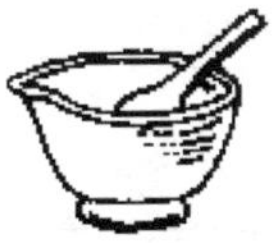 研钵	用于研磨固体物质，使之成为粉末状	1. 不能加热，锤击或用力过猛 2. 固体物质的量不宜超过研钵容积的 1/3 3. 不能将易爆物质混合研磨
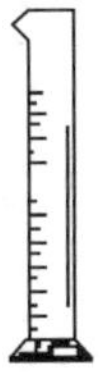 量筒	用于粗略量取一定体积的液体	1. 根据所需选用不同容量的量筒 2. 不能加热，不能用作反应容器
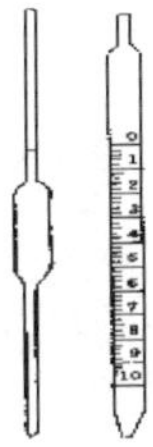 吸量管	用于准确量取一定体积的液体	1. 吸量管使用后，应洗净放在吸量管架上 2. 吸量管在使用时应与溶液一一对应，以免污染
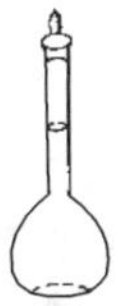 容量瓶	用于准确配置一定浓度的溶液	1. 用前检查是否漏水，要在所标温度下使用 2. 加液体时用玻璃棒引流，定容时凹液面与刻度线相切，不可直接溶解溶质 3. 不能长期存放溶液，不能加热或配制热溶液

续表

实验仪器	一般用途	注意事项
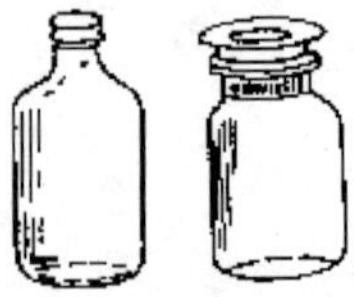 试剂瓶	广口瓶用于盛放固体药品，细口瓶用于盛放液体	1. 见光分解的药品需避光保存，一般使用棕色瓶 2. 盛放强碱固体和液体时，应用橡胶塞或软木塞 3. 试剂瓶不能用于配制溶液，也不能用作反应容器 4. 不能加热，瓶塞不能互换。
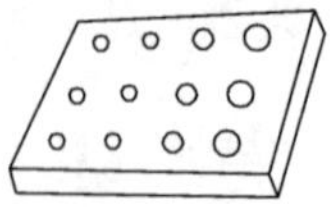 点滴板	做沉淀或显色点滴实验时用	1. 带色反应适于在白色点滴板上进行 2. 白色或浅色沉淀反应适于在黑色点滴板上进行 3. 试剂常用量为 2~3 滴
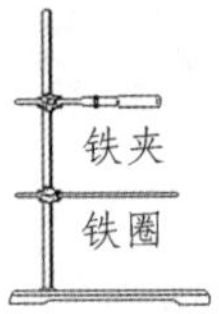 铁架台	1. 固定和支持各种仪器 2. 铁架台上铁圈放置漏斗进行过滤	1. 先调节好铁圈、铁夹的距离和高度 2. 用铁夹夹持容器时不宜太紧

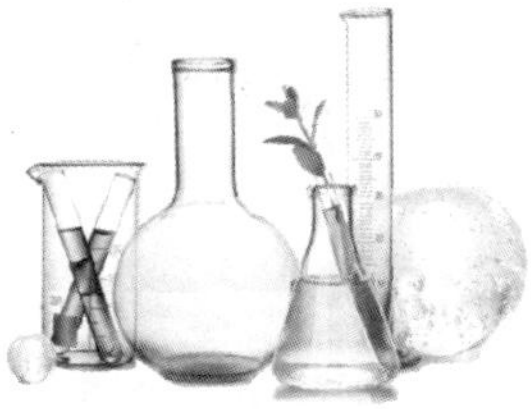

第二单元　人体与化学

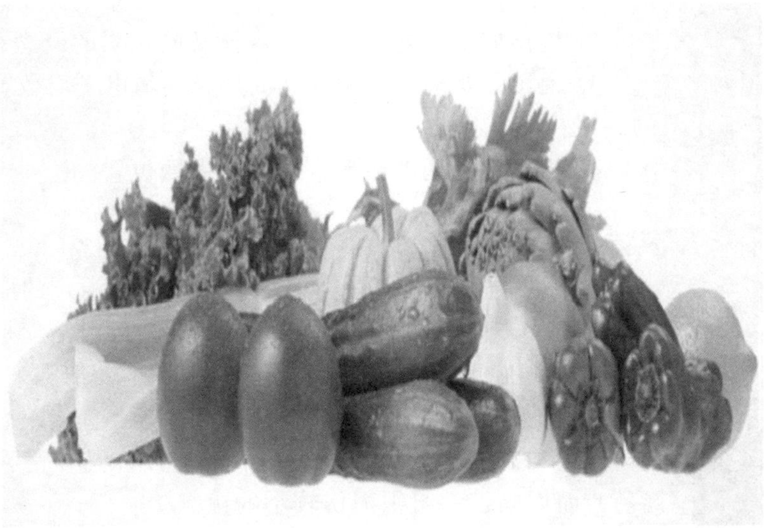

众所周知，人体是由无数有机物和无机物按一定规律组合在一起的复杂系统，这些物质又是由种类相对不多的不同元素组成的。各种不同的元素参与组成人体内各种不同物质，不同物质承担不同功能，相互配合。在人体中，一些化学元素常见、需求量大，一些少见、需求量小，一些人体不需要甚至会带来伤害。我们学习各种元素的种类、特性，从元素的角度认识人体，了解化学元素如何构成人体，又是如何影响健康的，为今后的医学工作打好基础。

课题一　元素周期表与同位素

学习目标

1. 说出原子的组成，写出 1 ~ 20 号元素的原子核外电子排布；
2. 说出原子核外电子排布规律及同位素的概念；
3. 说出元素周期表中族、周期，族与电子层数、最外层电子数的关系；
4. 指出常见元素在元素周期表中的位置。

放射性同位素在医学上适用于深部肿瘤治疗的应用，使多种类型恶性癌的疗效得到显著改善（图 2-1）。放射治疗是利用它衰变时放出的射线在机体内引起电离作用，破坏病变细胞来达到治疗目的。

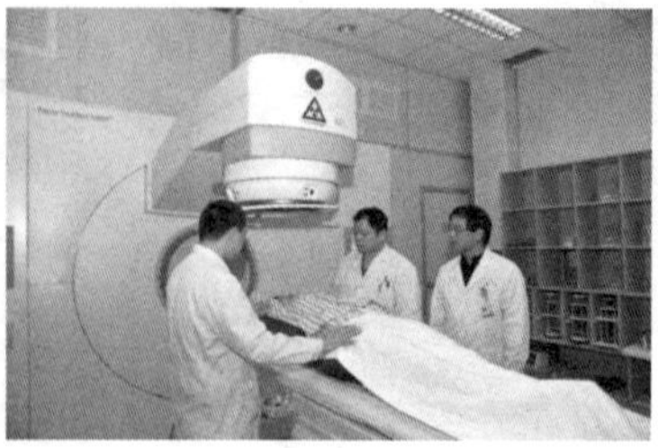

图 2-1　放射治疗

采用各种放射源（^{60}Co，^{137}Cs，^{192}Ir 等）直接或通过手术植入患者体腔内或肿瘤部位，实施短程放射治疗，具有使肿瘤部位有较高剂量，而周围正常组织损伤较小的优点。

另外，可把放射性药物直接引入体内进行治疗，如 ^{198}Au，^{90}Y，^{177}Lu 等可治疗白血病、支气管癌等。用“I”治疗甲状腺癌和甲状腺功能亢进。^{32}P 用于治疗真性红细胞增多症。将 ^{32}P、^{90}Sr、^{60}Co 等 β 放射性核素制成适当活度的放射源，敷贴在体表疾患处，可治某些浅表疾病，如神经性皮炎、慢性湿疹、毛细血管瘤等。我们将在学习原子的组成和结构知识的基础上，进一步学习同位素及其应用。

在初中化学教材的最后一页有一张附表——元素周期表。元素周期表中包含了目前已经确认的 118 种元素，每一种元素依据其原子的结构特征居于一定的位置。在每一种元素的表格中，有许多数字信息。这些数字是该元素原子组成、结构及相对原子质量等方面的信息。

一、原子结构和同位素

（一）原子的组成

1911 年，英国物理学家卢瑟福根据实验结果提出了原子的结构模型：原子的中心是带正电荷的原子核，核外是带负电荷的电子，电子在核外做高速运动。碳原子的结构示意图见图 2-2。

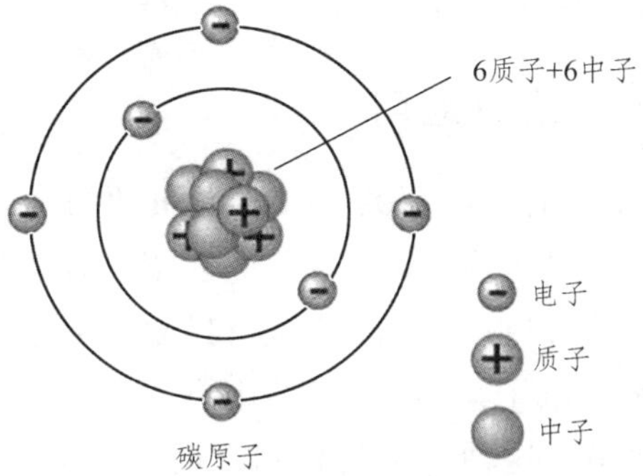

图 2-2 碳原子的结构示意图

20 世纪初发现原子核由质子和中子构成，每个质子带 1 个单位正电荷，中子是电中性的。因此，原子的核电荷数等于核内质子数。核外的每个电子带一个单位负电荷，核外电子所带的负电荷数与原子核所带的正电荷数正好相等即核外电子数等于核电荷数，整个原子为电中性。

按核电荷数由小到大的顺序给元素编号，所得的序号称为该元素的原子序数。显然，原子序数的数值等于该元素原子的核电荷数。因此原子中存在下述关系：

原子序数 = 核电荷数 = 核内质子数 = 核外电子数

如 8 号元素氧，其原子的核电荷数为 8，原子核内有 8 个质子，核外有 8 个电子。

原子中，每个质子的质量为 1.6726×10^{-27} kg，每个中子的质量为 1.68748×10^{-27} kg，而每个电子的质量仅为质子质量的 1/1836，所以原子的质量主要集中在原子核内。按照相对质量是以 1 个 ^{12}C 原子质量（1.927×10^{-27}）kg 的 1/12 为标准的取值方法，质子和中子的相对质量分别为 1.007 和 1.008，近似值为整数 1。如果将原子核内所有的质子和中子的相对质量相加，所得的数值称为原子质量数，数值等于质子数和中子数之和。

用符号 A 表示原子质量数，Z 表示质子数，N 表示中子数，则

质量数（A）= 质子数（Z）+ 中子数（N）

如果以 $^{A}_{Z}X$ 代表一个质量数为 A、质子数（核电荷数）为 Z 的原子，则构成原子的粒子间的关系如下：

$$原子\begin{cases}原子核\begin{cases}质子Z个\\中子(A-Z)=N个\end{cases}\\核外电子Z个\end{cases}$$

如质子数为 19、质量数为 39 的钾原子，原子核内有 39 - 19 = 20 个中子，核外有 19 个电子。

（二）同位素及其应用

${}^{12}_{6}C$表示碳原子的核电荷数为 6，质量数为 12，原子核内有 6 个质子、6 个中子，核外有 6 个电子。碳元素还有 2 种原子${}^{13}_{6}C$和${}^{14}_{6}C$。与${}^{12}_{6}C$进行比较，可以得出，原子${}^{13}_{6}C$和${}^{14}_{6}C$的原子核内均有 6 个质子，核外均有 6 个电子，${}^{13}_{6}C$原子核内有 13 - 6 = 7 个中子，${}^{14}_{6}C$原子核内有 8 个中子。这种质子数相同，而中子数不同的同种元素的不同原子互称为该元素的同位素。氢元素也有三种同位素，见表 2-1。

表 2-1　氢元素的三种同位素

名称	原子符号	核电荷数	质子数	中子数	质量数
氕	${}^{1}_{1}H$ 或 H	1	1	0	1
氘	${}^{2}_{1}H$ 或 D	1	1	1	2
氚	${}^{3}_{1}H$ 或 T	1	1	2	3

在自然界的各种矿物质和化合物中，同一元素的各种同位素按一定比例存在。同位素的物理性质有差异，但化学性质几乎完全相同。

同位素可分为稳定同位素和放射性同位素。能自发地放射出肉眼看不见的α、β或γ射线的同位素称为放射性同位素，不能放出射线的同位素称为稳定同位素。如氢元素的同位素中${}^{1}_{1}H$、${}^{2}_{1}H$是稳定同位素，而${}^{3}_{1}H$则是放射性同位素。用人工方法制造出的放射性同位素称为人造放射性同位素。

（三）原子核外电子的排布

原子中，电子在原子核外的空间区域高速运动。在含有多个电子的原子中，电子的能量有所不同，它们的运动区域也有所不同。这些不同的运动区域称为电子层。电子层由内向外依次排列成 7 个层，用符号 n 表示，n = 1、2、3、4、5、6、7，这 7 个电子层也可用 K、L、M、N、O、P、Q 表示。n 值越小的电子层离核越近，其能量越低；n 值越大的电子层离核越远，其能量越高。

通常，能量低的电子在离核较近的区域运动，能量高的电子在离核较远的区域运动。核外电子总是优先排布在能量最低的电子层上，只有当能量较低的电子层排满后，电子才依次排入能量较高的电子层。在同一个原子里，原子核外电子排布的规律可归纳如下：

（1）各电子层中容纳的电子数目最多为 $2n^2$ 个，即第 1 层最多为 2 个，第 2 层最多为 8 个，第 3 层最多为 18 个；

（2）最外层容纳的电子数目不超过 8 个；

（3）次外层的电子数目不超过 18 个，倒数第 3 层的电子数目不超过 32 个。

以上规律是相互联系的，不能孤立地运用。如 17 号元素 Cl，其原子核外电子在第 1 ~ 3 层排布的数目分别为 2、8、7。Cl 原子核外电子排布表示为

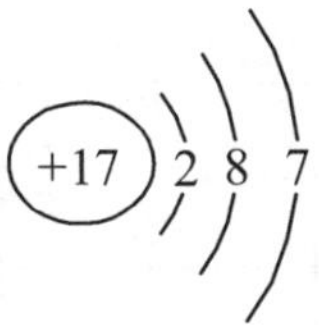

表 2-2 给出了 1 ~ 20 号元素原子的结构示意图。

表 2-2　1 ~ 20 号元素原子的结构示意图

氢（H） +1 1							氦（He） +2 2
锂（Li） +3 2 1	铍（B） +4 2 2	硼（B） +5 2 3	碳（C） +6 2 4	氮（N） +7 2 5	氧（O） +8 2 6	氟（F） +9 2 7	氖（Ne） +10 2 8
钠（Na） +11 2 8 1	镁（Mg） +12 2 8 2	铝（Al） +13 2 8 3	硅（Si） +14 2 8 4	磷（P） +15 2 8 5	硫（S） +16 2 8 6	氯（Cl） +17 2 8 7	氩（Ar） +18 2 8 8

二、元素周期律和元素周期表

（一）元素周期律

之前，我们初步认识了原子的组成及原子的核外电子排布。元素原子之间存在着相互联系和内在规律，为了认识元素间的这种规律，我们将核电荷数为 1 ~ 18 的元素原子的最外层电子数、原子半径、原子最高正化合价和负化合价以及元素的金属性和非金属性列于表 2-3。

表 2-3　3～18 号元素原子核外电子排布与元素主要性质

原子序数	3	4	5	6	7	8	9	10
元素名称	锂	铍	硼	碳	氮	氧	氟	氖
元素符号	Li	Be	B	C	N	O	F	Ne
电子层数	2	2	2	2	2	2	2	2
最外层电子数	1	2	3	4	5	6	7	8
半径/nm	0.152	0.089	0.082	0.077	0.075	0.074	0.071	—
主要化合价	+1	+2	+3	+4 −4	+5 −3	−2	−1	—
元素性质	活泼金属	金属	不活泼金属	非金属	非金属	活泼非金属	最活泼非金属	稀有气体
原子序数	11	12	13	14	15	16	17	18
元素名称	钠	镁	铝	硅	磷	硫	氯	氩
元素符号	Na	Mg	Al	Si	P	S	Cl	Ar
电子层数	3	3	3	3	3	3	3	3
最外层电子数	1	2	3	4	5	6	7	8
半径/nm	0.186	0.160	0.143	0.117	0.110	0.102	0.099	—
主要化合价	+1	+2	+3	+4 −4	+5 −3	+6 −2	+7 −1	—
元素性质	很活泼金属	活泼金属	金属	不活泼非金属	非金属	活泼非金属	很活泼非金属	稀有气体

从表 2-3 可以看出，元素按原子序数递增排序后，原子的最外层电子数、原子半径、最高正化合价和负化合价及元素的金属性和非金属性都发生了周期性的变化。

1．核外电子排布呈周期性变化

随着原子序数的递增，原子最外层电子数从 1 个递增到 8 个，达到稳定结构。

2．原子半径呈周期性变化

具有相同电子层数的原子，随着原子序数的增加，原子半径逐渐减小。原子半径呈周期性变化。

3. 化合价呈周期性变化

元素最高正化合价周期性地从 +1 价依次递增到 +7 价（氧、氟除外），非金属元素的负化合价从 -4 价递变到 -1 价。非金属元素的最高正化合价和负化合价绝对值之和等于 8。

4. 元素金属性和非金属性呈周期性变化

元素的金属性是指原子失去电子成为阳离子的能力，原子失去电子的能力越强，该元素的金属性越强。元素的非金属性是指原子得到电子成为阴离子的能力，原子得到电子的能力越强，该元素的非金属性就越强。具有相同电子层数的原子，随着原子序数的递增，元素的金属性逐渐减弱，非金属性逐渐增强。即元素的金属性和非金属性都随着原子序数的递增而呈现周期性的变化。

综上所述，元素的性质随着元素原子序数的递增而呈现周期性的变化，这个规律称为元素周期律。

（二）元素周期表

元素周期律揭示了元素之间的内在联系。根据元素周期律将 1~20 号元素按电子层数相同、核电荷数递增的顺序从左到右排成行，将最外层电子数相同的元素按电子层数递增的顺序由上到下排成列，就可以得到下列部分元素周期表（图 2-3）。

	ⅠA	ⅡA	ⅢA	ⅣA	ⅤA	ⅥA	ⅦA	0
1	1 H 氢							2 He 氦
2	3 Li 锂	4 Be 铍	5 B 硼	6 C 碳	7 N 氮	8 O 氧	9 F 氟	10 Ne 氖
3	11 Na 钠	12 Mg 镁	13 Al 铝	14 Si 硅	15 P 磷	16 S 硫	17 Cl 氯	18 Ar 氩
4	19 K 钾	20 Ca 钙						

图 2-3 元素周期表的一部分

按相同的方法，将已确认的 118 种元素制成一个表，即常见的元素周期表（见书末附表）。它是学习化学、认识物质性质和变化规律的重要工具。

知识链接

1869 年，俄国化学家门捷列夫（图 2-4）按照相对原子质量由小到大排列，将化学性质相似的元素放在同一纵行，编制出第一张元素周期表。元素周期表揭示了化学元素之间的内在联系，使其构成一个完整的体系，成为化学发展史上的重要里程碑之一。随着科学的发展，元素周期表中未知元素留下的空位先后被填满。当原子结构的奥秘被发现时，编排依据由相对原子质量改为原子的质子数（核外电子数或核电荷数），形成现行的元素周期表。

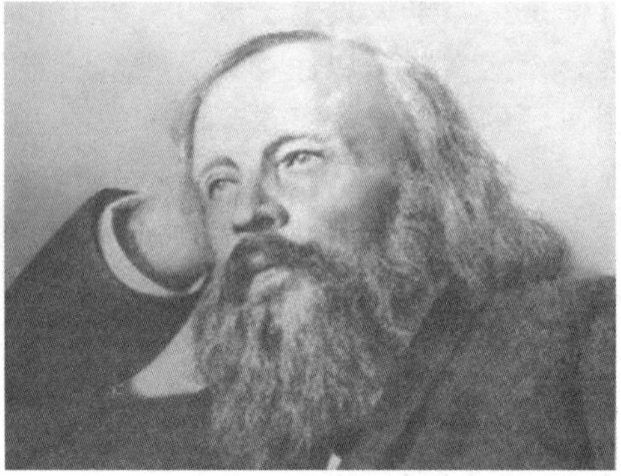

图 2-4　门捷列夫

1．周　期

电子层数相同的元素，按原子序数递增的顺序从左到右排列的一个横行称为一个周期。

元素周期表有 7 个横行，每个横行为 1 个周期，依次用 1、2、3、4、5、6、7 表示周期序数。

元素的周期序数＝元素原子的电子层数

如 17 号元素 Cl，原子核外有 3 个电子层，Cl 是第 3 周期元素。

各周期里元素的数目不一定相同，第 1 周期只有两种元素，第 2、3 周期各有 8 种元素。这 3 个周期含元素数目较少，称为短周期。

第 4、5 周期各有 18 种元素，第 6 周期含有 32 种元素。这 3 个周期元素数目较多，称为长周期。

第 7 周期因至今未填满，称不完全周期。

元素周期表中第 6 周期中 57～71 号元素，由于它们的电子层和性质非常相似，总称为镧系元素（La 至 Lu）。同样，第 7 周期中 89～103 号元素称为锕系元素（Ac 至 Lr），另列于元素周期表的下方。

2．族

元素周期表中有 18 个纵列，除第 8、9、10 的 3 个纵列合并为Ⅷ族外，其余 15 个纵列，每一个纵列为 1 个族，共 16 个族。

主族 7 个（在族序数后面分别标“A”），分别用ⅠA、ⅡA、ⅢA、ⅣA、ⅤA、ⅥA、ⅦA 表示。副族 7 个（在族序数后面分别标“B”），分别用ⅠB、ⅡB、ⅢB、ⅣB、ⅤB、ⅥB、ⅦB表示。

元素周期表中第8、9、10三个纵列合并为Ⅷ族。

具有稳定结构的稀有气体元素化合价看作0，因而称为0族。

主族元素的族序数 = 元素原子最外层的电子数

如13号元素Al，原子核外最外层有3个电子，Al是第3主族元素。

根据原子核外的电子层数及最外层电子数，就可以确定元素在元素周期表中的位置。

知识链接

元素周期表的功能

元素周期律和元素周期表揭示了元素之间的内在联系，反映了元素性质与它的原子结构之间的关系，在哲学、自然科学、生产实践等各方面都有重要意义。

1. 在哲学方面

元素周期律揭示了元素原子核电荷数递增引起元素性质发生周期性变化的事实，有力地论证了事物变化的量变引起质变的规律性。元素周期表是周期律的具体表现形式，它把元素纳入一个系统内，反映了元素间的内在联系，打破了曾经认为元素是互相孤立的形而上学的观点。通过对元素周期律和周期表的学习，可以加深对物质世界对立统一规律的认识。

2. 在自然科学方面

元素周期表为发展物质结构理论提供了客观依据。原子的电子层结构与元素周期表有密切关系，周期表为发展过渡元素结构、镧系和锕系结构理论，甚至为指导新元素的发现、预测新元素的结构和性质都提供了线索。元素周期律和周期表在自然科学的许多部门，尤其是在化学、物理、生物、地球化学等方面，都是重要的工具。

3. 寻找新材料和新物质

由于在周期表中位置靠近的元素性质相似，这就启发人们在周期表中一定的区域内寻找新的物质。

重点提示

1. 原子的构成（表 2-4）

表 2-4 原子的构成

构 成	总 结
原子 ^A_ZX { 原子核 { 质子（Z）；中子（$N=A-Z$）}；核外电子（Z）}	核电荷数 = 核内质子数 = 核外电子数 质量数（A）= 质子数（Z）+ 中子数（N）

2. 元素周期律和周期表（表 2-5）

表 2-5 元素周期律和周期表

<table>
<tr><td>元素周期律</td><td colspan="3">元素的性质（核外电子排布、原子半径、化合价、金属性和非金属性）随着元素原子序数的递增而呈现周期性的变化</td></tr>
<tr><td rowspan="3">元素周期表</td><td rowspan="2">周期</td><td rowspan="2">第 1、2、3 周期为短周期
第 4、5、6 周期为长周期
第 7 周期为不完全周期</td><td>周期序数 = 原子的电子层数</td></tr>
<tr><td>从左至右元素的金属性逐渐减弱，非金属性逐渐增强</td></tr>
<tr><td>族</td><td>7 个主族、7 个副族、1 个 0 族、1 个Ⅷ族</td><td>主族序数 = 最外层的电子数</td></tr>
</table>

边学边练

一、选择题

1. 质量数用（　　）来表示。

A. Z　　B. N　　C. A　　D. e

2. 下列互为同位素的是（　　）。

A. $^{16}_{8}O$、$^{14}_{7}N$　　B. $^{1}_{1}H$、D　　C. O_2、O_3　　D. $^{14}_{6}C$、$^{14}_{7}N$

3. $^{226}_{88}Ra$ 的中子数为（　　）。

A. 88　　B. 226　　C. 138　　D. 314

4. 某元素位于周期表的第 2 周期ⅤA 族，其电子层数和最外层电子数分别为（　　）。

A. 2，2　　B. 5，5　　C. 2，5　　D. 5，2

5. 某元素原子核外有 3 个电子层，最外层有 7 个电子，则该元素在元素周期表中位于（　　）。

A. 第 3 周期ⅦA 族　　B. 第 3 周期ⅤA 族

D. 第 7 周期ⅢA 族　　C. 第 2 周期ⅦA 族

6. 某元素处在周期表的第 4 周期，该元素原子的电子层数为（　　）。

A. 1　　B. 2　　C. 3　　D. 4

7. 元素在周期表中处于哪一周期，取决于（　　）。

A. 最外层电子数　　B. 电子层数

C. 原子半径　　D. 原子序数

二、填空题

1. 原子核由________和______组成。

2. $^{234}_{92}U$表示它的质量数________，中子数为_______。

3. 元素周期表中有______个周期，其中有_______个短周期，______个长周期。

4. 元素周期表中共有______个族，其中_____个主族，_____个副族，_____个零族。

5. 已知某元素的原子序数为16，则它位于_____周期_____族。

课题二　人体内常见的生命元素

学习目标

1. 能区别微量元素和宏量元素；
2. 说出微量元素及宏量元素缺乏症；
3. 说出微量元素及宏量元素缺乏症的补救食物来源。

病史摘要：

张××，男，8个月。主诉：睡眠欠佳、易惊，两月余。

患儿近两月来睡眠不安，哭闹，易激惹，有惊跳，多汗，大小便正常，食欲正常。出生5个月后反复腹泻3次，每次5~7 d，无黄疸史及特殊服药史。足月顺产，出生体重[①]3.2 kg，母乳与牛奶混合喂养，5个月后添加蛋黄米粉等，现每天喂少量蔬菜汁、果汁，5个月前间断服用维生素D制剂，户外活动少。母孕期无疾病史，无下肢抽搐史。

经检查确证为维生素D缺乏性佝偻病。钙元素在儿童生长发育过程中起到很大的作用，如果缺乏的话，身体各方面都会受到影响。家长要配合医生积极治疗补钙。同学们知道通过食物怎样补充钙和其他人体所需的元素吗？

人体和地球一样，是由各种化学元素组成的，存在于地壳表层的元素有90多种。与其他生物体一样，人总是和外界环境进行着物质和能量的交换，因此，人体中的元素在自然界中都能找到。

根据元素在人体内的含量，可划分为宏量元素和微量元素两类。宏量元素有11种，占人体总重量的99.95%以上。在人体中含量超过0.01%的元素，称为宏量元素，如表2-6所示；含量在0.01%以下的元素为微量元素，每日需要量在100 mg以下。一些微量元素在人体内的含量虽然很低，却是维持正常生命活动所必需的，如表2-7所示。

注：① 实为质量，包括后文的重量、净重等。因现阶段我国农林、医药等行业的生产、科研实践中一直沿用，为使学生了解、熟悉行业实际，本书予以保留。——编者注

表 2-6　人体中的宏量元素

元素名称	元素符号	质量分数/%
氧	O	65.0
碳	C	18.0
氢	H	10.0
氮	N	3.0
钙	Ca	2.0
磷	P	1.0
钾	K	0.35
硫	S	0.25
钠	Na	0.15
氯	Cl	0.15
镁	Mg	0.05

表 2-7　人体中的微量元素

元素名称	元素符号	元素名称	元素符号
铁	Fe	锰	Mn
钴	Co	钼	Mo
铜	Cu	氟	F
锌	Zn	碘	I
铬	Cr	硒	Se

人体中，除氧、碳、氢、氮几种元素以水、糖类、脂肪、蛋白质、维生素以及激素等形式存在外，其余的元素主要以无机盐的形式存在于水溶液中。它们有些是构成人体组织的重要材料，有些能够调节人体的新陈代谢，促进身体健康。

下面介绍一些元素对人体健康的影响。

一、宏量元素

（一）钙

钙占人体重的 2.0% 左右，99% 以羟基磷酸钙的形式存在于骨骼和牙齿中，构成坚硬的结构支架。血液中钙占 0.1%。离子态的钙可促进凝血酶原转变为凝血酶，使伤口处的血液凝固。钙在其他多种生理过程都有重要作用，如在肌肉的伸缩运动中，它的参与可保持肌体正常运动。

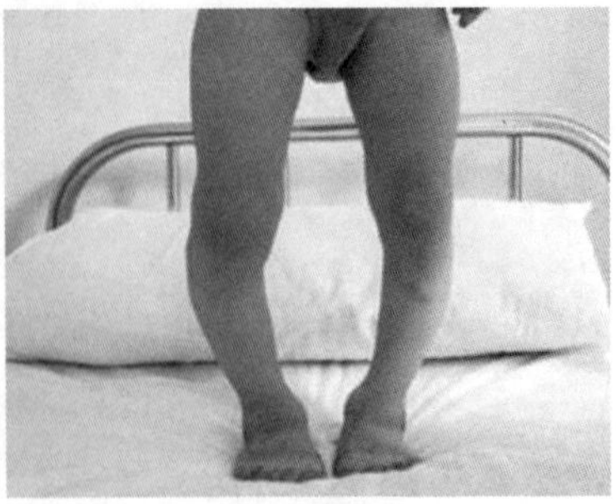

图 2-5　钙缺乏患者

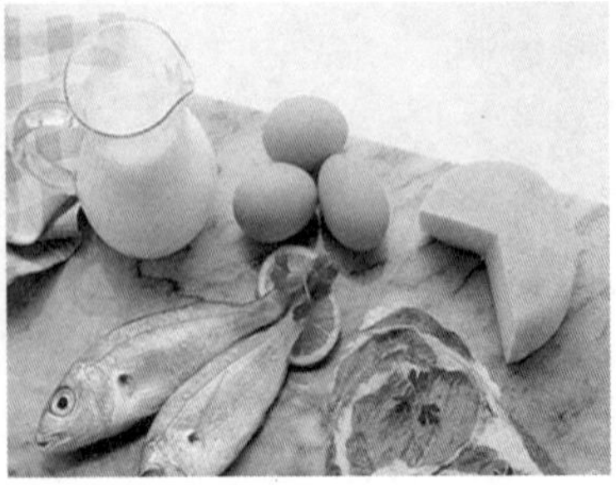

图 2-6　含钙丰富的食物

幼儿及青少年缺乏钙会得佝偻病和发育不良（鸡胸、O 形或 X 形腿），如图 2-5 所示；中老年人缺钙会出现骨质疏松症（骨质增生），容易骨折。钙还是很好的镇静剂，它有助于神经刺激的传达，神经的放松，它可以代替安眠药使人容易入眠；缺钙神经就会变得紧张，脾气暴躁、失眠。钙还能降低细胞膜的渗透性，防止有害细菌、病毒或过敏原等进入细胞中。钙还是良好的镇痛剂，能帮助减少疲劳、加速体力的恢复。

成人对钙的日需要量推荐值为 1.0 g/d 以上。奶及奶制品是理想的钙源，此外海参、黄玉参、芝麻、蚕豆、虾皮、干酪、小麦、大豆、芥末、蜂蜜等也含有丰富的钙（图 2-6）。适量的维生素 D_3 及磷有利于钙的吸收。葡萄糖酸钙及乳酸钙易被吸收，是较理想的钙补充片剂。

（二）磷

成年人体内磷的含量约为 700 g，80% 以不溶性磷酸盐的形式沉积于骨骼和牙齿中，其余主要集中在细胞内液中。它是细胞内液中含量最多的阴离子，是构成骨质、核酸的基本成分，既是肌体内代谢过程的储能和释能物质，又是细胞内的主要缓冲剂。

缺磷和摄入过量的磷都会影响钙的吸收，而缺钙也会影响磷的吸收。每天摄入的钙、磷比为 1 ~ 1.5 最好，有利于两者的吸收。含磷丰富的食物有各种肉类、牛奶、乳制品、鱼类、豆类、鸡蛋等，正常的膳食结构一般不会缺磷。

（三）镁

镁在人体中的含量约为体重的 0.05%，它是生物必需的营养元素之一。人体中的镁 50% 沉积于骨骼中，其次在细胞内部，血液中只占 2%。

镁和钙一样具有保护神经的作用，是很好的镇静剂。镁是降低血液中胆固醇的主要催化剂，又能防止动脉粥样硬化。镁又是人和哺乳类动物体内多种酶的活化剂。人体中每一个细胞都需要镁，它对于蛋白质的合成、脂肪和糖类的利用及许多酶都有重要作用。

因为多数酶中都含有 VB_6，必须与镁结合，才能被充分吸收、利用。缺少其中一种都会出现抽筋、颤抖、失眠、肾炎等症状，因此镁和 VB_6 配合可治疗癫痫病。摄入镁和钙的比例得当，可帮助钙的吸收，其适当比例为 0.4 ~ 0.5。若缺少镁，钙会随尿液流失；若缺乏镁和 VB_6，则钙和磷会形成结石（胆结石、肾结石、膀胱结石等，是不溶性磷酸钙），这也是动脉硬化的原因。镁还是利尿剂和导泻剂。若镁含量过高也会导致镁、钙、磷从粪便、尿液中大量流失，而使人肌肉无力、眩晕、丧失方向感、反胃、心跳变慢、呕吐甚至失去知觉。

成人对于镁的摄取量为每天 400 mg，就能保证健康。镁最佳的来源是坚果、大豆和绿色蔬菜。

（四）钠、钾、氯

钠、钾、氯是人体内的宏量元素，分别占体重的 0.15%、0.35%、0.15%。

钾主要存在于细胞内液中，钠则存在于细胞外液中，氯则在细胞内、外体液中都存在。这三种物质能使体液维持在接近中性，决定组织中水分多少。

Na^{+}在体内起钠泵的作用，调节渗透压，给全身输送水分，使养分从肠中进入血液，再由血液进入细胞中。钾有助于神经系统传达信息。氯用于形成胃酸。这三种物质每天均会随尿液、汗液排出体外，健康人每天的摄取量与排出量大致相同，保证了这三种物质在体内的含量基本不变。

钾主要由蔬菜、水果、粮食、肉类供给，而钠和氯则由食盐供给。人体内的钾和钠必须彼此均衡，过多的钠会使钾随尿液流失，过多的钾也会使钠严重流失。钠会促使血压升高，因此摄入过量的钠会患高血压症，而且具有遗传性。钾可激活多种酶，对肌肉的收缩非常重要，没有钾，糖就无法转化为能量或储存在体内的肝糖中（为新陈代谢提供能量的物质）。肌肉无法伸缩，就会导致麻痹或瘫痪。此外细胞内的钾与细胞外的钠，在正常情况下能形成均衡状态，当钾不足时，钠会带着许多水分进入细胞内使细胞胀裂，形成水肿；缺钾还会导致血糖降低。

建议成人每天氯化钠的摄入量为 4.5 ~ 9 g，钾的摄入量为 2 ~ 3 g。

二、微量元素

人体中的微量元素溶在血液里。如果缺少这些微量元素，人体就会生病，甚至死亡。正常人每天都要摄取各种有益于身体的微量元素。

（一）铁

铁在人体中含量为 4 ~ 5 g。在血红蛋白中的含量约为 72%。铁多以 Fe^{3+}形式存在，作为血红蛋白、肌红蛋白、细胞色素的组成成分，铁在人体中的功能主要是参与血红蛋白的形成而促进造血，参与体内氧和二氧化碳的运输，组成呼吸链参与氧化磷酸化作用。此外铁还是过氧化氢酶等的辅助因子。

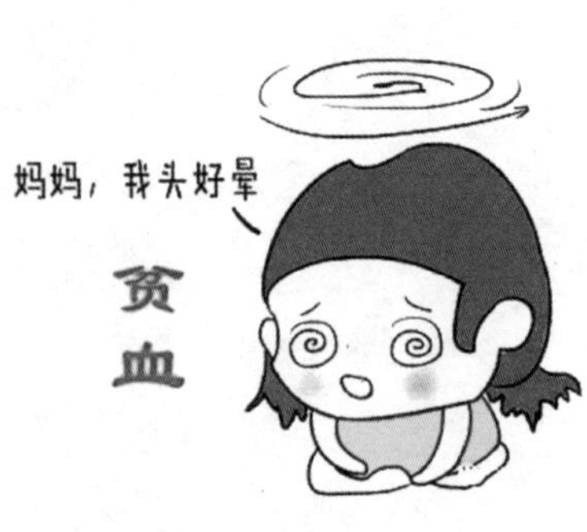

图 2-7　缺铁性贫血

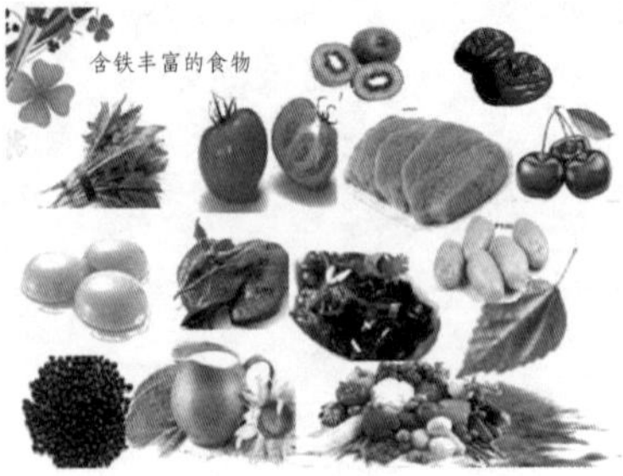

图 2-8　含铁丰富的食物

成人缺铁可导致贫血；未成年人缺铁可导致生长发育迟缓，免疫功能降低，而出现易感染、易疲劳等症状。据流行病学调查表明，我国 3 岁以下儿童为缺铁性贫血的高发人群，其发病率为 11%～22%，农村为 16%～29%；成年男性在城乡均为 10% 左右，女性显著高于男性，而城市女性约为男性的两倍，如图 2-7 所示。

误服过量铁制剂等可引起体内铁过多，可出现急性胃肠刺激症状及呕吐、黑色粪便等。慢性铁过多可出现肤色变深，甚至肝硬化等。

人体对铁的需要量和吸收量因年龄、性别和生理情况不同而异：成年男性和绝经期女性需要铁约 1 mg/d，青春期妇女 2 mg/d，妊娠妇女 2.5 mg/d，儿童 1 mg/d。胃肠道铁的吸收率在 10% 左右，因此一般每天膳食中含铁量 10～15 mg 就能满足。铁元素在瘦肉、动物肝脏、黑木耳、蛋黄以及菠菜等中含量相对较高，如图 2-8 所示。

知识链接

缺铁性贫血的表现

（1）皮肤黏膜苍白，脸色变得苍白无血色，或显得萎黄，眼睑内黏膜等变白。

（2）身体感到乏力易倦，嗜睡，心跳加速。

（3）可引发头晕、反应能力低、思维滞后、记忆力下降、注意力难以集中等。

（4）贫血会造成食欲下降，严重者有异食癖，偏好某种食物。女性贫血还可表现为月经不调，闭经或月经过多，手脚冰冷，头发干枯易断落等。

（5）导致精神行为异常，如烦躁、易怒、注意力不集中、异食癖；体力、耐力下降；易感染；儿童生长发育迟缓、智力低下；口腔炎、舌炎、舌乳头萎缩、口角炎、缺铁性吞咽困难。

（二）铜

正常成人体内含铜 100～200 mg。主要分布于肌肉、肝、肾、脑和心等器官。铜是许多酶的重要组成部分，能够促进铁的吸收和利用，参与造血过程、骨骼发育，能够维持中枢神经系统的功能。

缺铜会间接引起贫血，人体内各种血管与骨骼的脆性增加、脑组织萎缩，影响智力、身体发育及内分泌和神经系统的功能。小儿缺铜表现为全身营养不良、长期腹泻、体重减轻、肝脾肿大、发育迟缓、皮肤苍白、毛发由黑变黄且易断、低色素性贫血等。先天性铜代谢缺陷可致“钢丝样头发综合征”，主要表现为头发硬而卷曲、色浅易断，面色苍白，大脑发育受到影响，智力低下等。

成人每天铜的摄入量为 1.5 ~ 2.0 mg。铜在动物肝脏、肾、鱼、虾、蛤蜊中含量较高（图 2-9）；果汁、红糖中也有一定含量。

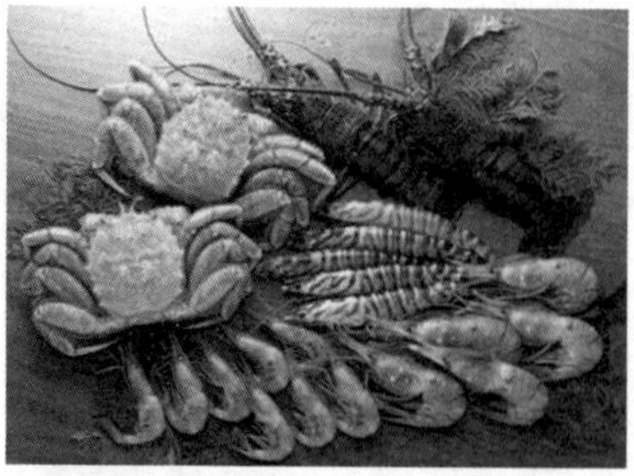

图 2-9　含铜丰富的食物

（三）锌

正常成人全身含锌总量 2 ~ 4 g，遍布于所有组织，其中皮肤、毛发中含锌量约占全身总含锌量的 20%，故测定头发含锌量既可反映体内含锌总量，又可反映膳食中的锌供给情况。

锌能促进人体的生长发育、维持人体正常的食欲、提高人体免疫力，增强创伤组织再生能力，促进性机能。

锌在体内储存很少，所以人和动物的食物中锌供应不足，很快就会出现缺乏症，如食欲减退、生长不良、皮肤病变、伤口难愈、味觉减退、胎儿畸形等。长期缺乏还可引起性机能障碍和矮小症。

许多天然食物中均含锌，肉类、贝类、肝和扁豆（图 2-10）等中含量尤为丰富，动物性食物含锌丰富且吸收率高。锌的需要量随性别、年龄等情况各异。成人每天需锌量约为 15 mg，妊娠期及哺乳期妇女需要量增加至 20 mg。青春前期儿童需锌 6 ~ 10 mg/d。

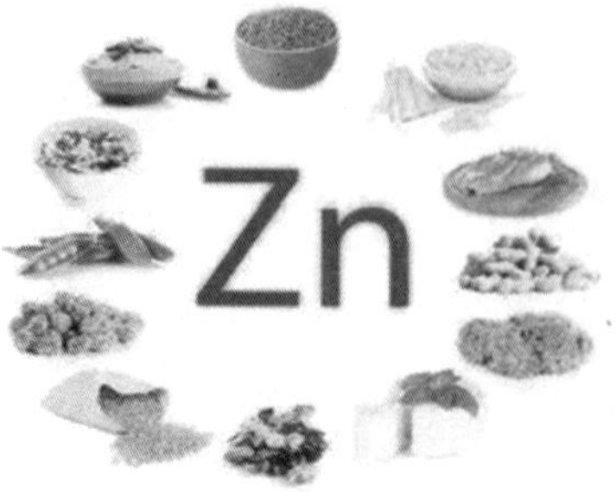

图 2-10　含锌丰富的食物

知识链接

孩子缺锌的表现

（1）消化功能减退：主要表现为食欲不振。缺锌会影响舌黏膜功能，导致味觉敏感度下降，引发儿童厌食，有的可能还会出现异食癖，如喜欢吃泥土、煤渣等。

（2）反复出现口腔溃疡：缺锌儿童口腔里经常出现溃疡。

（3）生长发育变慢：缺锌会影响细胞代谢，妨碍生长激素的功能，导致生长发育受到影响，使儿童身材矮小。

（4）免疫功能降低：缺锌会损害细胞免疫功能，使儿童容易患感染性疾病。

（5）智能发育落后：缺锌会使脑细胞中 DNA 和蛋白合成发生障碍，从而影响儿童智力发育。

（6）化验检查：缺锌的儿童，血清锌往往在 11.47 μmol/L 以下。

（四）氟

成人体内氟含量约 2.6 g，主要分布于骨骼、牙齿、指甲、毛发以及神经肌肉组织。它是骨骼和牙齿的正常成分，可增强骨骼和牙齿结构的稳定性，还能预防龋齿发生。

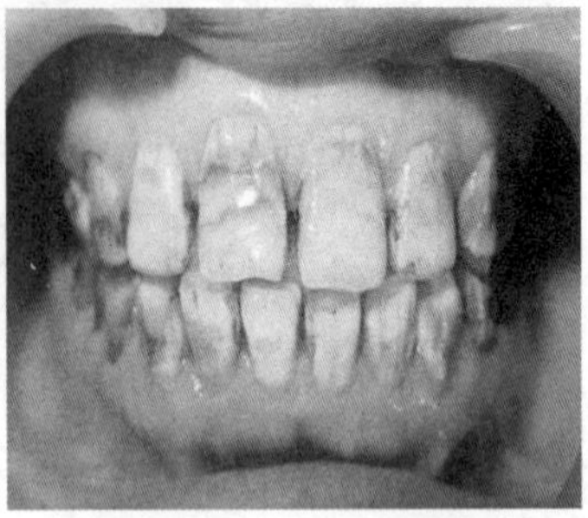

图 2-11　氟斑牙

缺氟时，由于釉质中不能形成氟磷灰石而使羟磷灰石结构得不到氟磷灰石的保护，牙釉质易被微生物、有机酸和酶侵蚀而发生龋齿。缺氟时，不但易发生龋齿，也在一定程度上影响骨骼。在一些低氟的地区，居民患骨质疏松症者较多。但是，摄入过多氟元素，又会发生氟中毒，得“牙斑病”，如图 2-11 所示。体内含氟量过多时，还可产生氟骨病，引起自发性骨折。

人体对氟的摄入量 0.5 ~ 1 mg/d。一般情况下，通过饮用水、饮食可获得生理所需的氟。含氟丰富的食物有红枣、莲子、海带、紫菜等。

（五）硒

成人体内硒含量 14 ~ 26 mg，肝、肾内含量较高。硒具有抑癌抗癌作用，还可抑制心血管病。适量的硒可调节人体对维生素 A、C、E、K 的吸收，促进机体免疫球蛋白的增加，增强人体免疫力，抗氧化，延缓衰老，清除人体内有害物质，避免产生毒性等。

人体缺乏硒时机能下降，病毒的致病性会增强，可出现生长缓慢、脱发、脱甲，肌肉萎缩、四肢关节变粗，精子生成异常和白内障等。硒被科学家称为“生命之火”，目前研究发现人类的癌症、心脑血管疾病、儿童智力低下、老年痴呆等 42 种疾病与缺硒有关。人体摄入过多的硒可引起硒中毒，损害肝脏、肾脏等器官，出现胃肠功能紊乱、眩晕、疲倦、皮肤苍白和神经过敏等症状。

成年人每天约需硒 0.4 mg。硒在小麦、玉米、大白菜、南瓜、大蒜和海产品中含量较丰富。

（六）碘

人体含碘量为 15 ~ 20 mg，广泛分布于各组织中，大部分集中于甲状腺组织，骨骼肌组织次之，主要都为有机碘。主要作用是参与甲状腺素的组成，适量的甲状腺素可促进蛋白质的生物合成，加速机体生长发育，调节能量的转换和利用，稳定中枢神经系统的结构和功能，故具有极其重要的作用。

在我国碘缺乏发病率较高，常见的是成人缺碘而导致的地方性甲状腺肿，如图 2-12 所示，其发病率女性高于男性。婴儿缺碘可导致发育停滞，智力低下，生育能力丧失，甚至痴呆、聋哑而形成呆小病。近海地区的居民因食用含碘量超过普通食盐约 1500 倍的海带盐而发生碘过多的现象。主要表现为尿碘排出增多，少数可出现甲状腺肿大并有颈部压迫感。

中国营养学会提出的每人每天膳食碘摄入量为：儿童 90 ~ 150 μg/d，成人 150 μg/d，孕妇和乳母 200 μg/d。食物来源主要是各类海产品。

甲状腺异常引起的疾病

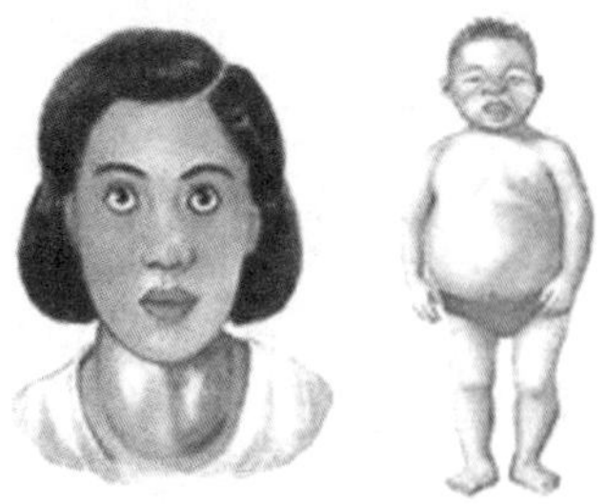

甲亢　　呆小症

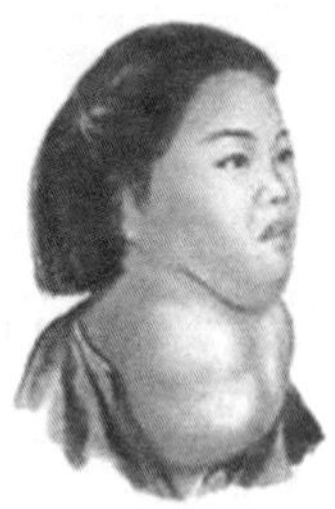

地方性甲状腺肿大

图 2-12　碘缺乏患者

（七）钴

人体含钴 1.1 ~ 1.5 mg，是维生素 B_{12} 的重要组成部分。成人每天需要摄入量为 3 μg。钴对蛋白质、脂肪、糖类代谢，血红蛋白的合成都具有重要的作用，并可扩张血管，降低血压，同时还可促进铁、锌的吸收。钴过量可引起红细胞过多症,还可引起胃肠功能紊乱、耳聋、心肌缺血。

（八）铬

人体含铬约 6 mg，成人每天需要摄入量为 50 μg。铬可协助胰岛素发挥作用，防止动脉硬化，促进蛋白质代谢合成，促进生长发育。缺铬时可出现生长发育停滞，血糖、血脂浓度升高等。但铬含量过高，如长期吸入铬酸盐粉，可诱发肺癌。

除了以上的宏量元素和微量元素外，还有一些微量元素是人体的非必需元素，如铅、钡、钛等，另一些则为有害元素，如汞、镉等。即使是必需元素，也有一个合理的摄入量，因为摄入不足或摄入过量均不利于人体健康。

重点提示

1. 各种宏量元素在人体内的对比（表 2-8）

表 2-8　各种宏量元素在人体内的对比

元素	适宜摄入量/g · d^{-1}	摄入量过高或过低对人体健康的影响	含元素的食物
钙	1	幼儿及青少年缺乏钙会得佝偻病和发育不良，老年人缺钙会出现骨质疏松症，容易骨折	奶及奶制品、水产品肉类、豆类
镁	0.4	虚弱、恶心、震颤及心律失常	坚果、大豆、绿色蔬菜
磷	0.8 ~ 0.9	缺磷和摄入过量的磷都会影响钙的吸收	肉类、乳制品、鱼类
钾	2 ~ 3	使人容易倦怠，严重不足时，形成水肿	蔬菜、水果、粮食
钠	1.8 ~ 3.6	缺少可使人疲乏、眩晕等，过量会患高血压症	食盐
氯	2.8 ~ 3.6	过多形成胃酸	食盐

2. 各种微量元素在人体内的对比（表 2-9）

表 2-9 各种微量元素在人体内的对比

元素	适宜摄入量/$mg \cdot d^{-1}$	摄入量过高或过低对人体健康的影响	含元素的食物
铁	10 ~ 15	缺铁性贫血	瘦肉、动物肝脏、蛋黄
铜	1.5 ~ 2.0	贫血，结缔组织异常和中枢神经系统障碍	动物肝脏、肾、鱼、虾
锌	15	食欲减退，生长迟缓，发育不良等	肉类、贝类、肝和扁豆
氟	0.5 ~ 1	缺氟易得龋齿；过多中毒，得“牙斑病”	自来水、食物、茶叶
硒	0.4	人体机能下降，病毒的致病性会增强，可能引起皮角质化和癌症	小麦、玉米、大白菜、南瓜、大蒜、海产品
碘	0.1 ~ 0.2	婴儿缺碘影响生长发育，成人可引起克山病或大骨节病；过量可出现甲状腺肿	海产品、碘盐
钴	3 μg	过量可引起红细胞过多症、胃肠功能紊乱、耳聋、心肌缺血	动物肝脏、谷类、蔬菜
铬	50 μg	缺铬生长发育停滞；过高可诱发肺癌	干酪、蛋白类、肝

边学边练

一、填空题

1. 人体中的微量元素有_____种，宏量元素有_____种。
2. 成人对钙的日需要量推荐值为___________以上。

二、选择题

1. 预防碘缺乏症的最有效、最简便的措施是（　　）。
   A. 食用含碘食品　　B. 食用加碘盐
   C. 服用碘油制剂　　D. 药物补碘
2. 下列哪种元素是人体中的宏量元素（　　）。
   A. 锌　　B. 铁　　C. 铅　　D. 磷
3. 下列哪种元素是人体中的微量元素（　　）。
   A. 钾　　B. 钙　　C. 锌　　D. 碳
4. 地方性甲状腺肿大和呆小症与哪种元素缺乏有关（　　）。
   A. 硒　　B. 钙　　C. 锌　　D. 碘
5. 克山病和大骨节病与哪种元素缺乏有关（　　）。
   A. 硒　　B. 钙　　C. 锌　　D. 碘

6. 贫血与哪种元素缺乏有关（　　）。

A. 锌　　B. 铁　　C. 铅　　D. 磷

7. 佝偻病与哪种元素缺乏有关（　　）。

A. 硒　　B. 钙　　C. 锌　　D. 碘

8. “加碘食盐”“高钙牛奶”“含氟牙膏”等商品中的碘、钙、氟是指（　　）。

A. 原子　　B. 单质　　C. 元素　　D. 分子

课题三　常见的元素及其化合物

学习目标

1. 说出卤素的组成、氯水的成分及漂白粉的有效成分；
2. 说出氯气和金属钠的化学性质；
3. 说出卤素化合物在医药上的用途；
4. 说出鉴别卤素离子的化学方法。

某家庭主妇把“84”消毒液和洁厕灵同时倒入盆里，又加入了一些水后用来刷厕所，一股特刺鼻的味道直冲鼻孔，但她强忍着把厕所刷完出来时，眼睛不由自主地一直流泪，嗓子疼得像火烧一样，就趴在了桌子上，浑身没有一点力气，头疼难受，家人立即将其送往医院，经检查确认氯中毒。这是为什么呢？因为当“84”消毒液和洁厕灵（图 2-13）混合在一起时，会产生氯气，当氯气侵入人体，会产生中毒反应，严重可致人昏迷死亡。这就需要对它们进行深入了解。

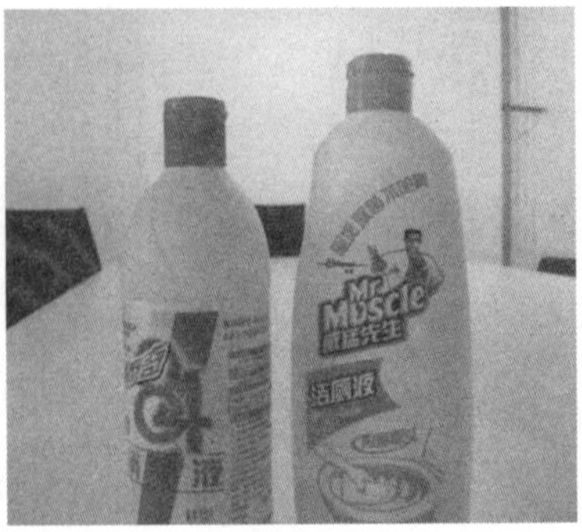

图 2-13　“84”消毒液和洁厕灵

一、氯（Cl）

位于元素周期表第ⅦA 族的元素，称为卤族元素，包括氟（F）、氯（Cl）、溴（Br）、碘（I）、砹（At）五种。卤族元素原子的最外层均为 7 个电子，能得到 1 个电子形成稳定结构，因此均为非金属元素。其中氯元素是最常见、最典型的卤族元素。

（一）氯气的物理性质

氯气是黄绿色、有刺激性气味的气体，密度约为空气的 2.5 倍，易化成黄绿色的油状“液氯”。氯气能溶于水，常温下，1 体积水能溶解约 2 体积的氯气，其水溶液称为氯水。

氯气有毒，少量会刺激气管黏膜引起发炎，引起胸部疼痛和咳嗽，吸入大量氯气会造成窒息死亡。

（二）氯气的化学性质

氯气的化学性质非常活泼，能与金属、非金属、水及碱等物质发生反应，是常用的强氧化剂。

1．氯气与金属的反应

氯气能与绝大多数金属发生反应，生成金属氯化物。如金属钠能在氯气中剧烈燃烧，得到氯化钠。反应的化学方程式为

$$2Na + Cl_2 \xlongequal{点燃} 2NaCl$$

又如铁在氯气中剧烈燃烧生成氯化铁。反应的化学方程式为

$$2Fe + 3Cl_2 \xlongequal{点燃} 2FeCl_3$$

2．氯气与非金属的反应

氯气能与部分非金属直接化合，与硫化合比较困难，与氧、氮、碳不能直接化合。如氯气与氢气在光照或点燃时迅速化合，得到氯化氢气体。反应的化学方程式为

$$H_2 + Cl_2 \xlongequal{光照} 2HCl$$

又如磷在氯气中燃烧，可以得到三氯化磷或五氯化磷。反应的化学方程式为

$$2P + 3Cl_2 \xlongequal{点燃} 2PCl_3$$

$$2P + 5Cl_2 \xlongequal{点燃} 2PCl_5$$

3．氯气与水的反应

氯气溶于水成为氯水。氯水中的部分氯气能与水反应，生成盐酸和次氯酸（HClO）。

$$H_2O + Cl_2 \xlongequal{} HCl + HClO$$

次氯酸是强氧化剂，能杀死水中的细菌，所以自来水常用氯气来杀菌消毒（1 L 自来水中大约通入 0.002 g Cl_2）。次氯酸能使染料中的有机物氧化而褪色，可用作漂白剂。次氯酸是一种极不稳定的弱酸，见光、受热易分解，生成盐酸和氧气，所以氯水不宜长期保存。

$$2HClO \xlongequal{光照} 2HCl + O_2\uparrow$$

4．与碱反应

氯气和碱溶液反应，生成次氯酸盐、氯化物和水。工业上就用氯气和消石灰作用，制成漂白粉，其有效成分是次氯酸钙[$Ca(ClO)_2$]。

$$2Ca(OH)_2 + 2Cl_2 \xlongequal{} Ca(ClO)_2 + CaCl_2 + 2H_2O$$

漂白粉是带有氯气的刺激性气味的白色粉末，具有极强的氧化

能力，光照、受热、吸潮均可使其分解。漂白粉溶入水中能产生次氯酸（水中溶解少量二氧化碳），因而具有漂白作用。

$$Ca(ClO)_2 + CO_2 + H_2O \xlongequal{} 2HClO + CaCO_3 \downarrow$$

漂白粉的漂白作用原理和氯气的漂白作用原理是相同的，所以漂白粉不仅可以用来漂白棉、麻、纸浆，还可以用来消毒饮用水、游泳池水、厕所等。

贴近生活

洁厕灵搭配“84”消毒液生出氯气易伤肺

人们在清洁厕所时，时常会用到两种日化用品——洁厕灵和“84”消毒液，它们都是清洁卫生间的好帮手，洁厕灵能快速除去便池（马桶）内的污渍和异味，“84”消毒液能有效杀灭真菌和一些细菌。有些人会把这两者合用，以便同时达到去污和消毒的效果。但是若将两者混合使用，不仅不能提高去污、消毒能力，还会产生对人体有害的氯气。因为洁厕灵的主要成分是盐酸（HCl），而“84”消毒液的主要成分是次氯酸钠（NaClO），二者一旦混合，就会立刻发生剧烈的氧化还原反应，产生大量的白色泡沫，生成一种刺激性非常强的有毒气体——氯气（Cl_2）。

$$NaClO + 2HCl \xlongequal{} NaCl + Cl_2 \uparrow + H_2O$$

氯气浓度比较低时，会引起咳嗽、胸闷；氯气浓度比较高时，会损伤肺泡，造成呼吸困难或肺水肿。一般情况下，清洗马桶最好先用洁厕灵刷洗，然后用水将洁厕灵完全冲净后，再用“84”消毒液进行消毒处理。

知识链接

含氯消毒剂

含氯消毒剂可杀灭各种微生物，包括细菌繁殖体、病毒、真菌、结核杆菌和抗力最强的细菌芽孢。这类消毒剂包括无机氯化合物、有机氯化合物。无机氯性质不稳定，易受光、热和潮湿的影响，丧失其有效成分；有机氯则相对稳定，但是溶于水之后均不稳定。

含氯消毒剂非常多，有高浓度的含氯消毒剂，也有低浓度的含氯消毒剂，比较常见的有漂白粉精、漂白粉、液氯，我们平时常用的“84”消毒液也属于含氯消毒剂。

含氯消毒剂的有效成分是溶于水产生的次氯酸，杀微生物有效成分常以有效氯表示。次氯酸分子量小，易扩散到细菌表面并穿透细胞膜进入菌体内，使菌体蛋白氧化，导致细菌死亡。

1. 含氯消毒剂的种类

高浓度的含氯消毒剂为高效消毒剂，低浓度的含氯消毒剂为中效消毒剂。常用的有液氯、漂白粉、漂白粉精、次氯酸钠及“84”消毒液。

2. 含氯消毒剂使用范围

（1）细菌繁殖体污染：含有效氯 500 mg/L 的消毒液，擦拭子或浸泡 10 min。

（2）乙肝病毒、结核杆菌、细菌芽孢污染：含有效氯 2 000～5 000 mg/L 的消毒液，擦拭子或喷洒 30 min。

（3）排泄物：按有效氯 10 000 mg/L 的干粉加入排泄物中，搅拌后，作用 2 h 以上。

3. 含氯消毒剂使用方法

常用于餐具、水、环境、疫源地等的消毒。

（1）浸泡法和擦拭子法：含有效氯 0.02% 的消毒液，用于被细菌繁殖体污染的物品，浸泡时物品应浸没，容器应加盖，时间 10 min 以上，不能浸泡的可进行擦拭子；含有效氯 0.2% 的消毒液，用于被肝炎病毒、结核杆菌、细菌芽孢污染的物品，时间 30 min 以上。

（2）喷洒法：一般物品表面用含有效氯 0.05% 的消毒液均匀喷洒，时间 30 min 以上；被肝炎病毒、结核杆菌污染的物品表面，用含有效氯 0.2% 的消毒液均匀喷洒，时间 60 min 以上。

（3）干粉消毒法：将排泄物 5 份加含氯消毒剂 1 份加以搅拌，放置 2～6 h。

4. 含氯消毒剂注意事项

（1）消毒液应保存在密闭容器中，放置阴凉、干燥、避光处，以减少有效氯的丧失。

（2）因溶液不稳定，故应现配现用。

（3）消毒液有腐蚀性和漂白作用，不适用于金属、有色织物及油漆家具的消毒。

二、卤　素

（一）卤素单质的物理性质

自然界中的卤素都是以化合物形式存在的，它们的单质可人工制得。卤素的单质都是双原子分子。卤素单质的物理性质见表 2-10。

表 2-10　卤素单质的物理性质

元素名称	元素符号	单质	颜色和状态	密度/g·L^{-1}	沸点/°C	熔点/°C	溶解度（常温）/（g/100 g 水）
氟	F	F_2	淡黄绿色气体	1.69	−188.1	−219.6	反应
氯	Cl	Cl_2	黄绿色气体	3.21	−34.6	−101	0.983
溴	Br	Br_2	红棕色液体	3.12	58.8	−7.2	4.17
碘	I	I_2	紫黑色固体	4.93	184.4	113.5	0.029

氟、氯、溴、碘具有刺激性气味和毒性；溴、碘能溶于水，但溶解度不大，易溶于酒精、汽油和四氯化碳等有机溶剂。医疗上用的碘酊（碘酒），就是碘的酒精溶液。

液体溴易挥发成溴蒸气。碘在常压下加热，不经过液化就直接变成紫色蒸气，蒸气遇冷又重新凝结成固体（这种固态物质不经过液态而直接转变成气体的现象，称为升华）。

（二）卤素单质的化学性质

氟、溴、碘原子的最外层电子数都是 7，因而它们的化学性质与氯相似，都是活泼的非金属元素。

1．卤化氢

氯化氢是无色、有刺激性气味的气体，密度比空气略大，极易溶于水。常温下，1 体积水能溶解近 500 体积的氯化氢，其水溶液称为氢氯酸，俗称盐酸。人体胃液中含少量盐酸，是消化食物必需的。纯净的盐酸是无色、有刺激性气味的液体，为重要的强酸之一，具有酸的一般通性，能与金属、碱性氧化物、碱等作用生成盐。

其他卤素原子氟、溴、碘都能像氯一样与氢气直接化合生成卤化氢。按氟、氯、溴、碘的顺序反应能力减弱，生成的氢化物的稳定性也逐渐减弱。

2．常见的金属卤化物

大多数金属都能与卤族元素反应生成金属卤化物。金属卤化物多数都是白色晶体，熔点和沸点都比较高，易溶于水。常见金属卤化物的物理性质及其在医学上的用途见表 2-11。

表 2-11　常见金属卤化物的物理性质及其在医学上的用途

名　称	主要物理性质	在医学上的用途
氯化钠（NaCl）	纯净氯化钠是无色晶体，易溶于水	用于配制生理盐水，供补液和伤口洗涤等
氯化钾（KCl）	无色晶体，易溶于水	用于治疗低钾血症
氯化钙（$CaCl_2$）	含结晶水的无色晶体，易溶于水	用于补钙冲剂，也可用于抗过敏治疗
溴化钠（NaBr）	无色晶体，易溶于水，易潮解	镇静剂，常与溴化钾、溴化铵共同制成三溴合剂
碘化钾（KI）	无色晶体，易溶于水	配制碘酒，也可用于单纯性甲状腺肿的治疗

3．卤离子的检验

利用卤化物与 $AgNO_3$ 溶液反应生成的卤化银颜色不同，可进行卤离子的鉴定。卤离子的检验方法见表 2-12。

表 2-12　卤离子的检验方法

离子	检验试剂	反应方程式及实验现象
Cl^-	$AgNO_3$ 溶液、稀硝酸	$NaCl + AgNO_3 = NaNO_3 + AgCl\downarrow$（白色沉淀）
Br^-		$NaBr + AgNO_3 = NaNO_3 + AgBr\downarrow$（淡黄色沉淀）
I^-		$NaI + AgNO_3 = NaNO_3 + AgI\downarrow$（黄色沉淀）

知识链接

含碘消毒剂

碘是最古老的消毒剂之一，自 1811 年法国药剂师库尔图瓦利首次发现单质碘以来，先后出现多种以碘为杀菌成分的消毒剂。含碘消毒剂包括含碘及以碘为主要杀菌成分制成的各种消毒制剂。

碘酊工艺简单，易于制作，早期碘类消毒剂以碘酊为主，由于其刺激性与腐蚀性强，已逐渐被替代。而碘伏则是近代研究出的新的含碘消毒剂，碘伏以其良好的杀菌效果、易溶于水而不用脱碘、性能稳定、有效浓度低、不刺激皮肤和黏膜等优良性能，在很大程度上取代了碘酊等游离碘消毒剂，广泛用于医学领域消毒。

1. 含碘消毒剂的种类

碘类消毒剂作为一款中效消毒剂，具有杀菌广谱，消毒效果好等优点。常用的有碘酊和碘伏两种。

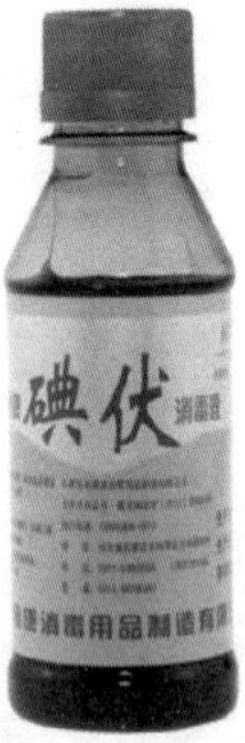

图 2-14　碘　伏

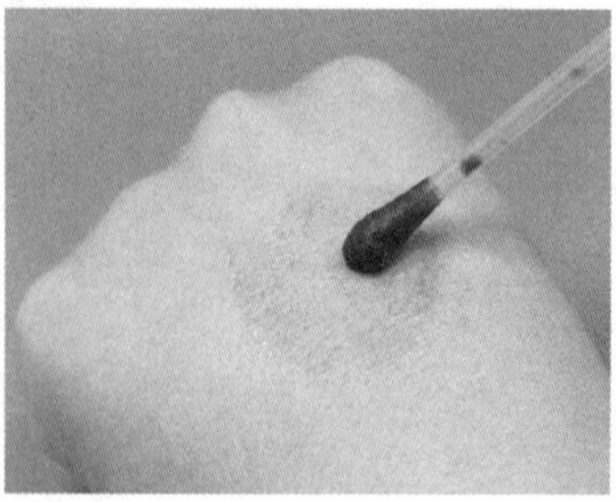

图 2-15　碘伏消毒

2. 含碘消毒剂使用范围

（1）碘酊

2% 碘酊用于注射部位、手术、创面周围等的皮肤消毒。

（2）碘伏（图 2-14）

用于手及皮肤消毒，外科术前手消毒，注射和穿刺部位皮肤、手术切口部位皮肤以及新生儿脐带消毒，口腔、阴道黏膜及创面消毒。

3. 含碘消毒剂使用方法

（1）碘酊

用无菌棉拭子或无菌纱布蘸取本品，在消毒部位皮肤进行擦拭子 2 遍以上，再用棉拭子或无菌纱布蘸取 75% 医用乙醇擦拭子脱碘即可。使用浓度为有效碘 18 ~ 22 g/L，作用时间为 1 ~ 3 min。

（2）碘伏

① 外科术前手消毒：在常规刷手的基础上，用无菌纱布蘸取使用浓度的碘伏擦拭，从手指尖擦至前臂部位和上臂下 1/3 部位皮肤；直接用无菌刷蘸取使用浓度的碘伏从手指尖刷至前臂和上臂下 1/3 部位皮肤，然后擦干即可。使用浓度均为有效碘 2 ~ 10 g/L，作用 3 ~ 5 min。

② 注射和穿刺部位皮肤、手术切口部位皮肤以及新生儿脐带消毒：可用无菌棉拭子蘸取使用浓度碘伏在消毒部位擦拭 2 ~ 3 遍。使用浓度均为有效碘 2 ~ 10 g/L，作用 1 ~ 3 min（图 2-15）。

③ 黏膜冲洗消毒：可用含有效碘 250 ~ 500 mg/L 的碘伏稀释液直接对消毒部位冲洗或擦洗。

4. 含碘消毒剂注意事项

（1）碘酊

① 刺激性强，不能用于黏膜消毒。

② 金属有腐蚀性，不能浸泡金属器械。

③ 碘过敏者禁用。

④ 保存需加盖。

（2）碘伏

① 碘伏稀释后稳定性差，宜现配现用。

② 避光密闭保存，置阴凉处。

③ 对二价金属有腐蚀性，不宜用于相应金属制品。

三、常见的金属元素

钾、钠是海洋中的常量元素，在生物体中也发挥着重要作用；其余元素则属于稀有金属元素，在地壳中观察到的含量十分稀少。

（一）钠

钠元素位于元素周期表第三周期，第ⅠA 族，其单质质地软，能与水反应生成氢气。在地壳中钠的含量为 2.83%，居第六位，主要以钠盐的形式存在，如食盐（氯化钠）、智利硝石（硝酸钠）和纯碱（碳酸钠）等。也是人体肌肉组织和神经组织中的主要成分之一。

钠原子的最外层只有 1 个电子，很容易失去，具有强还原性。因此，钠的化学性质非常活泼，能够与绝大部分非金属单质和大部分有机物反应。反应时化合价都是由 0 价形成 +1 价，做还原剂，通常以离子键形式结合。

1．与氧气反应

在常温时，金属钠与空气中的氧气发生反应生成灰白色的氧化钠。

$$4Na + O_2 = 2Na_2O$$

在点燃时，与空气中的氧气发生剧烈反应生成淡黄色的过氧化钠。

$$2Na + O_2 \xlongequal{点燃} Na_2O_2$$

钠在空气中点燃时，迅速熔化为一个闪亮的小球，发出黄色火焰，生成过氧化钠。过氧化钠比氧化钠稳定，是钠的氧化物中最稳定的。氧化钠和氧气加热时化合成为过氧化钠，化学方程式为

$$2Na_2O + O_2 = 2Na_2O_2$$

2．与非金属反应

$2Na + Cl_2 = 2NaCl$（放出大量热，生成大量白烟）

$2Na + Br_2 = 2NaBr$（溴化钠，可以用作镇静剂）

$2Na + S = Na_2S$（硫化钠，钠与硫研磨会发生爆炸）

3．与水反应

$$2Na + H_2O = 2NaOH + H_2\uparrow$$

钠跟水剧烈反应产生气体，溶液显碱性，产生氢气能燃烧甚至爆炸，所以钠失火绝不能用水或泡沫灭火器扑救，必须用干燥沙土来灭火。通常金属钠保存在干燥的中性液体石蜡或煤油中。

4．与金属卤化物反应

钠具有很强的还原性，可以从一些熔融的金属卤化物中把金属置换出来。但由于钠极易与水反应，所以不能用钠把金属活性居于钠之后的金属从其盐的水溶液中置换出来，而是先和水反应生成氢氧化钠，再由氢氧化钠与盐反应。

（二）钾

钾可以调节细胞内的渗透压和体液平衡，参与细胞内糖类和蛋白质的代谢，有助于维持神经健康和正常心跳规律，可以预防中风并协助肌肉正常收缩。在摄入高钠而导致高血压时，钾具有降血压的作用。

人体缺钾可引起心跳不规律、心电图异常、肌肉衰弱和烦躁，最后导致心跳停止。一般而言，身体健康的人会自动将多余的钾排出体外。

中国营养学会提出的每日膳食中钾的“安全和适宜的摄入量”如下：初生婴儿至 6 个月为 350 ~ 925 mg，1 岁以内为 425 ~ 1 275 mg，1 ~ 4 岁儿童为 550 ~ 1 650 mg，4 ~ 7 岁儿童为 775 ~ 2 325 mg，7 ~ 11 岁儿童为 1 000 ~ 3 000 mg，11 岁以上青少年为 1 525 ~ 4 575 mg，成年男女为 1 875 ~ 5 625 mg。这个参考指标与美国国家科学研究委员会的食品与营养委员会估计的安全和适宜的膳食钾日摄取量相当。

重点提示

1. 常见的非金属元素（表 2-13）

表 2-13 常见的非金属元素总结

构成		总结
卤素	氟（F）、氯（Cl）、溴（Br）、碘（I）、砹（At）	氯气的物理性质 漂白粉的原理和使用 卤素的物理、化学性质 卤素离子的检验反应

2. 常见的金属元素（表 2-14）

表 2-14 常见的金属元素总结

构成		总结
常见金属	钠（Na）、钾（K）	钠和钾的物理、化学性质 钠、钾元素及其化合物与人体健康的关系

边学边练

一、选择题

1. 在下列物质中，同时含有氯分子、氯离子、次氯酸的是（　　）。

A. 氯酸钾　　B. 液氯　　C. 氯水　　D. 次氯酸钾

2. 保存固体氢氧化钠，应该选择（　　）容器。

A. 玻璃　　B. 塑料　　C. 铁制　　D. 铝制

3. 氯气在常温下的状态是（　　）。

A. 无色无味的气体　　B. 淡黄色有臭鸡蛋气味的气体

C. 红棕色气体　　D. 黄绿色有刺激性的有毒气体

4. 碘缺乏病是目前已知的导致人智力障碍的主要原因。为解决这一问题，我国已经开始实施“智力工程”，最经济可行的措施是（　　）。

A. 大量食用海带　　B. 食用加碘盐

C. 面包加碘盐　　D. 注射含碘药剂

5. 若将金属钠充分燃烧后的产物暴露在空气中，得到的白色固体是（　　）。

A. NaO　　B. Na_2O_2　　C. NaOH　　D. Na_2CO_3

二、填空题

1. 漂白粉的有效成分是 ____________，漂白粉在潮湿的空气中容易失效的原因是______________。

2. 卤素位于周期表______族，包括_____、_____、_____、______、_____五种元素。

3. 生理盐水是______的_______溶液。

课题四 人体内常见的物质

学习目标

1. 说出人体内常见的营养物质。
2. 说出人体内常见营养物质的作用。
3. 说出人体内常见营养物质的食物来源。

病史摘要：

杨某，女，10个月，主诉：体重不增2个多月。

患者近3个月来反复腹泻，大便呈稀水样或蛋花样，每日10余次，病初有呕吐，治疗后好转，食欲尚可，进食即泻，小便多，明显消瘦，无抽搐。近2个月主要以米粉喂养，第一胎、第一产，足月顺产，出生体重3.5 kg，母乳喂养至4个月，添加牛奶及米粉。

经检查确诊为：蛋白质-能量营养不良。人体内的营养物质在儿童生长发育过程中起到很大的作用，如果缺乏，身体的各项机能都会受到影响。家长要配合医生积极治疗，补充营养元素。营养元素怎样补充，同学们知道吗？

我们已经如道，生命是化学反应的产物，构成生命体的一切物质都来自大自然，但不同的生命体对大自然中的物质的需求是不同的，也就是说不同的生命体中含有很多不同的物质，而且同一种物质在不同的生命体中的含量也是不同的。既然人类也只不过是大自然经过数十亿年的演变产生的一种特有的物种，那么构成人体的物质也来自大自然。那么构成人体的常见物质是什么呢？

一、人体内常见的物质及其分类

人体内常见的物质有：水、蛋白质、脂类、糖类、无机盐（又称矿物质）以及维生素，见图2-16。它们在体内以化合物形式存在。这些化合物可分为无机化合物和有机化合物两类。无机化合物包括水和无机盐；有机化合物包括糖、蛋白质、脂类和维生素。构成人体的有机物的共同特点是都含有碳、氢、氧三种元素，蛋白质中还含有氮。组成人体的各种物质有一定的比例，一般来说水占人体的55%～67%；蛋白质占15%～18%；脂类占10%～15%；糖类占1%～

2%；无机盐占 3%～4%。这些物质既是人体主要组成成分，也是人体的营养素，在人体中起着非常重要的生理作用。

1. 蛋白质（伤口的自动缝合机）
2. 脂类（身体的能源库）
3. 糖类（热能的主要来源）
4. 维生素（防止疾病的重要物质）
5. 矿物质（无机盐，微量和常量元素）(营养的活跃分子)
6. 水（没有它 7 d 就会死）

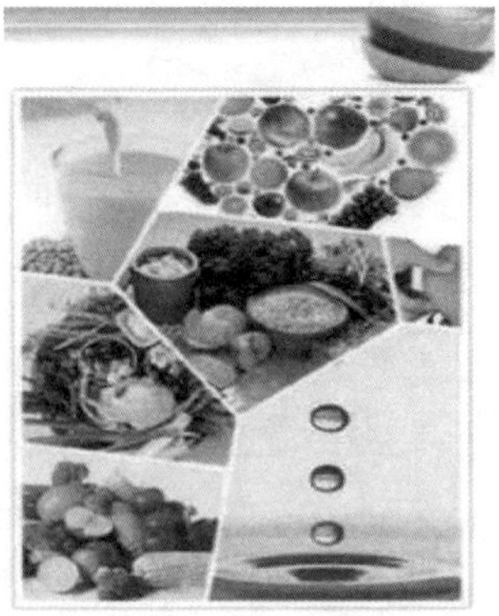

图 2-16　人体内的营养素

二、人体内常见物质的作用

（一）蛋白质

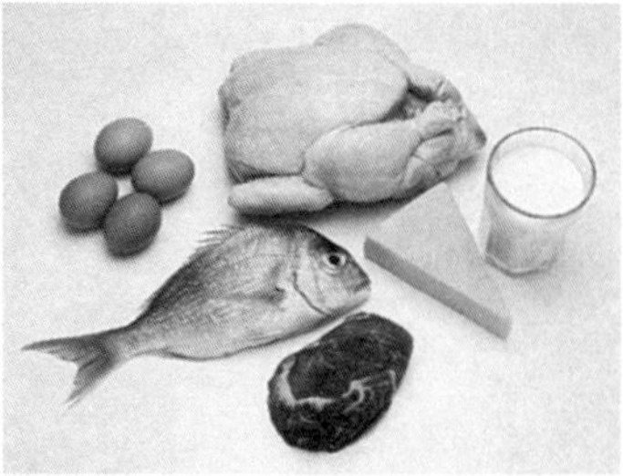

图 2-17　含蛋白质丰富的食物

人体的重要组成成分：血液、肌肉、神经、皮肤、毛发等都是由蛋白质构成的；蛋白质还参与组织的更新和修复；调节人体的生理活动，增强抵抗力；蛋白质还产能，为儿童生长发育提供能源。许多植物（如大豆、花生）的种子里也含丰富的蛋白质，如图 2-17 所示。

蛋白质是由多种氨基酸（如丙氨酸、甘氨酸等）构成的极为复杂的化合物，相对分子质量从几万到几百万。人体通过食物获得的蛋白质，在胃肠道里与水发生反应，生成氨基酸。 氨基酸通过肠壁进入血液循环，一部分氨基酸被氧化生成尿素、二氧化碳和水等排出体外，同时放出热量供人体活动的需要。每克蛋白质完全氧化约放出 18 kJ 的能量。另一部分氨基酸再重新组成人体所需要的各种蛋白质，维持人体的生长发育和组织更新。机体中的蛋白质具有多种功能，如血液中的血红蛋白在吸入氧气和呼出二氧化碳的过程中起着载体的作用。血红蛋白是由蛋白质和血红素构成的。在肺部，血红蛋白中血红素的 Fe^{2+} 与氧结合成氧合血红蛋白，随血液流到机体的各个组织器官，放出氧气，供体内氧化用。同时血红蛋白结合血液中的二氧化碳，携带到肺部呼出。人的呼吸作用就是这样反复进行的过程。

知识链接

氨基酸的结构通式：

R 基团不同，氨基酸的种类也不同

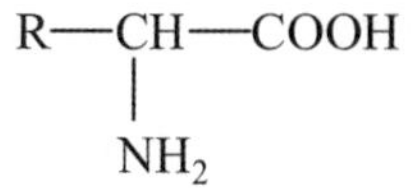

血红蛋白也能与一氧化碳结合，而且结合能力很强，是氧气的 200～300 倍。结合了一氧化碳的血红蛋白不能再与氧气结合，人就会缺氧窒息死亡。这就是煤气中毒的原因。香烟的烟气中含有几百

种有毒物质，其中就有一氧化碳。

知识链接

吸烟对人体的危害

从烟草的烟雾中可以分离出3000多种有毒物质，其中主要的是尼古丁（烟碱）、烟焦油、氢氰酸、一氧化碳、丙烯醛和一氧化氮等，重金属主要是砷、铅、镉等。

吸烟对人体的危害：长期吸烟会吸入大量的有害物质如尼古丁等，这些物质不会随着呼吸吐出反而会留在吸烟者的肺部，从而引发呼吸道疾病，使人体的免疫力下降，引起许多的并发展症状。因为香烟中的焦油含有刺激性物质，会让人的大脑产生兴奋感，导致吸烟者的睡眠质量下降；吸烟会导致男性精子活性降低，女性吸烟还易导致流产等症状。

总的来说，吸的不是烟而是生命，为了您和家人的健康请不要吸烟。

蛋白质是人体需要的重要营养物质，成人每日需要摄入60 ~ 70 g的蛋白质，而处于生长发育期间的青少年需要量更大，为80 ~ 90 g。

酶也是一类重要的蛋白质，是生物催化剂，能催化生物体内的反应。一种酶只能催化一种反应，而且是在体温和接近中性的条件下进行的。例如，人们消化、吸收食物就是靠酶的催化作用完成的。当在口中咀嚼米饭和馒头时会感到有甜味，这是因为唾液中含有淀粉酶，它能将食物中的部分淀粉催化水解为麦芽糖；余下的淀粉由小肠中的胰淀粉酶催化水解为麦芽糖；麦芽糖在肠液中麦芽糖酶的催化下，水解为人体可吸收的葡萄糖。

（二）糖　类

糖是组成人体的成分，是由C、H、O三种元素组成的化合物（又称碳水化合物）。它参与许多生命活动，是细胞膜及不少组织的组成部分；维持正常的神经功能；促进脂肪、蛋白质在体内的代谢作用。糖类也是人体需要的重要营养物质，食物（图2-18）在人体内消化、水解成葡萄糖，葡萄糖经过肠壁吸收进入血液成为血糖，输送到人体的各个组织器官，为人体组织提供营养；又在酶的作用下，转变为糖原贮藏在肝脏和肌肉中。在人体组织里，葡萄糖在酶的作用下经缓慢氧化转变成二氧化碳和水，同时放出能量，供机体

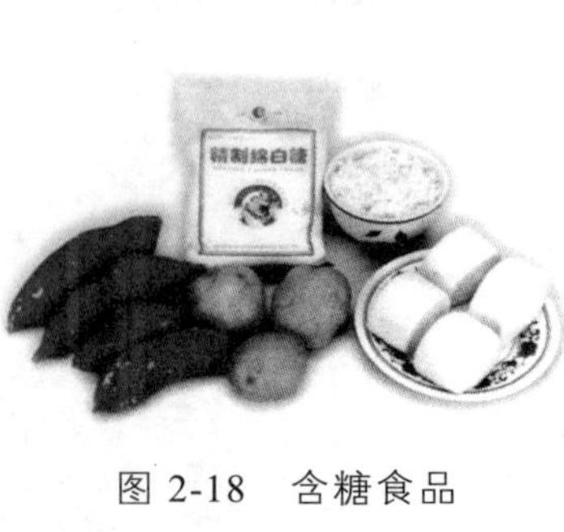

图2-18　含糖食品

活动和维持恒定体温的需要。所以糖类是人体最主要的能量来源，一般成人每日碳水化合物的需要量是 480 ~ 600 g。

（三）脂　类

脂类是组成人体组织细胞的一个重要成分。脂类是人体内能量供应的重要储备形式；油脂还有利于脂溶性维生素的吸收；维持人体正常的生理功能；体表脂肪可隔热保温，减少体热散失，支持、保护体内各种脏器以及关节等不受损伤。

脂类也是重要的营养物质。常见的脂类有花生油、豆油、菜籽油、牛油和奶油等。在常温下，植物油呈液态，称为油；动物油呈固态，称为脂肪，二者合称油脂。在正常情况下，每日摄入 50 ~ 60 g 油脂，它供给人体日需能量的 20% ~ 25%。脂肪的来源多是从牛奶、蛋黄、植物种子，如花生、大豆、芝麻、核桃等食品中摄取，如图 2-19 所示。

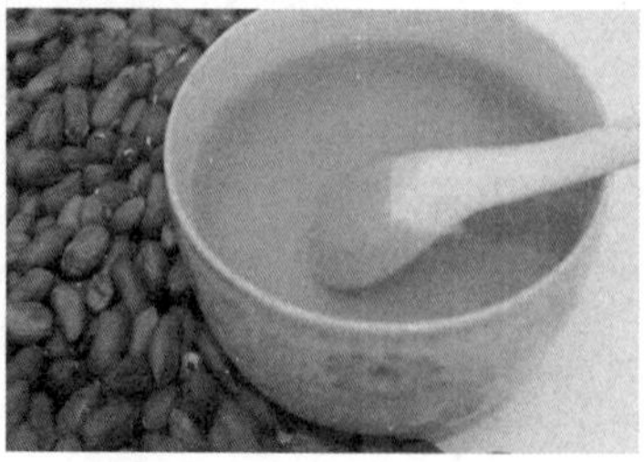

图 2-19　含脂类的食品

（四）维生素

它是人和动物为维持正常的生理功能而必须从食物中获得的一类有机物质。在生理作用上维生素既不是构成组织的原料，也不是供应能量的物质，但却是机体不可缺少的一类低分子有机化合物。它们可以起到调节新陈代谢、预防疾病、维持身体健康的作用。因此，没有维生素就没有人体的生命活动。维生素在人体内需要量很小，但缺乏某种维生素会使人患病（表 2-15），如缺乏维生素 A，会引起夜盲症；缺乏维生素 C，会引起坏血病。水果、蔬菜、植物种子、动物肝脏、肌肉、鱼类、鱼肝油、蛋类、牛奶和羊奶等均富含维生素（图 2-20）。

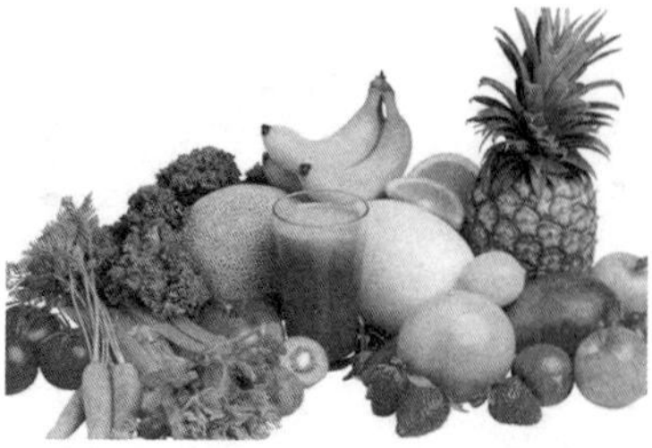

图 2-20　含维生素的食物

表 2-15　维生素缺乏症及来源

名称	主要生理功能	缺乏症	食物来源
维生素 A	促进人体正常视觉发育	夜盲症、干眼症等	动物肝脏、鱼肝油、胡萝卜
维生素 B_1	维持人体正常生理功能	神经炎、脚气病等	牛肉、动物肾脏等
维生素 B_2	参与体内生物氧化酶体系	口角炎、舌炎、唇炎等	酵母、蛋、绿叶蔬菜等
维生素 C	维持正常生理作用，增强抵抗力	坏血病、抵抗力下降等	黄瓜、西红柿、橘子等
维生素 D	促进钙、磷的吸收和骨骼发育	佝偻病、骨质疏松症等	动物肝脏、蛋等
维生素 E	抗氧化作用	习惯性流产	植物油、莴苣等
维生素 K	与凝血因子Ⅱ、Ⅶ、Ⅸ、Ⅹ有关	凝血时间延长	肝脏、菠菜等

（五）水

它在人体中的含量约占体重的 60%，是细胞的主要组成成分，分布于人体各组织、器官和体液中，并由皮肤及大小便排出体外，同时又不断地从体外摄取水分进行补充，从而使体内的水分得以维持平衡。如果把蛋白质称为生命的基础，那么水就是生命的摇篮。因为水是营养素的溶剂，是代谢产物的溶剂和体内所有反应的介质。营养素的消化和吸收，物质的交换，血液的循环，新组织的合成及废物、有毒物质的排泄都离不开水。此外，水还可滑润关节、肌肉、体腔，保持皮肤的柔软，调节人体的温度，保护人体的组织和器官。一般成年人每日需水量为 2 000 ~ 3 000 mL，可通过食物和饮料获得足够的水分。

（六）无机盐

无机盐又称为矿物质，是由无机元素所构成的，占人体体重的 4%。由于无机盐在人体内的含量不同，其构成元素可分为常量元素和微量元素。常量元素有钙、磷、硫、钾、钠、氯、镁七种，它们在体内的含量较多。微量元素有铁、钴、铜、锌、铬、锰、钼、氟、碘、硒等，在人体的含量较少。无机盐在人体具有多方面的功能。它构造人体组织，使骨骼坚硬并可支持身体；同时，又存在于细胞、血液、神经、肌肉等组织中，构成人体的柔软组织。无机盐溶于体液，可加强人体的各项生理机能活动。

如果注意饮食多样化，少吃动物脂肪，多吃糙米、玉米等粗粮，不要过多食用精制面粉，可使人体得以维持相对平衡状态（图 2-21）。

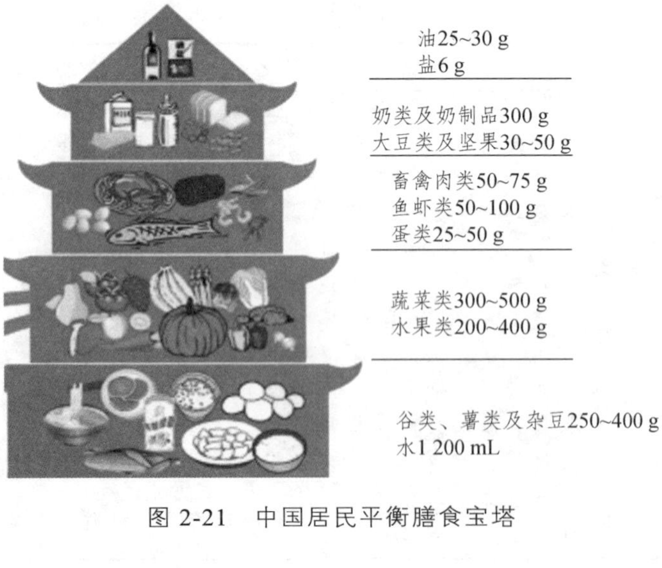

图 2-21　中国居民平衡膳食宝塔

知识链接

合理膳食

合理膳食是健康“四大基石”中的第一基石。

根据中国营养学会的建议，可以将合理膳食归纳为“两句话、十个字”，即“一二三四五，红黄绿白黑”。

一二三四五：

“一”指每天喝一袋牛奶（酸奶），内含 250 mg 钙。

“二”指每天摄入碳水化合物 250 ~ 350 g，相当于主食 300 ~ 400 g，可依具体情况酌情增减。

“三”指每天进食 3 份高蛋白食物。

每份指：瘦肉 50 g；或鸡蛋 1 个；或豆腐 100 g；或鸡鸭 100 g；或鱼虾 100 g。

“四”指四句话：

有粗有细（粗细粮搭配）；不甜不咸（每天盐摄入量）；

三四五顿（在总量控制下的进餐次数多）；七八分饱。

“五”指每天 500 g 蔬菜及水果，加上适量烹调油及调味品。

红黄绿白黑：

“红”指每天可饮红葡萄酒 50 ~ 100 mL。

“黄”指黄色蔬菜，如胡萝卜、红薯、南瓜、西红柿等。

“绿”指绿茶及深绿色的蔬菜。饮料以茶最好，茶以绿茶为佳。

“白”指燕麦粉或燕麦片。

“黑”指黑木耳。每天食黑木耳 5 ~ 15 g。

重点提示

表 2-16　人体内各种营养物质比例、摄入量、作用以及来源对比

物质	人体内比例/%	每天摄入量/g	对人体的作用	食物来源
蛋白质	15 ~ 18	80	为组织的更新、修复及生长发育提供原料	奶、蛋、鱼、肉等
糖	1 ~ 2	480 ~ 600	人体最主要的能量来源	蔗糖、大米、小麦、馒头、马铃薯
脂类	10 ~ 15	50 ~ 60	人体内主要的储能物质	花生、动（植）物油、肥肉、大豆
维生素			生命活动必不可少的物质	各种水果、蔬菜
水	55 ~ 67	2 000 ~ 3 000 mL	细胞的主要组成成分	饮用水、食物
无机盐	3 ~ 4		维持体内平衡	各种日常食物

边学边练

一、填空题

1. 构成人体的有机物质的共同点是都含有____、____、___三种元素。
2. 成人每日的需水量为_________。
3. 构成无机盐中含量较多的元素是____、____、_____、钾、钠、氯、镁。
4. 人体内的三大产热物质是_____、_______、_______。

二、选择题

1. 构成人体的主要物质是（　　）。

A. 水　　B. 蛋白质　　C. 糖类　　D. 脂肪

2. 实施“农村义务教育学生营养计划”后，某校为寄宿学生的早餐免费提供一个鸡蛋，鸡蛋主要为人体补充的营养素是（　　）。

A. 蛋白质　　B. 维生素　　C. 糖类　　D. 油脂

3. 体内缺乏哪种维生素可引起夜盲症（　　）。

A. 维生素 C　　B. 维生素 D　　C. 维生素 A　　D. 维生素 E

4. 下列做法中，正确的是（　　）。

A. 少吃盐　　B. 不吃蔬菜

C. 不吃早饭上学　　D. 不爱喝水，爱喝饮料

5. 下列饮食习惯中，不易患坏血病的是（　　）。

A. 生吃新鲜水果　　B. 熟吃新鲜水果

C. 高温烹调新鲜蔬菜　　D. 长期吃窖藏蔬菜

6. 被誉为“第七类营养素”的是（　　）。

A. 蛋白质　　B. 维生素　　C. 胡萝卜素　　D. 膳食纤维

第三单元　医护与溶液

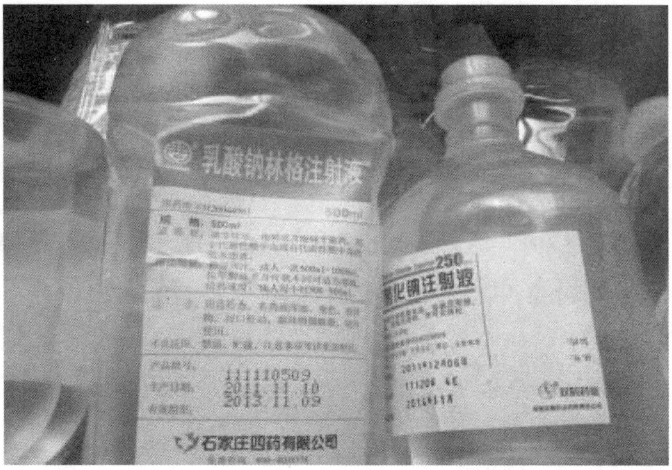

从溶液的概念来看，人体是一个个相互独立，又互相联系的溶液系统构成。这些系统之间存在密切的相互联系、物质交换、功能互补。人体内的血液、组织间液及各种腺体分泌液等体液都是溶液，机体的新陈代谢必须在溶液中进行。同时人体与外界之间的物质交换也大多是在液体环境中完成的。临床上许多药物常配成溶液后使用。通过医学研究发现：人体内溶液系统的正常运转，与身体健康密切相关。因此掌握溶液的有关知识对于后续课程的学习和医学研究是非常重要的。本专题介绍了医护工作中的重要体系——溶液的基础知识。

课题一　溶液的组成

学习目标

1. 说出分散系的概念及分类；
2. 说出溶液的组成。

引起热议的 PM 家族

2013 年以来，随着大气污染的增加，PM2.5 逐渐引起人们热议。与 PM2.5 同为 PM 家族的还有 PM10、PM1、PM0.5 及 PM0.1。PM 英文全称为 particulate matter（颗粒物），是评价某一地方空气质量的重要指标。

颗粒物中粒径在 1 μm 以下的微粒沉降速度慢，在大气中存留时间长，在大气动力作用下能够被吹送到很远的地方。所以颗粒物的污染往往波及很大区域，颗粒物造成大气能见度降低。粒径在 3.5 μm 以下的颗粒物，能被吸入人的支气管和肺泡中并沉积下来，引起或加重呼吸系统的疾病。长期接触空气中的污染颗粒会增加患心脏病、肺癌的风险。由于 PM10 可通过痰液等排出体外，也会被鼻腔内部的绒毛阻挡，所以对人体健康危害相对较小。

一、分散系

初中化学介绍了溶液、乳浊液及悬浊液的基本概念。无论是溶液还是乳浊液、悬浊液，都可称为分散系。分散系是指一种或几种物质以细小颗粒分散在另一种物质里所形成的体系。其中，被分散的物质称为分散质，容纳分散质粒子的物质称为分散剂。如生理盐水中，NaCl 是分散质，水是分散剂。生活中分散系随处可见，如各种饮品、人体体液、江河湖水等。

根据分散质粒子的大小，可将分散系分为 3 种类型（表 3-1）。

表 3-1　分散系的分类比较

分散系类型		分散质粒子	粒子直径/nm	特　征
分子或离子分散系（真溶液）		小分子或粒子	< 1	均匀、透明、稳定，能透过滤纸和半透膜
胶体分散系	胶体溶液（溶胶）	胶粒（多个粒子聚集体）	1 ~ 100	均匀、透明、稳定，能透过滤纸，不能透过半透膜
	高分子溶液	单个高分子	1 ~ 100	
粗分散系	乳浊液	液体小滴	> 100	不均匀、不透明、不稳定，不能透过滤纸和半透膜

（一）分子或离子分散系

分散质粒子直径小于 1 nm 的分散系称为分子或离子分散系。这类分散系中，分散质粒子是单个的分子或离子，分散质与分散剂之间没有界面。由于分子或离子非常小，能透过滤纸和半透膜，表现出均匀、透明、稳定的特性。

分子或离子分散系又叫作真溶液，也就是通常所说的溶液。在溶液中，分散质叫作溶质，分散剂叫作溶剂。如生理盐水、葡萄糖溶液以及在临床上使用的大多数药物制剂，都属于这类分散系。

（二）胶体分散系

分散相粒子直径在 1 ~ 100 nm 的分散系称为胶体分散系，简称为胶体溶液。在这类分散系中，分散质粒子是由高分子或许多小分子聚集而成的。分散剂粒子能透过滤纸，但不能透过半透膜。胶体分散系有一定的透明性和稳定性。如氢氧化铁溶胶、豆浆等都属于胶体分散系。

（三）粗分散系

分散质粒子直径大于 100 nm 的分散系称为粗分散系。在这类分散系中，分散质粒子与分散剂之间存在明显的界面。粗分散系不均匀，能阻止光线通过，浑浊而不透明，分散质容易聚沉，因而不稳定。

粗分散系又可根据分散质粒子在分散剂中的存在形式，分为两种类型。

1．悬浊液

不溶性的固体小颗粒分散在液体中形成，如泥浆水、外用药硫黄合剂等。

2．乳浊液

液体的微小珠滴分散在不相溶的另一种液体中形成，如牛奶、松节油搽剂等。

二、溶液的组成

如前所述，溶液是一种物质以分子或离子状态均匀分散在另一种物质中所得到的均匀、稳定、澄清的体系。把能溶解其他物质的物质称为溶剂，被溶解的物质称为溶质。

溶液由溶质和溶剂所组成。如生理盐水中水是溶剂，氯化钠是溶质；蔗糖溶液中的水是溶剂，蔗糖是溶质。

水是最常用的溶剂，通常不指明溶剂的溶液，一般是指水溶液。除水之外，乙醇、汽油、苯等也可作为溶剂，得到相应的乙醇溶液、汽油溶液或苯溶液，这些统称为非水溶液。

一般说来，当固体或气体溶于液体形成溶液时，固体或气体是溶质，液体是溶剂；当两种液体相互溶解而形成溶液（如乙酸乙酯和乙醇）时，量多的一种液体称为溶剂，量少的一种为溶质。

配制乙醇溶液时，不论浓度大小，习惯上都是以乙醇为溶质，水为溶剂。

另外，物质溶解时，常伴随有吸热或放热现象的发生以及体积的变化。在配制、稀释溶液时，一定要注意安全。体积的变化对于稀溶液一般可忽略不计。

贴近生活

雾霾治理措施

雾霾是危害人民身体健康的一个严重的因素，目前治理雾霾的方法有减少排放，植树造林，增强居民意识等，具体有：

（1）实施控煤、控车、控油、治污等污染防治措施，减少废物的排放，保持空气的清洁。

（2）植树造林。植树造林对于调节气候、涵养水源、减轻大气污染具有重要意义。因为树木有吸收二氧化碳、放出氧气的作用；而且能抵挡风沙；还可以美化环境。

（3）加强环境保护意识。要加强人民的环保意识，督促大家保护环境，减少废弃物的排放，在农村宣教，禁止焚烧秸秆等污染环境的行为。

（4）减少排放。鼓励发电和热能企业用清洁能源来进行生产。

（5）提高污染机动车气体排放标准。淘汰不符合排放标准的老旧机动车，在汽车燃油上更换更环保的汽油，加快国六标准的燃油进度；鼓励民众使用公共交通。

重点提示

1. 分散系是指一种或几种物质以细小颗粒分散在另一种物质里所形成的体系。分为分子或离子分散系、胶体分散系和粗分散系。

2. 溶液由溶质和溶剂组成。

边学边练

一、填空题

1. 一种或几种物质以细小颗粒分散在另一种物质里所形成的体系称为_______，______称为分散质，________称为分散剂。

2. 根据分散质粒子直径的大小，将分散系分为_______、________、_______3 种类型。

3. 溶液由______和______组成。

二、填　表

表 3-2　溶液的组成

溶液名称	溶　质	溶　剂
葡萄糖（$C_6H_{12}O_6$）溶液		
氯化钠（NaCl）溶液		
酒精（C_2H_5OH）溶液		
浓硫酸（H_2SO_4）溶液		
油　水		

课题二 溶液组成的表示方法

学习目标

1. 说出溶液浓度的表示方法。
2. 记住物质的量、摩尔质量的概念、单位及定义式。
3. 会进行有关物质的量、溶液浓度的计算。

小张到医院体检之后，拿到了一份血液生化检验报告，如图3-1，你能帮小张看看其中的各项指标吗？

标本种类：血清　　临床诊断：慢性胃炎
备　　注：

项目名称	结果	参考值	项目名称	结果	参考值
1 总胆红素	14.0	1.7～21.0 umol/L	17 甘油三酯	2.74 ↑	0.00～1.70 mmol/L
2 直接胆红素	5.0	0.0～6.8 umol/L	18 总胆固醇	3.79	0.00～5.20 mmol/L
3 前白蛋白	0.26	0.20～0.40 g/L	19 高密度胆固醇	0.99	0.91～1.66 mmol/L
4 总蛋白	74.6	60.0～82.0 g/L	20 低密度胆固醇	1.87	0.00～3.10 mmol/L
5 白蛋白	46.3	35.0～55.0 g/L	21 葡萄糖	6.29 ↑	3.90～6.10 mmol/L
6 谷丙转氨酶	52 ↑	0～41 U/L	22 钾	4.37	3.50～5.50 mmol/L
7 谷草转氨酶	22	0～37 U/L	23 钠	140.7	135.0～145.0 mmol/L
8 γ-谷氨酰转移酶	83 ↑	0～49 U/L	24 氯	105.1	96.0～107.0 mmol/L
9 碱性磷酸酶	84	52～128 U/L	25 钙	2.32	2.08～2.60 mmol/L
10 乳酸脱氢酶	122	109～245 U/L	26 镁	0.85	0.73～1.06 mmol/L
11 肌酸激酶	56	24～194 U/L	27 无机磷酸盐	1.30	0.80～1.50 mmol/L
12 胆碱脂酶	7393	4500～13000 U/L	28 总二氧化碳	27.6	22.0～29.0 mmol/L
13 总胆汁酸	3.3	0.0～10.0 mmol/L	29 C-反应蛋白	22.12 ↑	0.00～10.00 mg/L
14 尿素	5.34	1.79～7.14 mmol/L	30 A/G	1.6	1.2～2.4
15 肌酐	73.0	40.0～130.0 umol/L			
16 尿酸	431 ↑	119～417 umol/L			

图 3-1　××医院化验单

浓度是指单位体积（质量）溶液中所含溶质的量。生活中一般不需要准确知道溶液的浓度，但在化学和医药卫生行业，规范地表示并准确地计算溶液的浓度却是非常必要的。表示溶液组成的方法很多，初中化学只介绍了用质量分数表示溶液组成的方法。质量分数是溶质的质量 m_B 与溶液的质量 m 之比，用符号 w_B 表示。

$$w_B = \frac{m_B}{m}$$

如市售浓硫酸的质量分数为 0.96，可表示为 $w(H_2SO_4) = 0.96$

除了质量分数外，化学和医药卫生行业还常用体积分数、质量浓度和物质的量浓度等表示溶液的组成。

一、体积分数

体积分数是指在同温同压下溶质 B 的体积 V_B 与溶液总体积 V 之比。常用符号 φ_B 表示。其表达式为：

$$\varphi_B = \frac{V_B}{V}$$

计算体积分数时，式中 V_B 和 V 单位必须一致。常用的体积单位是 mL 或 L。体积分数无单位，可用小数或百分数表示。例如消毒酒精的体积分数为 $\varphi_B = 0.75$ 或 $\varphi_B = 75\%$。

例题 3-1 根据我国药典规定，200 mL 消毒酒精中含纯酒精 150 mL，计算这种消毒酒精的体积分数。

解： $V = 200\ \text{mL}$，$V_B = 150\ \text{mL}$

$$\varphi_B = \frac{V_B}{V} = \frac{150\ \text{mL}}{200\ \text{mL}} = 0.75$$

答：消毒酒精的体积分数为 0.75。

例题 3-2 配制体积分数为 0.30 的甘油溶液 200 mL，需要甘油多少毫升？

解： $\varphi_B = 0.30$，$V = 200\ \text{mL}$

依据 $\varphi_B = \frac{V_B}{V}$

$$V_B = V\varphi_B = 0.30 \times 200\ \text{mL} = 60\ \text{mL}$$

答：需要甘油 60 mL。

知识链接

在临床上，常用到血细胞比容(红细胞压积)的概念，它是指红细胞在全血中所占的体积分数，正常人的血细胞比容为 $\varphi_B = 0.37 \sim 0.50$。

课堂互动

计算：在温度为 311 K 时，人的动脉血中 100 mL 含氧气 19.6 mL，求此温度下，人的动脉血中含氧气的体积分数。

二、质量浓度

质量浓度是溶液配制时使用最方便、最常用的一种浓度表示方法。物质的质量浓度是指溶液中溶质 B 的质量 m_B 除以溶液的体积 V，常用符号 ρ_B 或 $\rho(B)$ 表示。其表达式为

$$\rho_B = \frac{m_B}{V}$$

质量浓度的 SI 单位为 kg/m^3，化学和医学上多用 g/L、mg/L、μg/L。例如生理盐水的质量浓度为 9 g/L，表示为 $\rho_{NaCl} = 9\ g/L$ 或 $\rho(NaCl) = 9\ g/L$。人体血清中免疫球蛋白 G（lgG）含量的正常范围为 7.60 ~ 16.6 g/L，免疫球蛋白 D（lgD）含量的正常范围为 30 ~ 50 mg/L。

例题 3-3 称取固体 NaCl 9 g，配制成 1 000 mL NaCl 溶液，该

NaCl 溶液的质量浓度为多少？

解： $m_{NaCl}=9\ g$，$V=1\ 000\ mL=1\ L$

$$\rho_{NaCl}=\frac{m_{NaCl}}{V}=\frac{9\ g}{1\ L}=9\ g/L$$

答：该 NaCl 溶液的质量浓度为 9 g/L。

课堂互动

计算：100 mL 正常人血浆中含血浆蛋白 7 g，问血浆蛋白在血浆中的质量浓度为多少？

例题 3-4 儿童验光散瞳时使用的阿托品溶液的质量浓度为 10 g/L，现要配制该阿托品溶液 200 mL，需要称量多少克固体阿托品？

解： $\rho(\text{阿托品})=10\ g/L$，$V=200\ mL=0.2\ L$

$$m(\text{阿托品})=\rho(\text{阿托品})V=10\ g/L\times0.2\ L=2\ g$$

答：配制 10 g/L 的阿托品溶液 200 mL，需要称量 2 g 固体阿托品。

知识链接

质量浓度 ρ_B 与密度 ρ 的区别

质量浓度 ρ_B 与密度 ρ 表示符号相同，但有着本质的区别，在实际工作中应特别注意。密度 ρ 是溶液的质量除以溶液的体积，单位多用 kg/L。例如市售浓 H_2SO_4 的质量浓度 $\rho(H_2SO_4)=1.77\ kg/L$，密度 $\rho=1.84\ kg/L$，分别表示每升该溶液中含纯 H_2SO_4 1.77 kg 和每升该溶液的质量为 1.84 kg，两者含义不同，不可混淆。

三、物质的量与物质的量的浓度

讨论一些化学或医学问题时，常用到一种浓度的表示方法——物质的量浓度。该浓度中溶质的量是用物质的量表示的。

（一）物质的量

知识链接

在定量研究物质及其变化时，需要一个将微观粒子数目和宏观物质的质量联系起来的物理量，这个物理量就是“物质的量”。

物质的量与长度、质量和时间等物理量一样，是国际单位制（SI）的 7 个基本物理量之一（表 3-3）。

表 3-3　国际单位制（SI）的 7 个基本单位

物理量	单位名称		单位符号
	中文	英文	
长度（l）	米	Mete	m
质量（m）	千克	Kilogram	kg
时间（t）	秒	Second	s
热力学温度（T）	开[尔文]	Kelvin	K
物质的量（n）	摩[尔]	Mole	mol
电流强度（I）	安[培]	Ampere	A
发光强度（I）	坎[德拉]	Candela	cd

物质的量是表示以一特定数目的基本单元粒子为集体的、与基本单元的粒子（如分子、原子、离子）数成正比的物理量。常用符号 n 来表示，如 $n(H)$、$n(H_2)$、$n(H^+)$、$n(NaCl)$。单位摩尔（简称摩），单位符号 mol。如 $n(H) = 1$ mol、$n(H^+) = 2$ mol、$n(NaCl) = 0.5$ mol。

国际规定，1 mol 物质所含的微粒数与 0.012 kg ^{12}C 的原子数目相等，该数目称为阿伏伽德罗常数，用符号 N_A 表示，该数值约为 6.02×10^{23}，即 $N_A = 6.02\times10^{23}$ /mol。

如：1 mol H 中含有 6.02×10^{23} 个 H 原子；

2 mol H^+ 中含有 1.204×10^{24} 个 H^+；

0.5 mol NaCl 中含有 3.01×10^{23} 个 NaCl 分子；

1.5 mol 葡萄糖中含有 9.03×10^{23} 个葡萄糖分子。

（二）摩尔质量

物质的量是联系微观粒子和宏观物质的桥梁，那如何通过物质的量求物质的质量呢？也就是说 1 mol 物质的质量是多少？规定单位物质的量（1 mol）的物质所具有的质量称为摩尔质量，摩尔质量的符号为 M，常用 M_B 或 $M(B)$表示，即

$$M(B) = \frac{m(B)}{n(B)}$$

通常，物质的量以摩尔为单位，质量以克为单位，因此摩尔质量的单位为 g/mol。

根据 0.012 kg ^{12}C 中含碳原子数目为 1 mol，可以得出 1 mol C 的质量为 12 g。1 mol 任何粒子（原子、分子、离子或粒子的特定组合）的质量以克为单位时，摩尔质量的数值都与该粒子的相对原子

质量或相对分子质量相等，即等于该粒子的化学式量（表 3-4）。

> **课堂互动**
>
> H^+、Na^+、Cl^-、OH^-、SO_4^{2-} 的摩尔质量分别是多少？

表 3-4 物质的相对分子（或原子）质量及其摩尔质量

物 质	相对分子（或原子）质量	摩尔质量/$g \cdot mol^{-1}$
^{12}C	12	12
O	16	16
H_2	2	2
H_2O	18	18
NaCl	58.5	58.5

物质的量 n、质量 m 和摩尔质量 M 三者之间存在下列关系：

$$n(\mathrm{B}) = \frac{m(\mathrm{B})}{M(\mathrm{B})}$$

> **课堂互动**
>
> 计算 22 g CO_2 的物质的量是多少。

此式表明，通过物质的量和摩尔质量，把肉眼看不见的粒子数与可称量的物质质量之间联系起来，给化学实验和研究带来了极大的方便。

例题 3-5 108 g 葡萄糖的物质的量是多少？

解： $M_{C_6H_{12}O_6} = 180\ g/mol$，$m_{C_6H_{12}O_6} = 108\ g$

$$n_{C_6H_{12}O_6} = \frac{m_{C_6H_{12}O_6}}{M_{C_6H_{12}O_6}} = \frac{108\ g}{180\ g/mol} = 0.6\ mol$$

答：108 g 葡萄糖的物质的量是 0.6 mol。

> **课堂互动**
>
> 计算 1.5 mol NaOH 的质量是多少。

例题 3-6 2 mol NaCl 的质量是多少？

解： $n_{NaCl} = 2\ mol$，$M_{NaCl} = 58.5\ g/mol$

$$m_{NaCl} = n_{NaCl} \cdot M_{NaCl} = 2\ mol \times 58.5\ g/mol = 117\ g$$

答：2 mol NaCl 的质量是 117 g。

（三）物质的量浓度

物质的量浓度是溶质 B 的物质的量除以溶液的体积。物质的量浓度用符号 c_B 或 $c(\mathrm{B})$ 表示。其表达式为：

$$c_B = \frac{n_B}{V}$$

物质的量浓度的单位为 mol/L 或 mmol/L，1 mol/L = 1 000 mmol/L。如正常人体血液中 Na^+ 的浓度为 135 ~ 145 mmol/L，人体空腹血糖浓度正常值范围应为 3.9 ~ 6.1 mmol/L。

例题 3-7 正常人每 100 mL 血浆中含 Na^+ 326 mg，求血浆中

Na^+的物质的量浓度。

解： $m_{Na^+}=326\ mg=0.326\ g$ ，$M_{Na^+}=23\ g/mol$ ，$V=100\ mL=0.1\ L$

$$m_{Na^+}=\frac{m_{Na^+}}{M_{Na^+}}=\frac{0.326\ g}{23\ g/mol}=0.014\ mol$$

$$c_{Na^+}=\frac{n_{Na^+}}{V}=\frac{0.014\ mol}{0.1\ L}=0.14\ mol/L$$

答：血浆中Na^+的物质的量浓度为 0.14 mol/L。

> **课堂互动**
>
> 计算：某 NaOH 溶液 500 mL 中含 0.5 mol NaOH，则溶液的物质的量的浓度为多少？

例题 3-8 临床上纠正酸中毒时，常用乳酸钠（$NaC_3H_5O_3$）注射液。其规格为每支 10 mL 注射液中含乳酸钠 1.12 g，试问该乳酸钠注射液的物质的量浓度是多少？

解： $m(NaC_3H_5O_3)=1.12\ g$ ，$M(NaC_3H_5O_3)=112\ g/mol$ ，$V=0.01\ L$

$$n(NaC_3H_5O_3)=\frac{m(NaC_3H_5O_3)}{M(NaC_3H_5O_3)}=\frac{1.12\ g}{112\ g/mol}=0.01\ mol$$

$$c(NaC_3H_5O_3)=\frac{0.01\ mol}{0.01\ L}=1\ mol/L$$

答：该乳酸钠注射液的物质的量浓度为 1 mol/L。

例题 3-9 临床用 $NaHCO_3$ 溶液，其物质的量浓度为 0.149 mol/L，问要配制 2 000 mL 该浓度的 $NaHCO_3$ 溶液，需要多少克 $NaHCO_3$？

解： $c_{NaHCO_3}=0.149\ mol/L$ ，$M_{NaHCO_3}=84\ g/mol$ ，$V=2\ 000\ mL=2\ L$

根据公式 $c_B=\frac{n_B}{V}$ 得：

$$n_{NaHCO_3}=c_{NaHCO_3}V=0.149\ mol/L\times 2\ L=0.298\ mol$$

$$n_B=\frac{m_B}{M_B}$$

$$m_{NaHCO_3}=n_{NaHCO_3}\cdot M_{NaHCO_3}$$

$$=0.298\ mol\times 84\ g/mol=25\ g$$

> **课堂互动**
>
> 计算：1 000 mL 2 mol/L 的 NaOH 溶液中，含 NaOH 多少克？

答：配制浓度为 0.149 mol/L 的 $NaHCO_3$ 溶液 2 000 mL 需用 25 g $NaHCO_3$。

例题 3-10 用 180 g 葡萄糖（$C_6H_{12}O_6$），能配制物质的量浓度为 0.28 mol/L 的静脉注射液多少升？

解： $c_{C_6H_{12}O_6}=0.28\ mol/L$ ，$m_{C_6H_{12}O_6}=180\ g$ ，$M_{C_6H_{12}O_6}=180\ g/mol$

由 $c_B = \dfrac{m_B}{M_B \cdot V}$ 得 $V = \dfrac{m_B}{c_B M_B}$

$$V = \frac{180\ \text{g}}{0.28\ \text{mol/L} \times 180\ \text{g/mol}} = 3.6\ \text{L} = 3\ 600\ \text{mL}$$

答：用 180 g 葡萄糖（$C_6H_{12}O_6$），能配制物质的量浓度为 0.28 mol/L 的静脉注射液 3 600 mL。

重点提示

1. 物质的量与摩尔质量（表 3-5）

表 3-5　物质的量与摩尔质量对比

知识点	知识内容
物质的量	用来表示以一特定数目的基本单元粒子为集体的、与基本单元的粒子数成正比的物理量
摩　尔	摩尔是物质的量的单位，简称“摩”，符号为 mol
阿伏伽德罗常数	0.012 kg ^{12}C 所含的原子数目，用符号 N_A 表示，N_A=6.02×10^{23}/mol
摩尔质量	1 mol 物质的质量，用符号 M 表示，单位是 g/mol。任何物质的摩尔质量，如果以 g/mol 为单位，数值上就等于该种物质的相对分子（原子）质量。$n = \dfrac{m}{M}$ 或 $m = n \cdot M$

2. 常用溶液浓度的表示方法（表 3-6）

表 3-6　常用溶液浓度的表示方法

类　型	定　义	符　号	公　式	单　位
物质的量浓度	溶质 B 的物质的量除以溶液的体积	c_B	$c_B = \dfrac{n_B}{V}$	mol/L
质量浓度	溶质 B 的质量除以溶液的体积	ρ_B	$\rho_B = \dfrac{m_B}{V}$	g/L
质量分数	溶质 B 的质量与溶液质量之比	w_B	$w_B = \dfrac{m_B}{m}$	
体积分数	同温同压下溶质 B 的体积 V_B 与溶液总体积 V 之比	φ_B	$\varphi_B = \dfrac{V_B}{V}$	

边学边练

一、填空题

1. 指出下列单位的物理量名称：

A. g/L______________　　　　B. g/mol______________

C. mol______________　　　　　　　　D. mol/L______________

2. 1 mol H_2 的质量是____g，0.1 g O_2 的物质的量是___mol。

3. 下列溶液 500 mL 中：

含酒精 125 mL，该溶液的体积分数 $\varphi(C_2H_5OH)$ = __________；含 H_2SO_4 9.8 g，该溶液的物质的量浓度 $c(H_2SO_4)$ = ________mol/L；含 NaCl 145 g，该溶液的质量浓度 ρ (NaCl) = ______g/L。

二、选择题

1. 符号 M_B 表示的物理量是（　　）。

A. 质量浓度　　B. 物质的量　　C. 物质质量　　D. 摩尔质量

2. 符号 n_B 表示的物理量是（　　）。

A. 质量浓度　　B. 物质的量浓度

C. 物质的量　　D. 体积分数

3. 1 L NaOH 溶液中含有 20 g NaOH，该溶液物质的量浓度为（　　）。

A. 0.5 mol/L　　B. 0.05 mol/L

C. 0.4 mol/L　　D. 0.01 mol/L

4. 下列物质摩尔质量为 44 g/mol 的是（　　）。

A. O_2　　B. CO_2　　C. NaOH　　D. Ca^{2+}

5. 下列说法中，正确的是（　　）。

A. 1 mol O 的质量是 32 g/mol　　B. OH^- 的摩尔质量是 17 g

C. 1 mol H_2O 的质量是 18 g/mol　　D. CO_2 的摩尔质量是 44 g/mol

6. 物质的量是表示（　　）。

A. 物质数量的量　　B. 物质质量的量

C. 物质粒子数目的量　　D. 物质单位的量

三、计算题

1. 硫喷妥钠是静脉全麻药。用 0.5 g 固体硫喷妥钠配制质量浓度为 15 g/L 的溶液，配成的溶液体积是多少毫升？

2. 测得 100 mL 正常人血清中含有 10.0 mg Ca^{2+}，计算正常人血清 Ca^{2+} 的物质的量浓度是多少（单位：mmol/L）。

3. 1 L $NaHCO_3$ 注射液中含 50 g $NaHCO_3$，分别计算该注射液的质量浓度和物质的量浓度。

课题三　溶液浓度的换算和溶液的配制

学习目标

1. 记住有关溶液浓度配制、稀释的步骤。
2. 会有关溶液浓度的换算。
3. 会临床实践中各种注射用药的配制。

某日，某实习生根据医嘱（5% GS 500 mL + V 佳林 2 支 + 胰岛素 4 单位）执行加药操作时，由于未认真核算胰岛素剂量，误将胰岛素 1 瓶（400 单位）当成 4 单位全部抽吸，正欲加入药瓶内，幸被带教老师及时发现并立即制止操作，从而避免了一宗严重护理差错的发生。同学们，你知道如何配药吗？

一、溶液浓度的换算

由于配制溶液时使用质量浓度比较方便，进行化学反应时使用物质的量浓度比较方便，所以经常遇到浓度的换算问题。浓度的换算只是单位之间的换算，表示方法的换算，而溶质和溶液的量均没有改变。这里仅介绍常见的两种浓度之间的换算。

（一）物质的量浓度与质量浓度之间的换算

依据物质的量浓度和质量浓度的基本定义，推导得出质量浓度（ρ_B）与物质的量浓度（c_B）之间的换算关系式：

$$c_B = \frac{\rho_B}{M_B} \quad 或 \quad \rho_B = c_B \cdot M_B$$

课堂互动

计算：50 g/L 碳酸氢钠（$NaHCO_3$）注射液的物质的量浓度是多少？

例题 3-11　计算 $\rho_B = 73.0\ g/L$ 盐酸的 c_B 是多少？

解： $M(HCl) = 36.5\ g/mol$，$\rho(HCl) = 73.0\ g/L$

$$c(HCl) = \frac{\rho}{M} = \frac{73.0\ g/L}{36.5\ g/mol} = 2.0\ mol/L$$

答：$\rho_B = 73.0\ g/L$ 盐酸的 c_B 是 2.0 mol/L。

例题 3-12　计算 2 mol/L NaOH 溶液的质量浓度是多少。

解：$M(\text{NaOH}) = 40\ \text{g/mol}$，$c(\text{NaOH}) = 2\ \text{mol/L}$

$$\rho(\text{NaOH}) = c_B \cdot M = 2\ \text{mol/L} \times 40\ \text{g/mol} = 80\ \text{g/L}$$

答：2 mol/L NaOH 溶液的质量浓度是 80 g/L。

（二）物质的量浓度与质量分数之间的换算

质量分数是用质量表示溶液的量，而物质的量浓度是以体积表示溶液的量。因此，在进行物质的量浓度与质量分数之间的换算时，还需要知道溶液的密度，因为密度可以给出溶液的质量和体积的关系。根据它们的基本定义，可以推导得出它们之间的换算关系式为：

$$c_B = \frac{w_B \rho}{M_B} \quad \text{或} \quad w_B = \frac{c_B M_B}{\rho}$$

例题 3-13　已知浓氨水溶液的质量分数 $w_B = 0.28$，$\rho = 0.90\ \text{kg/L}$，求物质的量浓度是多少？

解：已知 $w(\text{NH}_3) = 0.98$，$\rho = 0.90\ \text{kg/L} = 900\ \text{g/L}$

$$M(\text{NH}_3) = 17\ \text{g/mol}$$

$$c(\text{NH}_3) = \frac{w(\text{NH}_3) \cdot \rho}{M(\text{NH}_3)} = \frac{0.28 \times 900\ \text{g/L}}{17\ \text{g/mol}} = 14.8\ \text{mol/L}$$

答：质量分数 $w_B = 0.28$，$\rho = 0.90\ \text{kg/L}$ 的浓氨水溶液，其物质的量浓度是 14.8 mol/L。

二、溶液的配制和稀释

在实际工作中用到的溶液经常需要自己完成配制工作。有时还需要使用一些浓度比较小的溶液。因此，溶液的配制和稀释是化学和医学工作者必须学会的基本操作。

（一）溶液的配制

一般情况下，溶液的配制是用托盘天平称量溶质的质量，用量杯或量筒量溶液的体积。若配制的溶液浓度需要十分精确，则需要用分析天平、移液管和容量瓶来进行溶液的配制。用溶质直接配制一定浓度的溶液时，一般需要以下 6 个步骤，若对溶液浓度不要求十分精确，可省略中间一两个步骤：

计算→称量（量取）→溶解（稀释）→定量转移→定容→储存备用

例题 3-14　如何配制 200 mL 质量浓度为 9 g/L 的 NaCl 溶液？

解：依据前面所讲配制步骤：

（1）计算：所需 NaCl 的质量为

$$m(\text{NaCl}) = 9\ \text{g/L} \times \frac{200}{1\ 000}\ \text{L} = 1.8\ \text{g}$$

（2）称量：用托盘天平称取 1.8 g NaCl。

（3）溶解：将称量好的 NaCl 置于小烧杯中，用少量蒸馏水搅拌至溶解。

（4）转移：将溶液转移到 200 mL 量筒中，再用少量蒸馏水洗涤小烧杯 2 ~ 3 次，洗涤液也一并转移至量筒中。

（5）定容：最后在量筒中再加蒸馏水至 200 mL 的刻度线以下 1 ~ 2 cm 处，改用胶头滴管滴加蒸馏水至溶液凹面的最低点与 200 mL 的刻度线相切，搅拌混匀。

（6）储存备用：如有必要应将配制好的溶液转移到洁净的试剂瓶中，贴好标签保存备用。

（二）溶液的稀释

在实际工作中，也可用浓溶液配制所需浓度的稀溶液。溶液的稀释是指在原溶液中加入溶剂，使原溶液的浓度降低。溶液稀释的特点是：稀释前后溶液的量虽然改变了，但溶质的量并没有改变。即

稀释前溶质的量 = 稀释后溶质的量

用关系式 $C_1 \cdot V_1 = C_2 \cdot V_2$ 来表示稀释公式。在使用稀释公式时，应注意：

（1）C_1、C_2 不一定是物质的量浓度，但形式必须一致；

（2）V_1、V_2 的单位必须相同。

> **知识链接**
>
> 稀释公式：$c_1V_1 = c_2V_2$
>
> $\rho_1V_1 = \rho_2V_2$
>
> $w_1m_1 = w_2m_2$
>
> $\varphi_1V_1 = \varphi_2V_2$

例题 3-15 怎样用 $\varphi_B = 0.95$ 的乙醇配制 500 mL $\varphi_B = 0.75$ 的乙醇？

解：由稀释公式 $C_1 \cdot V_1 = C_2 \cdot V_2$

$$0.95 \times V_1 = 0.75 \times 500\ \text{mL}$$

$$V_1 = \frac{0.75 \times 500\ \text{mL}}{0.95} = 395\ \text{mL}$$

配制方法：用 500 mL 的量筒量取 $\varphi_B = 0.95$ 的乙醇 395 mL，再加蒸馏水稀释至 500 mL，混合均匀即得。

例题 3-16 准确配制青霉素皮试液是防青霉素过敏反应发生的重要环节。一般要求每毫升皮试液含青霉素 200 ~ 500 u，用生理盐水作为溶剂和稀释液。现有 80 万 u 的青霉素，如何配制 500 u/mL 的青霉素皮试药液？

解：配制步骤：

（1）取 80 万 u 的青霉素一支，加生理盐水 4 mL，振荡溶解。该溶液中青霉素的含量为：

$$\frac{80\text{万u}}{4\ \text{mL}}=20\text{万u}/\text{mL}$$

（2）取上述液 0.1 mL，加生理盐水至 1 mL，摇匀。该溶液中青霉素的含量由稀释公式得

$$\frac{20\text{万u}/\text{mL}\times 0.1\ \text{mL}}{1\ \text{mL}}=2\text{万u}/\text{mL}$$

（3）取上述液 0.1 mL，加生理盐水至 1 mL，摇匀。该溶液中青霉素的含量由稀释公式得

$$\frac{2\text{万u}/\text{mL}\times 0.1\ \text{mL}}{1\ \text{mL}}=2\ 000\ \text{u}/\text{mL}$$

（4）取上述液 0.25 mL，加生理盐水至 1 mL，摇匀。该溶液中青霉素的含量由稀释公式得

$$\frac{2\ 000\ \text{u}/\text{mL}\times 0.25\ \text{mL}}{1\ \text{mL}}=500\ \text{u}/\text{mL}$$

500 u/mL 的青霉素溶液，就是所要求配制的青霉素皮试液。临床上青霉素皮试药液的配制方法见表 3-7。

表 3-7　青霉素皮试药液的配制方法

青霉素	加生理盐水/mL	含量/u · mL^{-1}	要求
80 万 u	4	20 万	溶解
取上述液 0.1 mL	0.9	2 万	摇匀
取上述液 0.1 mL	0.9	2000	摇匀
取上述液 0.25 mL	0.75	500	摇匀

贴近医药

破伤风抗毒素过敏试验法

破伤风抗毒素（TAT）是马的免疫血清，对人体是异种蛋白，具有抗原性，注射后容易出现过敏反应，因此用药前应先做过敏试验；曾用过破伤风抗毒素间隔超过 1 周者，如再使用，应重做过敏试验。

（1）标准试验液：每毫升含破伤风抗毒素 150 IU。

（2）试验方法：在前臂掌侧下段皮内注射 TAT 皮试液 0.1 mL（含破伤风抗毒素 15 IU），20 min 后观察结果，并正确记录。

（3）试验结果的判断及处理：① 阴性：局部无红肿，全身无反

应；② 阳性：局部皮丘红肿硬结，直径大于 1.5 cm，红晕超过 4 cm，有时出现伪足、痒感。全身过敏反应、血清病型反应同青霉素。

当试验结果不能确定时，应做对照试验；如试验结果为阴性，将余液 0.9 mL 做肌内注射；如试验结果为阳性，须用脱敏注射法。

（4）脱敏注射法：由于破伤风抗毒素的特异性，没有可替代的药物，故对试验结果为阳性的患者，在一定时间内，用少量抗原多次消耗体内的抗体，使之全部消耗掉，最终将全部药液注射后，患者不产生过敏反应。具体方法为：分 4 次，小剂量并逐渐增加，每隔 20 min 肌内注射 1 次，每次注射后均应密切观察，见表 3-8。

在脱敏过程中，如发现患者有全身反应，如面色苍白、气促、发绀、荨麻疹等或过敏性休克，应立即停止注射，并通知医生，迅速处理。如反应轻微，待反应消退后，酌情将每次注射的剂量减少，同时增加注射次数，以达到顺利注入全量的目的。

表 3-8　破伤风抗毒素脱敏注射法

次数	TAT/mL	加 0.9% 氯化钠溶液	注射法
1	0.1	0.9	肌内注射
2	0.2	0.8	肌内注射
3	0.3	0.7	肌内注射
4	余量	稀释至 1 mL	肌内注射

重点提示

1. 溶液浓度的换算

表 3-9　溶液浓度的换算

知识点	知识内容
物质的量浓度与质量浓度之间的换算	$c_B = \dfrac{\rho_B}{M_B}$　或　$\rho_B = c_B \cdot M_B$
物质的量浓度与质量分数之间的换算	$c_B = \dfrac{w_B \times \rho}{M_B}$　或　$w_B = \dfrac{c_B \times M_B}{\rho}$

2. 溶液的稀释和配制

表 3-10　溶液的稀释和配制

知识点	知识内容
溶液的稀释	特点：稀释前溶质的量 = 稀释后溶质的量 稀释公式为：$C_1 \cdot V_1 = C_2 \cdot V_2$
溶液的配制	一般可按下列步骤进行： 计算→称量（量取）→溶解（稀释）→定量转移→定容→储存备用

边学边练

一、填空题

1. 将 4 g NaOH 固体药品溶于水配成 500 mL 溶液，则该溶液的质量浓度为 _____，物质的量浓度为______。从中取出 10 mL 溶液，其中含有 NaOH_______g。将取出的溶液加水稀释到 100 mL，稀释后溶液的物质的量浓度是_______。

2. 0.15 mol/L 的 NaCl 溶液中 Na^+的物质的量浓度是_______，Cl^-的物质的量浓度是_______。

二、选择题

1. 把 0.5 mol NaOH 溶解配成 500 mL 溶液，其物质的量浓度为（　　）。

A. 1 mo/L　　B. 1 g/L　　C. 0.1 mol/L　　D. 0.1 g/L

2. 0.5 mol/L H_2SO_4 的质量浓度为（　　）g/L。

A. 98　　B. 49　　C. 4.9　　D. 9.8

3. 1 L $MgCl_2$ 溶液中含有 0.02 mol Cl^-，则该 $MgCl_2$ 溶液的物质的量浓度是（　　）。

A. 0.01 mol/L　　B. 0.02 mol/L

C. 0.1 mol/L　　D. 0.2 mol/L

4. 由固体物质配制一定浓度的溶液，哪个步骤是错误的（　　）。

A. 计算　　B. 量取　　C. 转移　　D. 定容

5. 配制 1/6 mol/L 乳酸钠溶液 100 mL，需 1 mol/L 乳酸钠（　　）。

A. 33.33 mL　　B. 16.67 mL

C. 60.00 mL　　D. 30.00 mL

三、计算题

1. 经测定某人血糖（血液中葡萄糖）的浓度为 100 mL 血液中含 80 mg 葡萄糖，已知葡萄糖的分子式是 $C_6H_{12}O_6$，求其血糖的物质的量浓度是多少。

2. 苯扎溴铵的俗名新洁尔灭，是临床上常用的外用消毒液。在使用时需将 50 g/L 的苯扎溴铵稀释为 1 g/L 的稀溶液。如何用 50 g/L 的苯扎溴铵配制 1 g/L 的稀溶液 100 mL？

课题四　溶液的渗透压

学习目标

1. 记住渗透现象、渗透浓度的概念及产生渗透现象的条件。
2. 会比较渗透压的大小，判断渗透方向。
3. 举例说出医学上常用的等渗、低渗、高渗溶液以及渗透压在医学上的意义。

血液透析

血液透析简称血透（图 3-2），是临床上一种较安全、易行、应用广泛的血液净化方法，是肾功能衰竭、尿毒症患者的重要疗法。血液透析疗法实际上是通过半透膜（即透析膜）将患者的血液和透析液隔开，利用膜两侧溶液存在的浓度差进行溶质交换，使患者血液中的小分子毒素，如尿素氨、肌酐等通过透析膜向透析液中扩散，而透析液中的碱基、钙离子等向血液中扩散。总之，通过血液透析的一系列过程，可将肾功能衰竭、尿毒症患者体内积蓄的毒素及潴留过多的水分排出体外，并同时补充需要的物质，以纠正电解质和酸碱平衡紊乱。

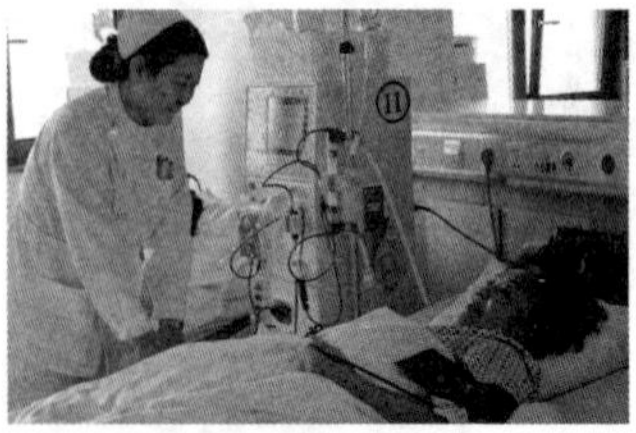

图 3-2　血液透析

临床治疗为患者大量输液时，为什么要使用 9 g/L 的生理盐水及 50 g/L 葡萄糖溶液？对肾功能衰竭、尿毒症患者进行血液透析的治疗原理是什么？要想解释诸如此类的问题，就要了解有关溶液渗透压的相关知识。

一、渗透现象与渗透压

将 1 滴红墨水滴进一杯清水中，不久杯中水就会变成红色，最后形成均匀的液体，这种现象称为扩散。扩散现象存在于任何溶液中。稀溶液中还存在一种特殊的“扩散”——渗透，可以看作在一定条件下的定向扩散。

用一种只让溶剂分子通过，而溶质分子不能通过的半透膜，把水和蔗糖溶液隔开，并保持膜两侧的液面持平，如图 3-3（a）所示，经过一段时间，部分水分子通过半透膜进入蔗糖溶液中，使蔗糖溶液的液面逐渐升高，如图 3-3（b）所示。当两侧水分子通过半透膜的数量相等时，两个液面的高度不再变化，达到一个动态平衡状态。这种溶剂分子通过半透膜进入溶液或从稀溶液进入浓溶液的现象，称为渗透现象。如果要阻止渗透现象的发生，就要在蔗糖溶液上方施加一定的压力，如图 3-3（c）所示，这种恰好能够阻止纯水中的水分子向蔗糖溶液渗透的压力就是该溶液的渗透压。

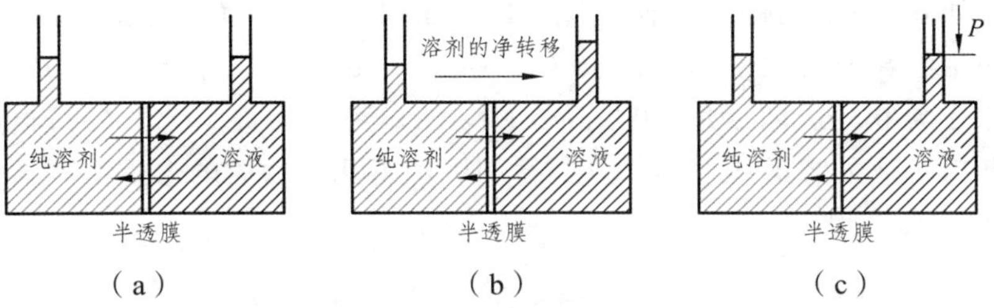

图 3-3　渗透现象和渗透压

课堂互动

在人类的生命活动中，你能举出几个有关渗透现象的实例？

通过上述实验可以得出，产生渗透现象必须具备两个条件：一是有半透膜存在；二是半透膜两侧溶质粒子的浓度不同。半透膜是一种薄膜，它只允许较小的溶剂分子通过，而溶质分子不能通过。生物体内的细胞膜、膀胱膜、肠衣等都是半透膜。

二、渗透压与渗透浓度的关系

实验证明，在一定温度下，溶液的渗透压与单位体积溶液中溶质粒子的数目成正比，而与溶质的性质无关。即无论是离子溶质（如 Na^+、K^+、Cl^-），还是小分子溶质（如葡萄糖）、大分子溶质（如蛋白质），只要单位体积溶液中溶质粒子数目相等，渗透压就相等。

溶液中能产生渗透现象的溶质粒子的总浓度，医学上称为渗透浓度（如血浆中各物质的渗透浓度如表 3-11 所示），可用 $c_{渗}$ 表示。渗透浓度常用单位 mmol/L。

溶液渗透浓度的大小实际上反映了渗透压的大小，溶液渗透压越大，其渗透浓度越大。

表 3-11　血浆中各物质的渗透浓度

物质	渗透浓度/$mmol \cdot L^{-1}$	物质	渗透浓度/$mmol \cdot L^{-1}$
Na^+	144	葡萄糖	5.6
Cl^-	107	蛋白质	1.2
K^+	5	氨基酸	2
Ca^{2+}	2.5	肌酸	0.2
Mg^{2+}	1.5	乳酸盐	1.2
HCO_3^-	27	尿素	4
HPO_4^{2-}	2	总渗透浓度	303.7
SO_4^{2-}	0.5		

知识拓展

常见的电解质：

HCl、H_2SO_4、NaOH、NaCl、$AlCl_3$ 等。

非电解质：

葡萄糖（$C_6H_{12}O_6$）、蔗糖（$C_{12}H_{22}O_{11}$）等。

对于非电解质溶液，由于溶质在水溶液中不发生电离，以分子形式存在。所以，在一定温度下，只要它们的物质的量浓度相同，渗透浓度也相同，故渗透压也必然相同。

对于电解质溶液，由于溶质在水溶液中全部电离，使溶液中的粒子数目成倍增加，溶液渗透浓度越大，溶液的渗透压就越大。

如 0.1 mol/L NaCl 溶液可电离出 0.1 mol/L Na^+ 和 0.1 mol/L Cl^-，则溶液中的粒子总浓度为 0.2 mol/L；而 0.1 mol/L 葡萄糖溶液中的粒子总浓度为 0.1 mol/L，所以 0.1 mol/ L NaCl 溶液的渗透压大于 0.1 mol/L 葡萄糖溶液的渗透压。表 3-12 举例展示了几种物质的渗透浓度与渗透压大小。

表 3-12　几种物质的渗透浓度与渗透压大小比较

物质名称	溶液浓度 /mol·L^{-1}	溶液中的离子（分子）总浓度 /mol·L^{-1}	渗透浓度 /mmol·L^{-1}
NaCl	0.1	0.1 + 0.1 = 0.2	200
$CaCl_2$	0.1	0.1 + 0.1 × 2 = 0.3	300
$AlCl_3$	0.1	0.1 + 0.1 × 3 = 0.4	400
$C_6H_{12}O_6$	0.2	0.2	200
$C_{12}H_{22}O_{11}$	0.1	0.1	100
渗透压大小	$AlCl_3 > CaCl_2 > NaCl = C_6H_{12}O_6 > C_{12}H_{22}O_{11}$		

三、低渗、等渗和高渗溶液

（一）低渗、等渗和高渗溶液

医学上以人体血浆的渗透浓度为标准确定等渗、高渗和低渗溶液。人体血浆渗透浓度的正常范围是 280 ~ 320 mmol/L。临床上规定渗透浓度在 280 ~ 320 mmol/L 内的溶液为等渗溶液，渗透浓度大于 320 mmol/L 的溶液为高渗溶液，渗透浓度小于 280 mmol/L 的溶液为低渗溶液。临床上常用的等渗溶液有：

生理盐水（0.154 mmol/L 或 9 g/L NaCl 溶液）；

0.278 mol/L（50 g/L）葡萄糖溶液；

0.149 mol/L（12.5 g/L）碳酸氢钠溶液；

1/6 mol/L（18.7 g/L）乳酸钠溶液。

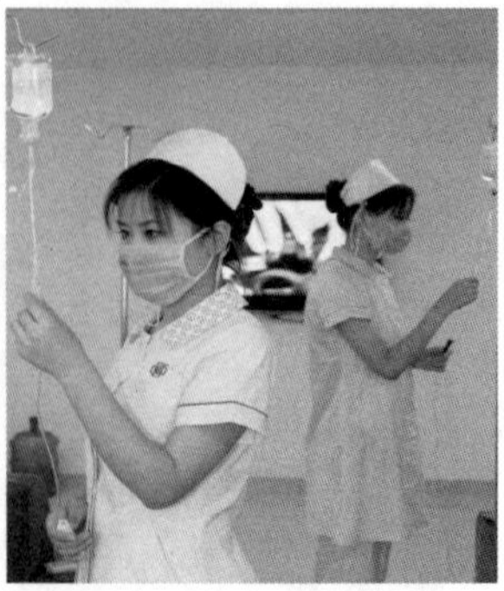

图 3-4　临床输液

临床治疗中，患者大剂量补液时，要特别注意补液的渗透浓度，否则会导致机体内水分调节失常及细胞的变形或破坏。所以给患者大量输液时，应输等渗溶液（图 3-4）。

如果将人体红细胞置于等渗溶液中，由于红细胞内、外溶液的渗透浓度相等，处于渗透平衡状态，所以红细胞保持正常的形态，见图 3-5（b）。如果将红细胞置于低渗溶液中，由于红细胞内溶液的渗透浓度高于细胞外溶液的渗透浓度，低渗溶液中的水分子就会透过细胞膜进入红细胞内，致使红细胞逐渐膨胀，直至破裂，见图3-5（a）。红细胞破裂释放出血红蛋白，这种现象医学上称为溶血。如果将红细胞置于高渗溶液中，由于红细胞内溶液的渗透浓度低于细胞外溶液的渗透浓度，红细胞内的水分子就会通过细胞膜进入细胞外溶液，致使红细胞逐渐皱缩，见图3-5（c），这种现象医学上称为胞浆分离。若此现象发生在血管内，将会产生“栓塞”。

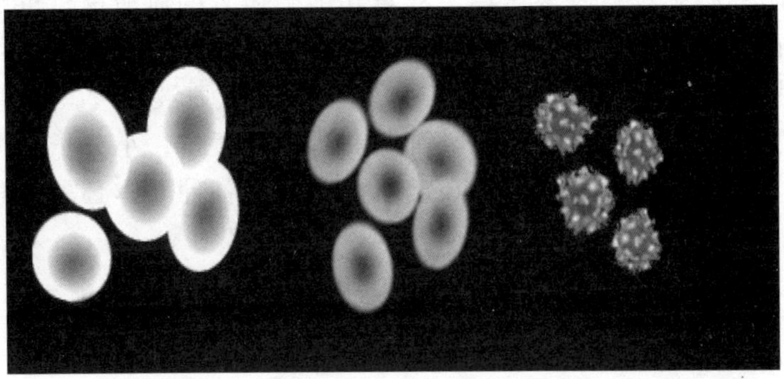

（a）低渗溶液　　（b）等渗溶液　　（c）高渗溶液

图3-5　红细胞在低渗、等渗、高渗溶液中的形态变化

临床治疗中，对特殊患者，有时也根据病情使用高渗溶液。如对急需增加血液中葡萄糖的患者，就使用高渗溶液。用高渗溶液做静脉注射时，用量不能太大，注射速度应缓慢，否则易形成局部高渗溶液，引起红细胞皱缩。当高渗溶液缓慢注入人体内时，可被大量体液稀释成等渗溶液。

临床上常用的高渗溶液有：

2.78 mol/L（500 g/L）葡萄糖溶液；

0.56 mol/L（100 g/L）葡萄糖溶液；

0.60 mol/L（50 g/L）碳酸氢钠溶液；

1.10 mol/L（200 g/L）甘露醇溶液；

0.278 mol/L 葡萄糖-氯化钠溶液（即生理盐水中含 0.278 mol/L 葡萄糖，其中生理盐水维持渗透压，葡萄糖则供给热量和水）。

（二）晶体渗透压和胶体渗透压

人体血液中既有无机盐离子（如 Na^+、Cl^-、Ca^{2+}、HCO_3^- 等）和小分子物质（如葡萄糖），也有大分子物质（如蛋白质）。医学上把由无机盐离子和小分子产生的渗透压称为晶体渗透压，占总渗透压的99.5%，主要维持细胞内、外水盐平衡；由大分子物质产生的渗透压称为胶体渗透压，主要维持血容量及血管内外水盐平衡，两种渗透压之和构成血浆渗透压。如果由于某种原因血浆蛋白含量减少，就会导致血浆胶体渗透压降低，血浆内的水就会透过血管壁进入组织间液，引起组织水肿。临床上对大面积烧伤或失血造成血容量降低的患者进行补液时，除生理盐水外，同时还要输入血浆或右旋糖酐等代血浆，以恢复胶体渗透压和增加血容量。

渗透现象在医学上的应用是多方面的。如在给患者换药时用与组织液等渗的生理盐水冲洗伤口，若用纯水或高渗溶液则会导致伤口疼痛；眼组织对渗透压变化比较敏感，为防止刺激或损伤眼组织，眼用制剂必须进行等渗压调节；肾功能障碍者的血液透析也是渗透作用在临床上的应用，由于肾功能障碍者的血液中有大量积蓄的代谢废物（如尿素、尿酸和肌酐等），需要按时做血液透析，排出废物。透析装置中的半透膜能阻止红细胞和蛋白质通过，小分子盐类、葡萄糖、代谢废物均可通过，在透析液中溶解各种人体必需的盐类和葡萄糖，血液经过一个外循环就可以得到净化。

知识链接

水中毒

在天气酷热或剧烈运动后，人体会大量出汗。大量汗液的排出，不仅使机体丢失了大量水分，同时也丢失了不少盐分。1 L 汗水中有近 3 g 盐。此时，如果只是大量饮水而没有补充适量的盐分，就会使细胞外液浓度降低，造成细胞外液的渗透压低于细胞内液的渗透压，从而引起细胞外液中的水分子向细胞内渗透，致使细胞膨胀而发生“水中毒”。

“水中毒”对人体损害比较严重。如脑组织是固定在坚硬的颅骨内，一旦脑细胞水肿，颅内压力就会增高，由此产生一系列的神经刺激症状，如头痛、呕吐、嗜睡、呼吸及心跳减慢，严重者还会发生昏迷、抽搐甚至危及生命。因此，人体大量出汗后，应当补充含有适量盐类的饮料，这样就可以维持体液渗透压的平衡。

重点提示

表 3-13　渗透压及渗透压在医学上的意义

知识点	知识内容
渗透现象	溶剂分子通过半透膜由纯溶剂进入溶液，或从稀溶液进入浓溶液的现象，称为渗透现象
产生渗透现象的条件	一是要有半透膜存在；二是半透膜两侧溶液存在浓度差

续表

知识点	知识内容
渗透浓度与渗透压	一定温度下，稀溶液的渗透压与溶液的物质的量浓度成正比，即与单位体积溶液中所含溶质粒子数成正比，与溶质的本性无关
低渗、高渗、等渗溶液	医学上规定渗透浓度在 280 ~ 320 mmol/L 或接近此范围的溶液称为等渗溶液，低于 280 mmol/L 的溶液称为低渗溶液，高于 320 mmol/L 的溶液称为高渗溶液 临床大量输液必须使用等渗溶液

边学边练

一、填空题

1. 产生渗透现象的条件是__________和___________。一定温度下，非电解质溶液的渗透压大小与_________成正比，与_________无关

2. 临床上给患者大量输液时应用_______________溶液。大量输入低渗溶液，会造成红细胞 ____________现象。大量输入高渗溶液，会造成红细胞 ____________现象。

3. 正常人体血浆渗透浓度范围是_______________。

二、选择题

1. 下列溶液中渗透压最大的是（　　）。

A. 0.1 mol/L NaCl　　B. 0.1 mol/L $CaCl_2$

C. 0.1 mol/L 葡萄糖　　D. 0.1 mol/L $AlCl_3$

2. 红细胞在下列溶液中形态保持正常的是（　　）。

A. 50 g/L NaCl　　B. 9 g/L $NaHCO_3$

C. 50 g/L 葡萄糖　　D. 0.8 mol/L 葡萄糖

3. 0.2 mol/L Na_2SO_4 溶液的渗透浓度是（　　）mmol/L。

A. 20　　B. 40

C. 600　　D. 60

4. 欲使被半透膜隔开的两种溶液处于渗透平衡，则必须（　　）。

A. 两溶液物质的量浓度相同　　B. 两溶液体积相同

C. 两溶液的质量浓度相同　　D. 两溶液渗透浓度相同

5. 在 37 °C 时，NaCl 溶液与葡萄糖溶液的渗透压相等，则两溶液的物质的量浓度的关系正确的是（　　）。

A. c(NaCl) = c(葡萄糖)　　B. c(NaCl) = 2c(葡萄糖)

C. 2c(NaCl) = c(葡萄糖)　　D. c(NaCl) = 3c(葡萄糖)

三、填表 3-14

表 3-14　晶体渗透压和胶体渗透压对比

性　质	分　类	
	晶体渗透压	胶体渗透压
产生物质		
对血浆的总渗透压力的影响		
生理作用		

实践二　溶液配制和溶液稀释

一、实践准备

1．器　材

托盘天平、烧杯、玻璃棒、量筒或量杯（10 mL 和 50 mL 各一个）、滴管、表面皿。

2．试　剂

氯化钠、氢氧化钠、浓硫酸、酒精（$\varphi_B = 0.95$）。

二、实践过程

1．配制 $\rho_B = 9\ g/L$ 氯化钠溶液 50 mL

（1）计算：配制 50 mL $\rho_B = 9\ g/L$ 氯化钠溶液所需氯化钠的质量。

（2）称量：在托盘天平上称出所需氯化钠的质量。

（3）溶解：将称得的氯化钠倒入烧杯中，加适量蒸馏水，搅拌，使其溶解。

（4）转移：将烧杯中的氯化钠溶液用玻璃棒引流转移至 50 mL 量筒内，用少量蒸馏水洗涤烧杯 2 ~ 3 次，洗涤液一并转移至量筒内。

（5）定容：继续往量筒中加蒸馏水至 50 mL 的刻度线以下 1 ~ 2 cm 处，改用胶头滴管滴加蒸馏水稀释至溶液凹面的最低点与 50 mL 的刻度线相切。

（6）混匀：用玻璃棒搅拌混匀，即得 50 mL $\rho_B = 9\ g/L$ 氯化钠溶液。将配好的溶液倒入指定的回收瓶中。

2．由市售 $\varphi_B = 0.95$ 酒精配制 $\varphi_B = 0.75$ 消毒酒精 50 mL

（1）计算：算出配制 50 mL $\varphi_B = 0.75$ 消毒酒精所需 $\varphi_B = 0.95$ 酒精的体积。

（2）移取：用量筒（或量杯）量取所需 $\varphi_B = 0.95$ 酒精的体积。

（3）定容：加蒸馏水至 50 mL 刻度线以下 1 ~ 2 cm 处，改用胶头滴管滴加蒸馏水稀释至溶液凹面的最低点与 50 mL 的刻度线相切，用玻璃棒搅拌混匀，即得所需 $\varphi_B = 0.75$ 的消毒酒精。

注意：配好的溶液应倒入指定的回收瓶中。

三、结果讨论

（1）固体溶质溶液的配制步骤有哪些？

（2）液体溶质溶液的配制步骤有哪些？

实践三　先锋霉素皮试液的配制

一、实践准备

1．器　材

5 mL、1 mL 注射针筒。

2．试　剂

先锋霉素、生理盐水。

二、实践过程

试将 0.5 g 的先锋霉素配制成质量浓度为 500 μg/mL 的先锋霉素皮试液。

（1）取 0.5 g 的先锋霉素一瓶，用 5 mL 注射针筒注入生理盐水 2 mL，振荡溶解。ρ(先锋霉素) = 250 mg/mL。

（2）用 1 mL 注射针筒抽取 0.2 mL 上述溶液，再抽取 0.8 mL 生理盐水，摇匀，总体积为 1 mL。ρ(先锋霉素) = 50 mg/mL。

（3）用 1 mL 注射针筒抽取 0.1 mL 上述溶液，再抽取 0.9 mL 生理盐水，摇匀，总体积为 1 mL。ρ(先锋霉素) = 5 mg/mL。

（4）用 1 mL 注射针筒抽取 0.1 mL 上述溶液，再抽取 0.9 mL 生理盐水，摇匀，总体积为 1 mL。ρ(先锋霉素) = 500 μg/mL。

三、结果讨论

在先锋霉素皮试液的配制过程中，有哪些注意事项？

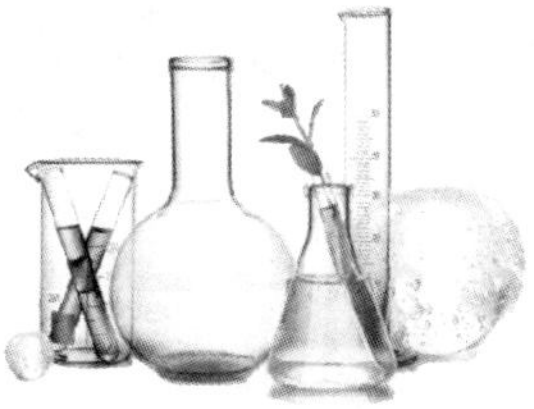

第四单元　人体和电解质

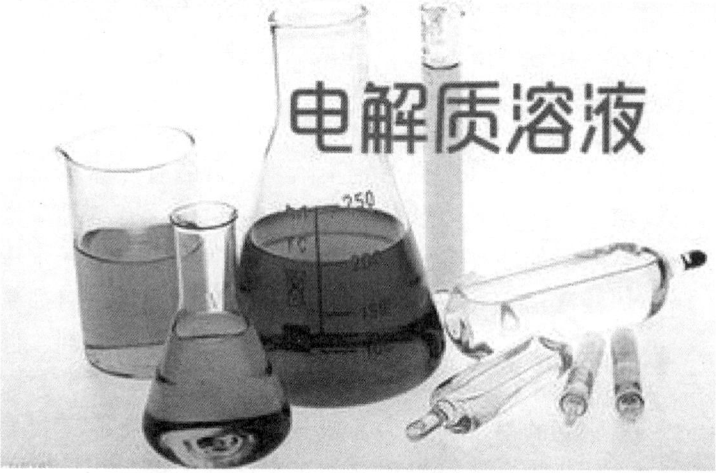

通过对上一单元“医护与溶液”的学习，我们知道了溶液的组成、溶液渗透压在医学中的重要意义；在本单元中，我们将继续认识电解质、溶液的酸碱性、缓冲溶液在维持正常生命活动中的重要作用。

课题一　酸、碱、盐

学习目标

1. 说出酸、碱、盐的概念、分类。
2. 举例说出常见的酸、碱、盐。
3. 能写出常见的酸、碱、盐的化学式。
4. 会判断强酸、弱酸、强碱、弱碱。

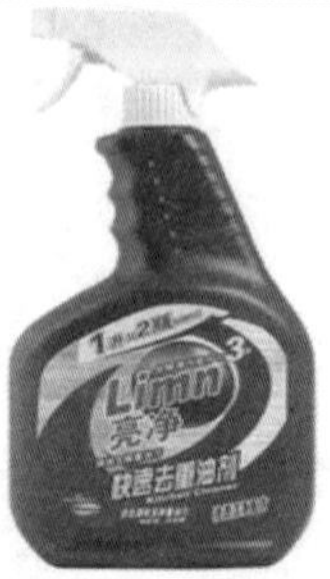

图 4-1　炉具清洁剂

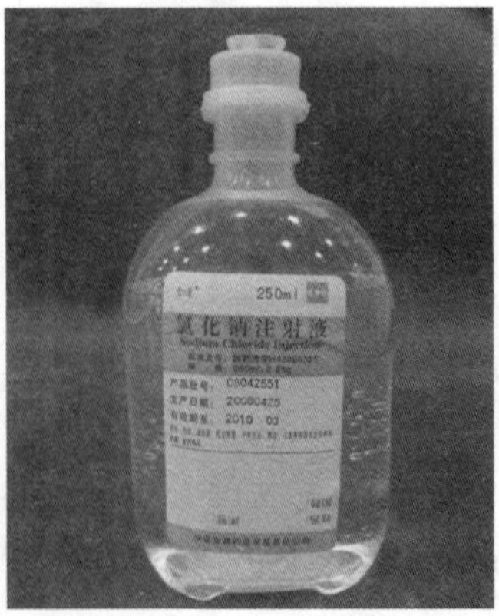

图 4-2　生理盐水

酸对大家来说一定不陌生。食醋有酸味，是因为食醋中含有醋酸；一些水果有酸味，是因为水果中含有各种果酸。碱对大家来说可能不如酸那样熟悉，其实也曾遇见过。石灰水中含有氢氧化钙，炉具清洁剂（图 4-1）中含有氢氧化钠，它们都属于碱。盐在我们的日常生活中常常遇到，食盐氯化钠是调味剂，医药中一定浓度的氯化钠水溶液又称为生理盐水（图 4-2）；小苏打碳酸氢钠是焙制糕点所用的发酵粉的主要成分，在医疗上，它不仅是治疗胃酸过多的一种药物，还可以用来纠正人体酸中毒。

一、酸

在水溶液中电离产生的阳离子全部都是 H^+ 的化合物称为酸。酸的电离见图 4-3。

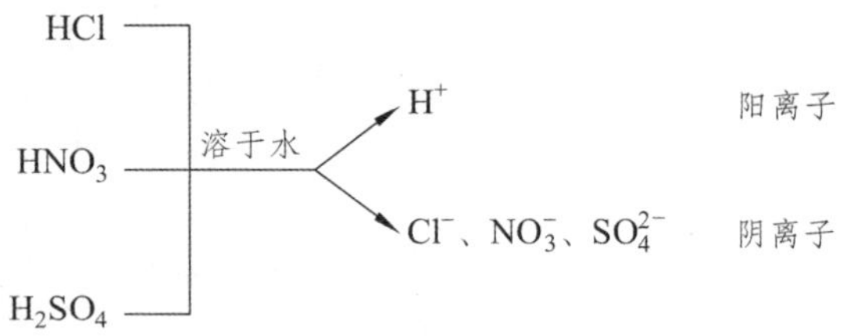

图 4-3　酸的电离

根据酸溶于水是否完全电离，可将酸分为强酸和弱酸，如果完全电离就是强酸，不完全则是弱酸。常见的强酸和弱酸有：

强酸：HCl、H_2SO_4、HNO_3、HBr、HI、$HClO_4$。

弱酸：H_2CO_3、CH_3COOH、H_2S、H_3PO_4、H_2SO_3、$HClO$。

生活中常见的含有酸的物质见图 4-4。

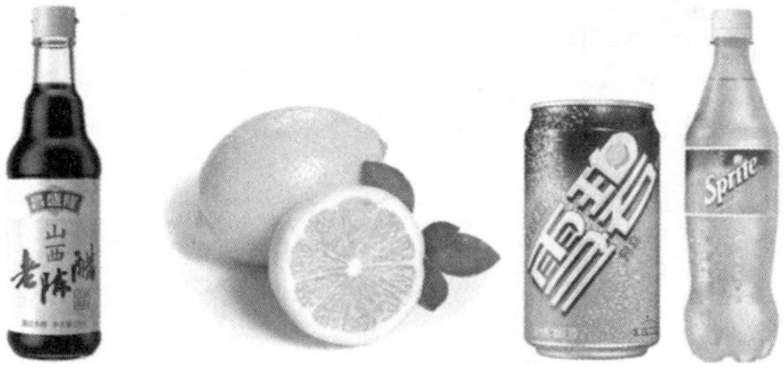

图 4-4　生活中常见含有酸的物质

> **课堂互动**
>
> 写出图 4-4 中三种物质所含酸的名称和化学式。

二、碱

在水溶液中电离产生的阴离子全部都是 OH^- 的化合物称为碱。碱的电离见图 4-5。

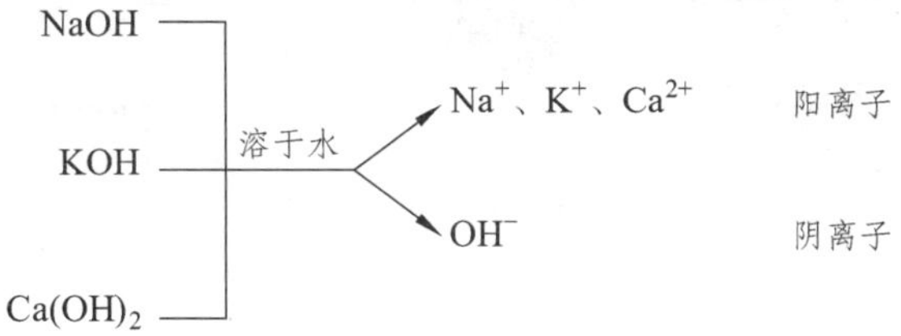

图 4-5　碱的电离

根据碱溶于水是否完全电离，可将碱分为强碱和弱碱，如果完全电离就是强碱，不完全则是弱碱。常见的强碱和弱碱有：

强碱：$NaOH$、KOH、$Ca(OH)_2$、$Ba(OH)_2$。

弱碱：$NH_3 \cdot H_2O$、$Cu(OH)_2$、$Mg(OH)_2$、$Fe(OH)_3$。

化学中常见的两种碱性物质见图 4-6。

> **课堂互动**
>
> 写出图 4-6 中两种碱的化学式。

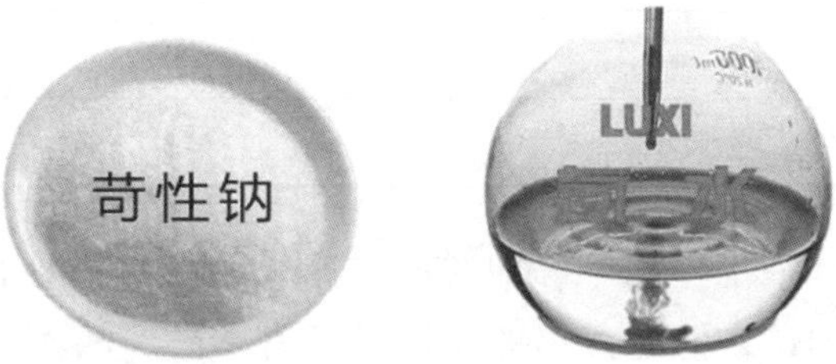

图 4-6　两种碱性物质

三、盐

日常生活中所说的盐，通常指食盐（主要成分 $NaCl$）；而化学中的盐是指在水溶液中电离产生金属阳离子（或 NH_4^+）和酸根离子的化合物，如 $NaCl$、$NaHCO_3$、$KMnO_4$、KNO_3、$CaCO_3$、NH_4Cl。盐的电离见图 4-7。

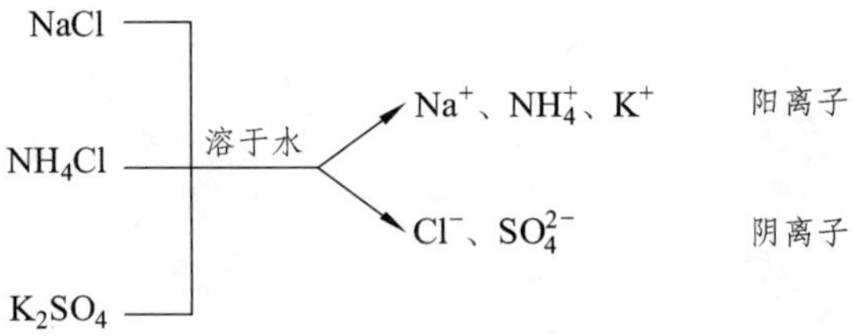

图 4-7　盐的电离

课堂互动

写出图 4-8 中三种盐的化学式。

按电离结果盐分为正盐（$NaCl$、NH_4Cl、$CaCO_3$）、酸式盐（$NaHCO_3$、$NaHSO_3$）、碱式盐[$Cu(OH)_2CO_3$]、复盐（明矾）。常见的几种盐见图 4-8

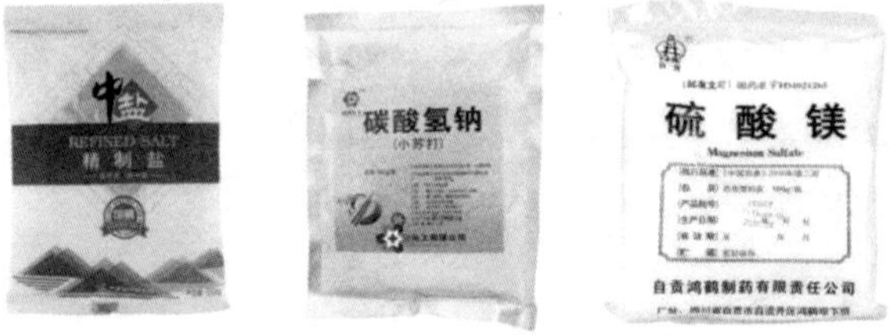

图 4-8　常见的几种盐

重点提示

1. 酸、碱、盐的概念、分类与实例的比较（表 4-1）

表 4-1　酸、碱、盐的比较

	酸	碱	盐
概念			
分类			
实例			

2. 理解酸、碱的概念时要注意“全部”两字，即酸电离产生的阳离子只有一种，并且是 H^+，如 $NaHCO_3$，虽然能电离出 H^+，但电离出的阳离子还有 Na^+，故不是酸，而是酸式盐。碱电离出的阴离子也只有一种，并且是 OH^-，如 $Cu_2(OH)_2CO_3$ 电离出的阴离子除 OH^- 外还有 CO_3^{2-}，所以它不是碱，而是碱式盐。

3. 在水溶液中电离产生金属阳离子（或 NH_4^+）和酸根离子的化合物称为盐。需要强调的是，化合物电离时只生成铵根离子（NH_4^+）和酸根离子的也是盐。

边学边练

一、填空题

1. 完成重点提示表 4-1 中空白内容。

2. 根据 ____________ 不同，酸或碱可以分为强酸（碱）和弱酸（碱）。

3. 下列化合物：HCl、H_2SO_4、$NH_3 \cdot H_2O$、$NaHCO_3$、NH_4Cl、H_2CO_3、$Ba(OH)_2$、H_3PO_4、KNO_3、$Ca(OH)_2$ 中，

属于酸的是 ____________________________________；

属于碱的是 ____________________________________；

属于盐的是____________________________________。

4. 在上述第 3 题所列的化合物中，属于强酸的是__________________，属于弱酸的是 __________________________，属于强碱的是 __________________，属于弱碱的是______________________。

二、选择题

1. 关于酸、碱、盐的下列说法中，正确的是（　　）。

A. 化合物电离时，生成的阳离子有氢离子的是酸

B. 化合物电离时，生成的阴离子有氢氧根离子的是碱

C. NH_4Cl 的电离方程式是 $NH_4Cl = NH_4^+ + Cl^-$

D. 化合物电离时，只有生成金属阳离子和酸根离子的才是盐

2. 下列化合物中，属于弱酸的是（　　）。

A. 碳酸氢钾　　B. 氢氧化钡　　C. 氯化钠　　D. 醋酸

3. 下列化合物中，属于强碱的是（　　）。

A. 碳酸氢钾　　B. 氢氧化钡　　C. 氯化钠　　D. 醋酸

4. 下列溶液属于强酸的是（　　）。

A. 盐酸　　B. 醋酸　　C. 碳酸　　D. 氨水

三、简答题

写出你所知道的酸、碱，并按照强弱分类（不少于 5 种）。

课题二　初识电解质

学习目标

1. 说出强电解质和弱电解质的概念、特点。
2. 能区别电解质和非电解质，强电解质和弱电解质。
3. 说出人体体液的概念、组成和分布。
4. 说出体液电解质的分布特点。

电解质饮料，又称矿物质饮料，饮料中除了水还含有钠、钾、镁、氯、硫酸根、磷酸根等离子，以及柠檬酸盐、蔗糖、葡萄糖、维生素 C 及维生素 B_6。此类饮料可补充人体新陈代谢的消耗，主要作用：① 由于电解质的配方比例合理，可使人体充分吸收饮料中的糖原，提高人体肌肉的活动能力，迅速补充人体消耗的水分，迅速解除疲劳；② 富含碳水化合物，在人体内可迅速转化为糖原，储藏于肝内或肌肉内；③ 钾离子可解除疲劳，促进糖的吸收，降低或消除人体新陈代谢的碱中毒；④ 维生素 C 和维生素 B 可促进肝的新陈代谢，有利于排除有害物质，如酒精、氨等废物；⑤ 不可口的口感可因各种电解质的合理比例而抵消，为了改进口感，饮料中往往还加入柠檬风味剂或其他风味剂、甜味剂和防腐剂。运动饮料示例见图 4-9。

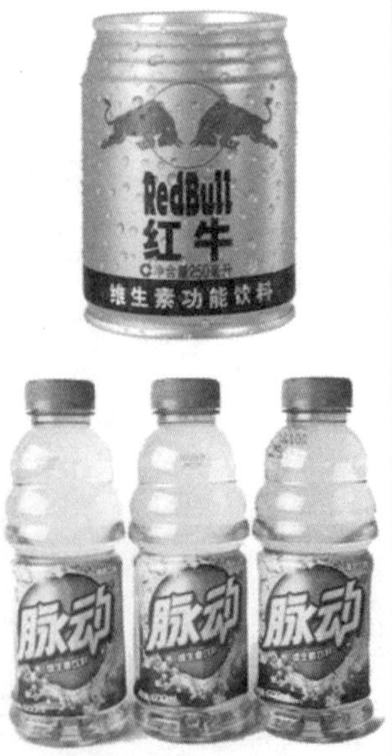

图 4-9　运动饮料

一、电解质和非电解质

化学上把在水溶液中或熔融状态下能导电的化合物称为电解质，把在水溶液中和熔融状态下都不能够导电的化合物称为非电解质。观察图 4-10 所示实验现象并讨论实验结果。

如图 4-10 所示，5 只烧杯从左到右依次盛放的是 0.1 mol/L 的盐酸、醋酸、氢氧化钠溶液、葡萄糖溶液及氨水。对上述 5 种溶液做导电性实验，观察灯泡发光的明亮程度。

实验结果表明，葡萄糖溶液连接的灯泡不亮，其他溶液连接的灯泡都亮了。其中，盐酸、氢氧化钠溶液连接的灯泡较亮，醋酸和氨水连接的灯泡较暗。

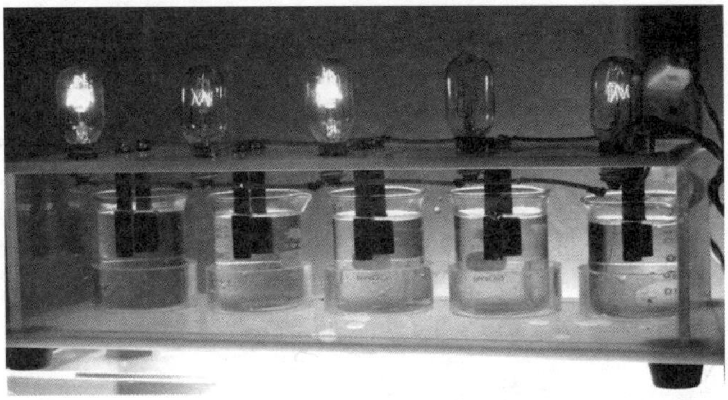

图 4-10　5 种溶液的导电性实验比较

葡萄糖溶液连接的灯泡不亮，说明该水溶液不导电，葡萄糖是非电解质。其他溶液连接的灯泡都亮了，说明其他溶液均可导电，它们是电解质溶液。灯泡的明亮程度不同，说明浓度相同的不同电解质，在同一条件下的导电能力是不同的。

电解质溶液之所以导电，是因为溶液里有自由移动的离子。电解质在水溶液中和熔融状态下解离成自由移动的离子的过程，称为电离。常见的电解质有酸、碱、盐三大类，电解质的水溶液称为电解质溶液。电解质、电离、离子之间的关系见图 4-11。

根据实验已得出，电解质在溶液中电离的程度是不同的。依据电离能力的大小，可将电解质分为强电解质和弱电解质。

知识链接

电解质：水溶液里或熔融状态下能导电的化合物

↓

电离：电解质在水溶液中产生自由移动的离子的过程

↓

离子：带电荷的原子
酸：阳离子都是 H^+
碱：阴离子都是 OH^-
盐：金属离子（或 NH_4^+）和酸根离子

图 4-11　电解质、电离、离子之间的关系

二、强电解质和弱电解质

1．强电解质

在水溶液中能够全部解离成离子的电解质称为强电解质。强电解质在水中均以离子形式存在，其解离过程是不可逆的，解离方程式用"$==$"表示。如：

$$HCl == H^+ + Cl^-$$

$$NaOH == Na^+ + OH^-$$

$$NaCl == Na^+ + Cl^-$$

强酸（如 HCl、H_2SO_4、HNO_3 等）、强碱［如 KOH、$NaOH$、$Ba(OH)_2$ 等］及绝大多数盐（如 $NaCl$、$NaHCO_3$、CH_3COONa 等）都是强电解质。

课堂互动

你知道吗？

醋酸、盐酸、氨水和氯化钠哪个是强电解质，哪个是弱电解质？请写出电离方程式。

2．弱电解质

在水溶液中只有部分能够解离成离子的电解质称为弱电解质。弱电解质的水溶液中只有少量离子，大部分仍以分子的形式存在，

其解离过程是可逆的。解离方程式用“ $\rightleftharpoons$ ”表示。如：

$$NH_3 \cdot H_2O \rightleftharpoons NH_4^+ + OH^-$$

$$CH_3COOH \rightleftharpoons H^+ + CH_3COO^-$$

醋酸　　　　　　醋酸根离子

弱酸（H_2CO_3、CH_3COOH 等）、弱碱（$NH_3 \cdot H_2O$）及水都是弱电解质。

课堂互动

挑战自我

试写出磷酸电离的电离方程式。

知识拓展

多元弱酸的解离

常见的多元弱酸有碳酸和磷酸。它们的解离是分步进行的。其中，第 1 步解离程度最大，第 2 步解离程度明显降低，并依次递减。例如，碳酸的解离：

$$H_2CO_3 \rightleftharpoons H^+ + HCO_3^-$$

$$HCO_3^- \rightleftharpoons H^+ + CO_3^{2-}$$

碳酸又称挥发性酸，是人体内酸的主要来源，也是碳酸饮料的主要成分。

三、人体内的电解质

人体体液中存在许多无机盐，它们以离子形式存在于体内，如 Na^+、K^+、HCO_3^-、Cl^- 等。它们在维持机体正常的生理活动中发挥重要的作用。

护考链接

1. 体液的组成和分布

成年男性体液量约占体重的 60%，女性约占 50%，婴幼儿可高达 70%～80%。体液由细胞内液和细胞外液两部分组成，男女细胞外液均约占体重的 20%。

2. 电解质平衡

维持体液电解质平衡的主要电解质为 Na^+ 和 K^+。Na^+ 是细胞外液的主要阳离子，K^+ 是细胞内液的主要阳离子。

（一）体　液

水和无机盐是人体所必需的营养物质，是构成组织细胞的主要成分。体内的水以及溶于水中的无机盐、有机物构成人体的体液。人体体液的组成见知识拓展。

知识拓展

人体体液的组成

- 体液 60%
  - 细胞内液 40%
  - 细胞外液 20%
    - 血浆 5%
    - 组织间液 15%

（二）体液中的电解质

1．概　念

体液中的无机盐以及部分以离子形式存在的有机物统称为电解质。体液中电解质的分布与含量见表 4-2。

表 4-2　体液中电解质的分布与含量

	血浆离子	（电荷）	细胞间液离子	（电荷）	细胞内液离子	（电荷）
Na^+	145	（145）	139	（159）	10	（10）
K^+	4.5	（4.5）	4	（4）	158	（158）
Mg^{2+}	0.8	（1.6）	0.5	（1）	15.5	（31）
Ca^{2+}	2.5	（5）	2	（4）	3	（6）
Cl^-	103	（103）	112	（112）	1	（1）
HPO_4^{2-}	1	（2）	1	（2）	12	（24）
HCO_3^-	27	（27）	25	（25）	10	（10）
SO_4^{2-}	0.5	（1）	0.5	（1）	9.5	（19）
蛋白质	2.25	（18）	0.25	（2）	8.1	（65）

2．体液中电解质分布特点

（1）细胞内外液呈电中性；

（2）细胞内外液电解质含量差别很大；

（3）细胞内外液渗透压基本相等；

（4）血浆蛋白总量明显高于组织间液。

3．体液中电解质的生理功能

（1）维持体液渗透压和酸碱平衡；

（2）维持神经、肌肉正常的应激性；

（3）维持或影响酶的活性；

（4）构成骨骼、牙齿及其他组织；

（5）构成体内有特殊功能的化合物。

贴近医学

电解质代谢平衡

人体内的电解质通常指血清的钠、钾、氯三种，广泛分布在细胞内外，参与体内许多重要功能和代谢活动，对正常生命活动的维持起着非常重要的作用。

临床上常见的电解质代谢紊乱有低钠血症、高钠血症、低钾血症和高钾血症。生活中剧烈运动或天气炎热时大量出汗，会引起钠、钾等元素流失过多，容易出现电解质浓度失衡、紊乱，使神经和肌肉的应激受到影响，从而产生恶心、呕吐和肌肉痉挛等症状。因此，在高温环境中工作或从事剧烈运动的人，要及时补充水分和盐分，以维持体内的水、电解质平衡。

生活中我们常常接触到电解质饮料，其在特殊情况下对于维持机体电解质代谢平衡发挥着重要作用。由于此类饮料具有无异味、无咸味；可迅速补充人体水分的消耗、迅速解除疲劳；所含钾离子可降低或消除人体新陈代谢的碱中毒；含有磷酸盐和柠檬酸两种天然的缓冲剂，使饮料的 pH 保持在允许的范围内（6.8 ~ 7.4）。电解质饮料中最普通的就是盐开水，另外还可以选择市场上的运动饮料和矿物质饮料。比如红牛是罐装功能性饮料的代表，能起到补充维生素和提神的效果，但所含咖啡因不适合未成年人饮用，高血压患者也应慎用。

重点提示

1. 表 4-3、表 4-4 分别总结了电解质和非电解质、强电解质和弱电解质。

表 4-3　电解质和非电解质

知识点	电解质	非电解质
相同点	均为化合物	
不同点	在水溶液中或熔融状态下能导电	在水溶液中或熔融状态下不能导电
本质区别	在水溶液中或熔融状态下自身能发生电离	在水溶液中或熔融状态下自身都不能发生电离
分类	酸、碱、盐、水	非金属氧化物、非金属氢化物、绝大多数有机物
举例	盐酸、氢氧化钠、氯化钠	二氧化碳、二氧化硫、氨、葡萄糖、酒精、蔗糖

表 4-4 强电解质和弱电解质

知识点	强电解质	弱电解质
概　念	水溶液中能够全部解离成离子的电解质	在水溶液中只有部分能够解离成离子的电解质
电离程度	完全电离	部分电离
水溶液中的溶质形式	阴离子、阳离子	阴离子、阳离子、未电离的溶质分子
判断方法	强酸、强碱、绝大多数盐	弱酸、弱碱、水、少数盐
常见物质	强酸：HCl、H_2SO_4、HNO_3 等 强碱：KOH、NaOH、$Ba(OH)_2$ 等 绝大多数盐：NaCl、$NaHCO_3$、CH_3COONa 等	弱酸：H_2CO_3、CH_3COOH、H_2S、H_3PO_4、H_2SO_3、HClO、HNO_2 弱碱：$NH_3 \cdot H_2O$、$Cu(OH)_2$、$Mg(OH)_2$、$Fe(OH)_3$ 水：H_2O 少数盐：$(CH_3COOH)_2Pb$

2. 体液：指人体细胞内外的水以及溶于水中的无机盐、有机物构成的液体。

3. 体液电解质：体液中的无机盐以及部分以离子形式存在的有机物，如 Na^+、K^+、Mg^{2+}、Ca^{2+}、Cl^-、HPO_4^{2-}、HCO_3^-、SO_4^{2-}、蛋白质阴离子等。

边学边练

一、填空题

1. 根据________不同，电解质可以分为________和________。

2. 强电解质在溶液中________解离，弱电解质在溶液中________解离。从化合物种类看，______、______及______属于强电解质；______、______、______、______属于弱电解质。

3. 下列化合物：H_2O、HCl、$NH_3 \cdot H_2O$、$NaHCO_3$、NH_4Cl、H_2CO_3、KNO_3 中：
属于强电解质的是________________________；
属于弱电解质的是________________________。

二、选择题

1. 下列化合物的溶液中，属于非电解质的是（　　）。
A. 氯化钠　　B. 醋酸
C. 葡萄糖　　D. 氨水

2. 下列电解质中，属于弱电解质的是（　　）。

A. 碳酸氢钾　　B. 氢氧化钡

C. 氯化钠　　D. 醋酸

3. 下列电解质中，属于强电解质的是（　　）。

A. 小苏打　　B. 水

C. 氨水　　D. 食醋

4. 维持细胞内渗透压的重要阳离子是（　　）。

A. K^{+}　　B. Na^{+}

C. Ca^{2+}　　D. Mg^{2+}

课题三　水的离子积和溶液的 pH

学习目标

1. 说出水的离子积常数及其意义。
2. 说出氢离子浓度和溶液酸碱性的关系。
3. 说出溶液酸碱性与 pH 的关系。
4. 能进行简单 pH 计算，并判断溶液的酸碱性。
5. 理解 pH 在医学上的重要意义

水广泛地分布在人体内，参与体内许多重要的代谢活动，对维持正常生命活动起着非常重要的作用。水不仅能够影响体液的渗透压，还能影响体液的酸碱性。人体内水的分布见图 4-12。

人的胃液中含有 0.2% ~ 0.4% 的盐酸，pH 维持在 0.9 ~ 1.5。胃酸在食物的消化过程中起着极其重要的作用：盐酸能激活蛋白酶原，使其转变为胃蛋白酶，并为胃蛋白酶发挥作用提供适宜的酸性环境；杀死随食物及水进入胃内的细菌；分解食物中的结缔组织和肌纤维；使食物中的蛋白质变性，易于被消化。但是如果胃酸分泌过多，pH 降低，对胃黏膜具有侵蚀作用，会引起胃的炎症或溃疡。治疗上通常选用中和胃酸的药物如“小苏打片”“复方氢氧化铝”等。

知识链接

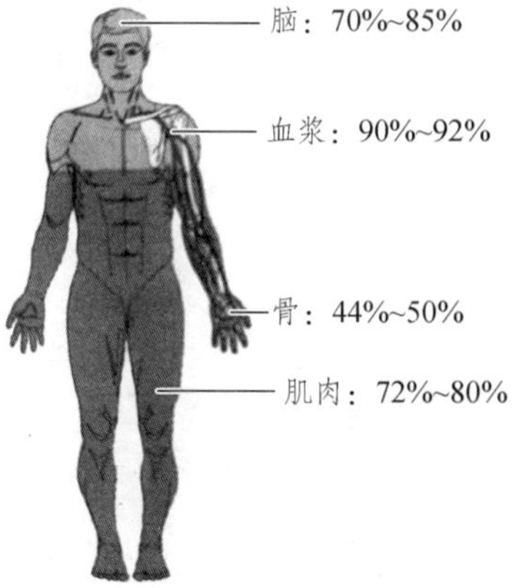

图 4-12　人体内水的分布

一、水的离子积

一般认为，纯水是不导电的，但用精密仪器测定，发现纯水有微弱的导电能力，说明水能解离出极少量的 H^+ 和 OH^-，所以水是一种极弱的电解质。水的解离方程式为

$$H_2O \rightleftharpoons H^+ + OH^-$$

经过测定，在 25 °C 的平衡状态时，1 L 纯水（物质的量为 55.6 mol）中只有 1.0×10^{-7} mol 水分子解离，氢离子的平衡浓度 $[H^+] = 1.0 \times 10^{-7}$ mol/L，氢氧根离子的平衡浓度 $[OH^-] = 1.0 \times 10^{-7}$ mol/L。

如果将水中的 H^+ 和 OH^- 的浓度相乘，就可以得到一个常数，称为水的离子积常数，简称水的离子积，用 K_w 表示：

$$K_w = [H^+][OH^-]$$

K_w 是随温度变化的常数。25 °C 时，$K_w = 1.0 \times 10^{-14}$。

水的离子积 K_w 适用于纯水和稀溶液，它表明在纯水和稀溶液中，$[H^+]$和$[OH^-]$之间是互相制约的。$[H^+]$增大，$[OH^-]$则减小；$[H^+]$减小，$[OH^-]$则增大。其中任何一种离子的浓度无论多小，都不可能等于零。

利用 K_w，可以进行$[H^+]$和$[OH^-]$之间的计算。

如某溶液中$[H^+] = 1.0 \times 10^{-5}$ mol/L，则

$$[OH^-] = K_w/[H^+] = 1.0 \times 10^{-14}/1.0 \times 10^{-5} \text{ mol/L}$$
$$= 1.0 \times 10^{-9} \text{ mol/L}。$$

课堂互动

请判断

酸性溶液中有没有 OH^-？碱性溶液中有没有 H^+？为什么？

护考链接

水平衡与人体健康

人体内环境的稳定有赖于体内水分的恒定，人体每日摄入一定量的水，同时也排出相应量的水，达到每天出入水量的动态平衡。

正常成人每日摄入水量（mL）：饮水 1 200 mL，食物 1 000 mL，代谢氧化生成水 300 mL，合计 2 500 mL；正常成人每日排出水量（mL）：尿 1 500 mL，粪 150 mL，呼吸 350 mL，皮肤蒸发 500 mL，合计 2 500 mL。

机体每天水的来源和去路保持着动态平衡，大约为 2 500 mL。若机体完全不能进水，每天仍会丢失 1 500 mL 水（最低尿量 500 mL、非显性汗液 500 mL、肺呼出 350 mL、粪便排出 150 mL），这是人体每天必然丢失的水量，也称为最低生理需水量。因此，临床上对昏迷或不能进食及饮水的患者，每天至少需要补充 1 500 mL 水才能维持正常的生命活动。人体内的水如有额外丢失，补液量还需要相应增加。

二、溶液的 pH

1. 溶液的酸碱性与氢离子浓度

取 3 支试管，分别加入 2 mL 蒸馏水，用 pH 试纸测定水的 pH。广泛 pH 试纸见图 4-13。而后在其中的 1 支试管中加入 1 ~ 2 滴 0.1 mol/L HCl 溶液，在另 1 支试管中加入 1 ~ 2 滴 0.1 mol/L NaOH 溶

实验链接

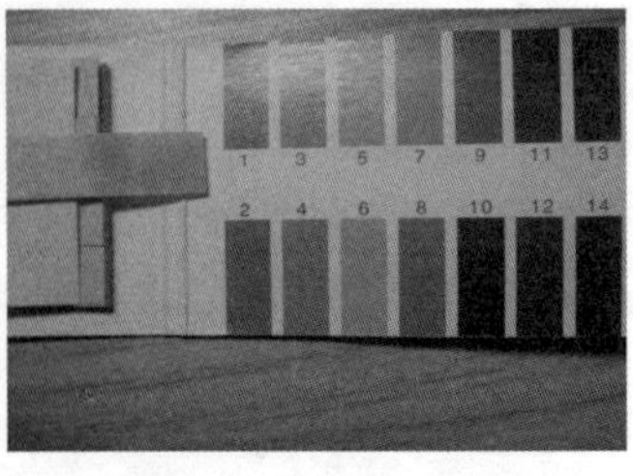

图 4-13　广泛 pH 试纸

液，振荡混匀，再用 pH 试纸测试这 2 支试管中溶液的 pH。

观察与讨论提示：在水中加入酸或碱后，pH 试纸的颜色发生了什么变化？说明什么？实验结果见表 4-5。

表 4-5 3 种溶液 pH 的测试结果

试管编号	溶液	pH 试纸颜色	pH
1	H_2O	黄色	pH = 7
2	H_2O + 2 滴 0.1 mol/L HCl 溶液	红色	pH < 7
3	H_2O + 2 滴 0.1 mol/L NaOH 溶液	蓝紫色	pH > 7

结论：从表 4-5 可知水的 pH 等于 7；HCl 溶液使 pH 试纸呈红色，溶液 pH 减小；NaOH 溶液使 pH 试纸呈蓝紫色，溶液 pH 增大。

在纯水中，$[H^+] = [OH^-] = 1.0 \times 10^{-7}$ mol/L，为中性；加入 HCl 后，H^+浓度增加，即$[H^+] > [OH^-]$，溶液变为酸性；若加入 NaOH，OH^-浓度增加，即$[OH^-] > [H^+]$，溶液变为碱性。由此可以看出，溶液的酸碱性与$[H^+]$和$[OH^-]$的关系为：

中性溶液：$[H^+] = 1.0 \times 10^{-7}$ mol/L $= [OH^-]$

酸性溶液：$[H^+] > 1.0 \times 10^{-7}$ mol/L $> [OH^-]$

碱性溶液：$[H^+] < 1.0 \times 10^{-7}$ mol/L $< [OH^-]$

任何溶液中都同时含有 H^+和 OH^-，只是二者的浓度相对大小不同。$[H^+]$越大或$[OH^-]$越小，溶液的酸性越强；$[H^+]$越小或$[OH^-]$越大，溶液的碱性越强。实际应用中，多采用$[H^+]$表示溶液的酸碱性。

课堂互动

请判断

下列几种溶液酸性最强和碱性最强的分别是哪个？为什么？

1. $[H^+] = 1.0 \times 10^{-3}$ mol/L 溶液
2. $[H^+] = 1.0 \times 10^{-7}$ mol/L 溶液
3. $[H^+] = 1.0 \times 10^{-9}$ mol/L 溶液

2．溶液的酸碱性和 pH

在稀溶液中，由于$[H^+]$很小，用物质的量浓度表示很不方便，所以通常用 pH 表示溶液的酸碱性。pH 就是氢离子浓度的负对数，数学表达式：

$$pH = -\lg[H^+]$$

3．溶液的酸碱性与$[H^+]$、pH 的关系

溶液的酸碱性与$[H^+]$、pH 的关系可以归纳为：

中性溶液：$[H^+] = 1.0 \times 10^{-7}$ mol/L，pH = 7

酸性溶液：$[H^+] > 1.0 \times 10^{-7}$ mol/L，pH < 7

碱性溶液：$[H^+] < 1.0 \times 10^{-7}$ mol/L，pH > 7

具体的对应关系为：

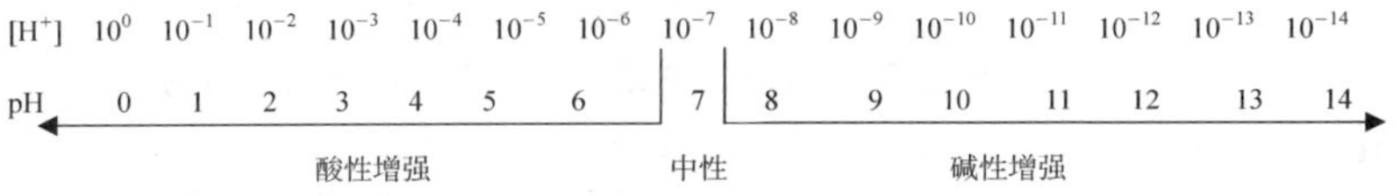

知识拓展

pH 的计算

依据：$pH = -\lg[H^+]$

计算举例：

1. $[H^+] = 1.0 \times 10^{-3}$ mol/L

解：$pH = -\lg(1.0 \times 10^{-3}) = 3$

2. $[H^+] = 1.0 \times 10^{-7}$ mol/L

解：$pH = -\lg(1.0 \times 10^{-7}) = 7$

3. $[OH^-] = 1.0 \times 10^{-5}$ mol/L

解：依据$[H^+] = K_w/[OH^-]$

$[H^+] = 1.0 \times 10^{-14}/1.0 \times 10^{-5}$ mol/L

$= 1.0 \times 10^{-9}$ mol/L

$pH = -\lg(1.0 \times 10^{-9}) = 9$

可以看出，pH 只适用于$[H^+]$在 $1.0 \sim 1.0\times10^{-14}$ mol/L 的溶液，取值范围为 0 ~ 14。$[H^+]$越大，pH 就越小，溶液的酸性越强；$[H^+]$越小，pH 越大，溶液的碱性越强。溶液 pH 降低 1 个单位，$[H^+]$扩大 10 倍；溶液 pH 增加 1 个单位，$[H^+]$减小到原来的 1/10。

利用酸碱指示剂或广泛 pH 试纸，可以快速简便地测出溶液的近似 pH。如果要精确测定溶液的 pH，可以使用 pH 计。

三、pH 在医学中的重要意义

1．血液 pH

人体血液的 pH 可直接影响身体各部分的机能。如果血液的 pH 不正常，细胞的功能就不能正常发挥，体内的酶也不能发挥最大的催化效率。正常人体血液的 pH 总是维持在 7.35 ~ 7.45。如果人体血液的 $pH < 7.35$，会发生酸中毒；$pH > 7.45$，会发生碱中毒。而当人体血液 pH 偏离正常范围 0.4 个单位以上就有生命危险，必须采取适当的措施纠正血液的 pH。

2．人体各种体液的 pH

生物体内的化学反应多数是酶促反应，每一种酶都要在特定的酸碱条件下才具有活性。如胃蛋白酶在 pH = 1.5 ~ 2.0 内才具有活性，超出这一范围活性会大大降低，甚至失活。人体各种体液的 pH 见表 4-6。

表 4-6　人体各种体液的 pH

体　液	pH	体　液	pH
成人胃液	0.9 ~ 1.5	大肠液	8.3 ~ 8.4
婴儿胃液	5.0	乳　汁	6.6 ~ 6.9
唾　液	6.35 ~ 6.85	泪　水	7.4
胰　液	7.5 ~ 8.0	尿　液	4.8 ~ 7.5
小肠液	7.6	脑脊液	7.35 ~ 7.45

贴近生活

酸性食物和碱性食物

食物可分为酸性食物和碱性食物。判断食物的酸碱性，既不是根据入口的味觉，也不是根据食物溶于水中的化学性质，与其本身的 pH 无关，而是根据食物进入人体，经过消化、吸收、代谢后所生成的最终代谢物的酸碱性而确定。

酸性食物通常是指含有丰富蛋白质、脂肪和糖类的食物，因含硫、氯、磷等非金属元素较多，在人体内代谢后产生硫酸、盐酸、磷酸和乳酸等物质，常见酸性食物见图 4-14。而蔬菜、水果、乳类、大豆及菌类食物等，因含钾、钠、钙、镁等矿物质较多，在体内的最终代谢产物常呈碱性，即为碱性食物。常见碱性食物见图 4-15。

酸性食物一般包括淀粉类、动物性食物、精制加工食品（如白面包等）、甜食及油炸食物或奶油类等。碱性食物一般包括果蔬类、海藻类、坚果类、发过芽的谷类等。

常吃碱性食物对健康有利，凡是绿叶蔬菜均属于碱性食物，它们含有丰富的维生素以及矿物质。蔬菜中的大量纤维素能促进胃肠蠕动，帮助排便。水果是食物中最易消化的碱性食物，是体内最好的清洁工，它可以迅速中和体内过多的酸性物质，维持体液的酸碱平衡，增强机体的抗病力。部分常见食品的酸碱性见表 4-7。

知识链接

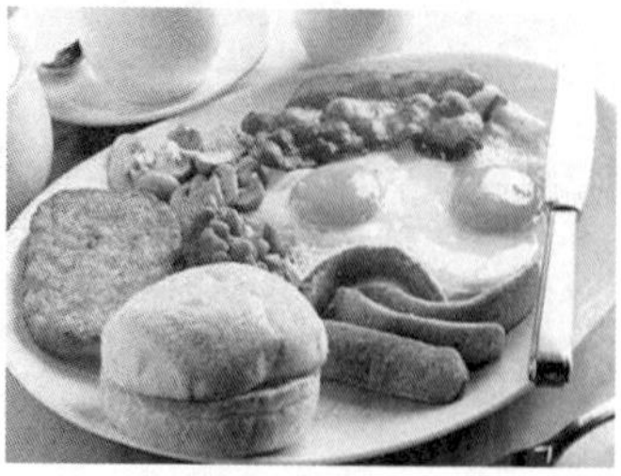

图 4-14 酸性食物

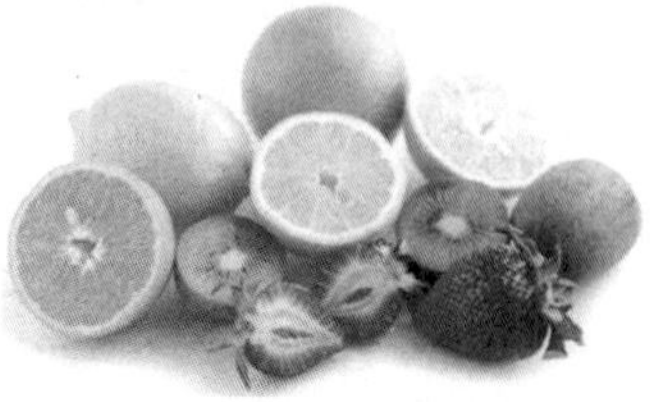

图 4-15 碱性食物

表 4-7 部分常见食品的酸碱性

食物的酸碱性	常见食品
强酸性食品	甜点、白糖、蛋黄乳酪、乌鱼子、金枪鱼、比目鱼等
中酸性食品	猪肉、鸡肉、牛肉、面包、火腿、小麦、奶油、培根等
弱酸性食品	花生、海苔、巧克力、葱、啤酒、白米、酒、油炸豆腐等
强碱性食品	茶叶、海带、葡萄、葡萄酒、柑橘、黄瓜、胡萝卜等
中碱性食品	香蕉、柠檬、草莓、菠菜、番茄、大豆、蛋白、番瓜等
弱碱性食品	苹果、梨、豆腐、马铃薯、油菜、卷心菜、绿豆、洋葱、蘑菇、牛奶等

重点提示

1. 水是一种极弱的电解质。如果将水中的 H^+ 和 OH^- 的浓度相乘，就可以得到一个常数，称为水的离子积常数，简称水的离子积，用 K_W 表示：$K_W = [H^+][OH^-]$；25 °C 时，$K_W = 1.0 \times 10^{-14}$。水的离子积 K_W 适用于纯水和稀溶液。

2. 溶液的酸碱性与$[H^+]$、pH 的关系（表 4-8）

表 4-8　溶液的酸碱性与$[H^+]$、pH 的关系

酸碱性	$[H^+]$	pH
中性	$[H^+]=1.0\times10^{-7}$ mol/L $=[OH^-]$	pH = 7
酸性	$[H^+]>1.0\times10^{-7}$ mol/L $>[OH^-]$	pH < 7
碱性	$[H^+]<1.0\times10^{-7}$ mol/L $<[OH^-]$	pH > 7

3. 正常人体血液的 pH 总是维持在 7.35 ~ 7.45。如果人体血液的 pH < 7.35，临床上称为酸中毒；pH > 7.45，称为碱中毒。

边学边练

一、填空题

1. 水是一种________ 的电解质，能解离出极少量的_______和_______。K_w 称为水的________，其表达式为 ______________________。

2. 根据溶液酸碱性与氢离子浓度的关系可知，无论在中性、酸性或碱性溶液中，都同时含有________和_________，而且二者浓度的乘积都等于 ____________。

3. $[H^+]=10^{-5}$ mol/L 的溶液，pH = _______，呈_______性；若将该溶液的 pH 调到 10，则$[H^+]=$ _________ mol/L，溶液呈________性。

4. pH 通常适用于 H^+浓度为 ______ ~ ________mol/L 的溶液，pH 取值在________。

二、选择题

1. 下列关于碱性溶液的描述中，正确的是（　　）。
   A. $[H^+]>[OH^-]$　　B. $[H^+]<10^{-7}$ mol/L
   C. 只有 OH^-存在　　D. pH≥7

2. $[H^+]=1.0\times10^{-14}$ mol/L 的溶液，pH 为（　　）。
   A. 1　　B. 4　　C. 10　　D. 14

3. 0.01 mol/L HCl 溶液中的$[H^+]$和 pH 分别为（　　）。
   A. 0.01 mol/L 和 2　　B. 0.01 mol/L 和 12
   C. 10^{-12} mol/L 和 2　　D. 10^{-12} mol/L 和 12

4. 0.1 mol/L NaOH 溶液中的$[H^+]$和 pH 分别为（　　）。
   A. 0.1 mol/L 和 1　　B. 0.1 mol/L 和 13
   C. 10^{-13} mol/L 和 1　　D. 10^{-13} mol/L 和 13

5. 下列溶液中，呈碱性的是（　　）。
   A. pH = 6　　B. $[H^+]=10^{-7}$ mol/L
   C. $[OH^-]=10^{-7}$ mol/L　　D. $[OH^-]=10^{-12}$ mol/L

6. 下列溶液中，酸性最强的是（　　）。
   A. pH = 5　　B. $[H^+]=10^{-4}$ mol/L
   C. $[OH^-]=10^{-8}$ mol/L　　D. $[OH^-]=10^{-12}$ mol/L

课题四　盐的水解

学习目标

1. 说出盐的类型并会区分。
2. 概括盐类水解的规律。
3. 会判断医药中常见盐溶液的酸碱性。
4. 运用盐类水解知识，解释临床纠正酸、碱中毒的机理。

《三国演义》的故事相信大家都不陌生，其中“七擒孟获”一回，蜀军行至西南山区误饮一眼“哑泉”，时逢天气炎热，人、马饮用了哑泉水后，全都中毒，将士们都说不出话来。幸得一智者指教，复饮安乐泉水，终于转危为安，渡过难关。

现实中，真有哑泉吗？它为什么能使人变哑？安乐泉水又是什么灵丹妙药？哑泉见图 4-16。

下面的知识将帮我们解开这个谜底

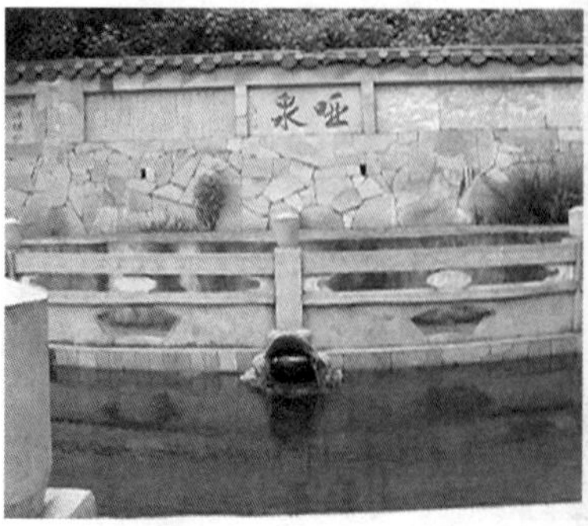

图 4-16　哑　泉

一、盐的分类和盐类水解的概念

酸溶液显酸性，碱溶液显碱性。盐是酸与碱发生中和反应的产物，那么盐溶液是中性的吗？

1．盐的分类

根据形成盐的酸和碱的强弱不同，将盐分为 4 类，见表 4-9。

表 4-9　常见的 4 类盐

盐的组成	盐的类型	实例
强酸 + 弱碱	强酸弱碱盐	NH_4Cl、$(NH_4)_2SO_4$
强碱 + 弱酸	强碱弱酸盐	CH_3COONa、Na_2CO_3、$NaHCO_3$
强酸 + 强碱	强酸强碱盐	$NaCl$、KNO_3
弱酸 + 弱碱	弱酸弱碱盐	CH_3COONH_4

2．盐类水解的概念

在点滴板中，用 pH 试纸分别测定 0.1 mol/L $NaCl$、KNO_3、NH_4Cl、

CH_3COONa 及 Na_2CO_3 溶液的 pH。

观察与讨论提示：5 种盐溶液的酸碱性是否相同？溶液的酸碱性与盐的类型是否有关？实验结果见表 4-10。

表 4-10　5 种溶液酸碱性和类型比较

盐溶液	近似 PH	溶液酸碱性	盐的类型
NaCl	7	中性	强酸强碱盐
KNO_3	7	中性	强酸强碱盐
NH_4Cl	5	酸性	强酸弱碱盐
CH_3COONa	9	碱性	强碱弱酸盐
Na_2CO_3	10	碱性	强碱弱酸盐

实验结果表明，NaCl、KNO_3 溶液的 pH 均为 7，显中性；NH_4Cl 溶液的 pH 约为 5，显酸性；CH_3COONa 溶液的 pH 约为 9，Na_2CO_3 溶液的 pH 约为 10，均显碱性。盐溶液的酸碱性不同，是因为一些盐解离出的离子能够与水解离出的 H^+ 或 OH^- 结合生成弱酸或弱碱，破坏了水的解离平衡，改变了溶液中的 $[H^+]$ 和 $[OH^-]$。

在盐溶液中，盐解离出的离子与水解离出的 H^+ 或 OH^- 结合生成弱电解质的反应称为盐类的水解。盐是否能够发生水解反应，决定于盐的组成。

二、盐的水解反应与盐溶液的酸碱性

盐溶液的酸碱性与盐的水解反应密切相关。盐的组成不同，发生水解反应的情况不同。

1. 强酸弱碱盐的水解

强酸弱碱盐都能发生水解反应，水溶液显酸性。如 NH_4Cl 是强电解质，在水中全部解离成 NH_4^+ 和 Cl^-；水是弱电解质，解离出极少量的 H^+ 和 OH^-：

$$
\begin{array}{ccc}
NH_4Cl & = & NH_4^+ + Cl^- \\
 & & + \\
H_2O & \rightleftharpoons & OH^- + H^+ \\
 & & \Updownarrow \\
 & & NH_3 \cdot H_2O
\end{array}
$$

由于 NH_4^+ 与 OH^- 结合生成弱电解质 $NH_3 \cdot H_2O$，降低了水中 OH^- 的浓度，导致溶液中的 $[H^+] > [OH^-]$，即 $pH < 7$，所以 NH_4Cl 溶液显

酸性。其水解反应的离子方程式为：

$$NH_4^+ + H_2O \rightleftharpoons NH_3 \cdot H_2O + H^+$$

$FeCl_3$、$Al_2(SO_4)_3$、$Cu(NO_3)_2$ 等都属于强酸弱碱盐，盐溶液显酸性。

2．强碱弱酸盐的水解

强碱弱酸盐也都能发生水解反应，水溶液显碱性。如 CH_3COONa 是强电解质，在水中全部解离成 Na^+ 和 CH_3COO^-；水是弱电解质，解离出极少量的 H^+ 和 OH^-：

$$\begin{array}{rcccl} CH_3COONa & = & Na^+ & + & CH_3COO^- \\ & & & & + \\ & & H_2O & \rightleftharpoons & OH^- + H^+ \\ & & & & \Updownarrow \\ & & & & CH_3COOH \end{array}$$

由于 CH_3COO^- 与 H^+ 结合生成弱电解质 CH_3COOH，降低了水中 H^+ 的浓度，导致溶液中的 $[OH^-] > [H^+]$，即 $pH > 7$，所以 CH_3COONa 溶液显碱性。其水解反应的离子方程式为：

$$CH_3COO^- + H_2O \rightleftharpoons CH_3COOH + OH^-$$

K_2CO_3、Na_2CO_3 等都属于强碱弱酸盐，盐溶液显碱性。$NaHCO_3$ 虽然属于酸式盐，但由于水解，也显弱碱性。

3．强酸强碱盐不水解

强酸强碱盐不水解，溶液中 $[OH^-]$ 和 $[H^+]$ 仍然相等，所以显中性，如 $NaCl$、KCl、KNO_3 等。

4．弱酸弱碱盐的水解

弱酸弱碱盐易发生水解反应，且水解程度较大。如 CH_3COONH_4 等。由于这类盐溶液的酸碱性情况比较复杂，所以不做讨论。4 类盐的水解情况及溶液的酸碱性见表 4-11。

表 4-11　4 类盐的水解情况及溶液的酸碱性

盐的类型	水解情况	水解产物	溶液酸碱性
强酸弱碱盐	水解	弱碱	酸性
强碱弱酸盐	水解	弱酸	碱性
强酸强碱盐	不水解		中性
弱酸弱碱盐	易水解	弱酸和弱碱	不确定

综上所述，如果形成盐的酸或碱中包含了弱酸或弱碱，则相应的盐就可发生水解反应。水解反应产生弱酸或弱碱，改变了水中[H^+]和[OH^-]，所以盐溶液可以显示不同的酸碱性。强酸强碱盐不发生水解，故溶液均显中性。

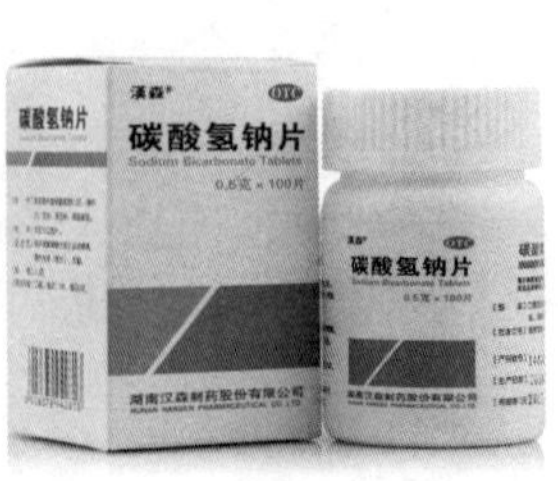

图 4-17　碳酸氢钠片

三、盐类水解的医药应用

盐的水解在医药中具有十分重要的意义。如临床上常用强碱弱酸盐碳酸氢钠（5% 和 1.4% $NaHCO_3$）或乳酸钠（11.2%和 1.84% $C_3H_5O_3Na$）纠正酸中毒，碳酸氢钠片见图 4-17。用强酸弱碱盐氯化铵（NH_4Cl）治疗碱中毒，调节酸碱平衡。

临床上常用铝盐治疗胃溃疡，因为铝盐水解产生的胶状氢氧化铝可在溃疡表面形成保护层。

贴近医学

抗酸药

抗酸药是一类弱碱性化合物，口服后在胃内直接中和胃酸，提高胃内 pH，从而解除胃酸对胃、十二指肠黏膜的侵蚀和对溃疡面的刺激，并降低胃蛋白酶活性，发挥缓解疼痛和促进溃疡愈合的作用。临床常用的抗酸药物比较见表 4-12。

表 4-12　临床常用的抗酸药物比较

药物	抗酸强度	起效时间	作用时间	收敛作用	溃疡面保护	产生 CO_2	碱血症	影响排便
碳酸氢钠	强	快	短	−	−	＋＋	＋	无影响
氢氧化铝	较强	缓慢	持久	＋	＋	−	−	便秘
氧化镁	强	缓慢	持久	−	−	−	−	轻泻
碳酸钙	较强	快	持久	＋	−	＋	−	便秘
三硅酸镁	较弱	缓慢	持久	−	＋	−	−	轻泻

注：＋＋作用强，＋作用较弱，－无作用。

临床主要用于消化性溃疡的治疗。理想的抗酸药应该是作用迅速、持久，不吸收，不产气，不引起腹泻或便秘，对黏膜及溃疡面有保护作用。目前单一药物很难同时达到这些要求，故常用复方制剂，如胃舒平等。用药护理原则如下：

（1）抗酸药一般应在餐后 1 h、3 h 及晚上临睡前各服 1 次，一天 7 次，复方制剂可在餐后 1 h 及睡前各服 1 次，一天 4 次，嚼碎后服用效果更好。

（2）有些抗酸药可产生 CO_2，引起腹胀甚至溃疡穿孔，如出现柏油样便、疼痛不能缓解或加重，应及时报告医生。

（3）在药物治疗的同时，合理安排生活，劳逸结合，避免过劳和过度紧张。劝告患者戒烟、酒，不饮或少饮咖啡、汽水、茶等。溃疡病患者应少量多餐，多吃高营养、易于消化的食物。

知识拓展

哑泉与安乐泉

哑水是一种含铜盐的泉水，即硫酸铜（胆矾）的水溶液，称为胆水。哑泉中含有过多的铜盐，这些铜盐经过水中的氧化硫杆菌、氧化铁杆菌、氧化铁硫杆菌等微生物的氧化、分解，最初形成溶于水的硫酸铜。水中还包含一些石膏微小结晶，这种石膏中含有过多的硫酸镁，使人的声带和食道迅速脱水，导致短时间失声。这种胆水饮用后会使人恶心、呕吐、腹泻，言语不清，直至虚脱、痉挛而死。解毒办法是利用酸碱中和反应原理，加入碱性物质（如氢氧化钙），使之起化学反应生成不溶于水的氢氧化铜和微溶于水的硫酸钙沉淀。人在误饮哑水之后立即饮用一定量的碱性水，再对肠胃进行清理即可。

重点提示

1. 盐的组成、类型、水解情况、酸碱性和 pH 比较见表 4-13。

表 4-13　4 类盐的组成、类型、水解情况、酸碱性和 pH

盐的组成	盐的类型	实　例	是否水解	酸碱性	pH
强酸＋弱碱	强酸弱碱盐	NH_4Cl、$(NH_4)_2SO_4$			
强碱＋弱酸	强碱弱酸盐	CH_3COONa、$NaHCO_3$			
强酸＋强碱	强酸强碱盐	$NaCl$、KNO_3			
弱酸＋弱碱	弱酸弱碱盐	CH_3COONH_4			

2. 盐类水解的医药应用

临床上常用强碱弱酸盐碳酸氢钠（$NaHCO_3$）或乳酸钠（$C_3H_5O_3Na$）治疗酸中毒；用强酸弱碱盐氯化铵（NH_4Cl）治疗碱中毒。又如，临床上常用铝盐治疗胃溃疡，因为铝盐水解产生的胶状氢氧化铝可在溃疡表面形成保护层。

边学边练

一、填空题

1. 在盐溶液中，盐解离出的离子与水解离的________或________结合生成弱电解质________的反应称为盐类的水解。

2. ____________盐的溶液显酸性，______盐的溶液显碱性，________盐不水解，溶液显中性。

3. 由于盐水解产生的________或________，改变了水中______和_____的离子浓度，所以盐溶液显酸性或碱性。

4. 碳酸钠属于____________盐，溶液显_________性；硝酸铵属于__________盐，溶液显_______性；硫酸钠属于___________盐，溶液显_______性。

5. 补充重点提示 1 表格中的空白内容。

二、选择题

1. 下列盐溶液中，显碱性的是（　　）。

   A. $NaHSO_4$　　B. $NaHCO_3$　　C. NaCl　　D. NH_4Cl

2. 下列盐溶液中，显中性的是（　　）。

   A. Na_2SO_4　　B. Na_2CO_3　　C. CH_3COOK　　D. NH_4Cl

3. 物质的量浓度相同的下列溶液中，pH 最大的是（　　）。

   A. NH_4Cl　　B. $NaHCO_3$　　C. NaCl　　D. CH_3COOH

4. 物质的量浓度相同的下列溶液中，pH 最小的是（　　）。

   A. CH_3COONa　　B. NH_4Cl　　C. KCl　　D. $NH_3 \cdot H_2O$

5. 临床上纠正酸中毒，可以选择（　　）。

   A. 氯化钠　　B. 氯化铵　　C. 碳酸氢钠　　D. 葡萄糖

课题五　缓冲溶液

学习目标

1. 说出缓冲作用和缓冲溶液的含义。
2. 说出缓冲溶液的类型。
3. 说出血液中主要缓冲对。
4. 举例说出缓冲溶液在医学上的意义。

张某，女，大学一年级学生，两天前因在校外进食不洁食物导致呕吐 3 次，腹泻 11 次，自行购买止泻药服用无好转，病情反而加重，于是在其同学的陪同下到当地医院就诊。医生对其做了化验检查之后告诉小张，这不是普通的腹泻，而是一种平常很少听到的病状，叫作酸碱平衡紊乱。腹泻怎么会变成了酸碱平衡紊乱呢？小张百思不得其解，好在医生告诉小张，这不是非常严重的问题，就是由于长时间腹泻和呕吐，导致酸碱失衡，平时注意多喝水，多休息，尤其避免摄入刺激性食物，按时服药就能康复了。

机体的许多生理和病理现象与酸碱平衡有关，尽管机体在代谢过程中不断产生酸性、碱性物质，也摄入某些酸性或碱性物质，但人体血液的 pH 始终能够保持在 7.35～7.45，基本不受体内复杂的代谢过程影响而保持相对恒定，这说明血液有调节 pH 的能力。

知识拓展

体液 pH 相对恒定的原因

体液 pH 相对恒定取决于机体三方面的调节：

（1）体液自身的缓冲作用（几秒钟内即可发生）。

（2）肺对 CO_2 呼出的调节（体液 pH 改变后 15～30 min 内发生）。

（3）肾对 H^+ 或 NH_4^+ 排出的调节（体液 pH 改变后几小时内发生）。

以上三方面作用互相协调、相互制约，共同维持体液 pH 的相对恒定。

一、缓冲作用和缓冲溶液

通过前面实验验证了，如果向纯水中加入少量酸或碱，溶液的 pH 会发生明显变化。但如果在 CH_3COOH 和 CH_3COONa 的混合溶液中加入少量酸或碱，溶液的 pH 是否有变化呢？

取 1 支大试管，加入 2 mL 0.1 mol/L CH_3COOH 和 2 mL 0.1 mol/L CH_3COONa，混合均匀，用 pH 试纸测定溶液的 pH。而后分成 2 份，在其中的 1 份中加入 2 滴 0.1 mol/L HCl，在另 1 份中加入 2 滴 0.1 mol/L NaOH，混合均匀，再用 pH 试纸测定溶液的 pH。实验结果见表 4-14。

表 4-14　3 个试管溶液的成分和 pH

试管编号	溶液成分	pH
1 号	CH_3COOH 和 CH_3COONa	4.75
2 号	CH_3COOH 和 $CH_3COONa + HCl$（2 滴）	≈4.75
3 号	CH_3COOH 和 $CH_3COONa + NaOH$（2 滴）	≈4.75

实验结果表明，3 个测定结果几乎相同，即在 CH_3COOH 和 CH_3COONa 组成的溶液中加入少量酸或碱后，溶液的 pH 无明显的变化。这种能够对抗外来少量酸或少量碱而保持溶液 pH 几乎不变的作用称为缓冲作用，具有缓冲作用的溶液称为缓冲溶液。

二、缓冲溶液的类型和组成

缓冲溶液一般由 2 种化合物组成，分别称为抗酸成分和抗碱成分。抗酸成分和抗碱成分构成 1 个缓冲对，也称为缓冲系。常见的缓冲对主要有 3 种类型，见表 4-15。

表 4-15　常见的 3 类缓冲对

缓冲对的类型	实　例	抗酸成分	抗碱成分
弱酸及其对应的盐	$CH_3COOH - CH_3COONa$ $H_2CO_3 - NaHCO_3$	CH_3COONa $NaHCO_3$	CH_3COOH H_2CO_3
弱碱及其对应的盐	$NH_3 \cdot H_2O - NH_4Cl$	$NH_3 \cdot H_2O$	NH_4Cl
多元弱酸的酸式盐及其对应的次级盐	$NaHCO_3 - Na_2CO_3$ $NaH_2PO_4 - Na_2HPO_4$	Na_2CO_3 Na_2HPO_4	$NaHCO_3$ NaH_2PO_4

缓冲溶液之所以能保持溶液 pH 几乎不变，是因为缓冲对的抗酸成分和抗碱成分能够分别对抗外来的少量强酸或强碱，维持了溶液的 pH。

三、缓冲作用原理

以 $H_2CO_3 - NaHCO_3$ 缓冲对为例，说明缓冲溶液的缓冲作用原理。在 $H_2CO_3 - NaHCO_3$ 缓冲溶液中，$NaHCO_3$ 为强电解质，在溶液中全部解离成 Na^+ 和 HCO_3^-；H_2CO_3 为弱电解质，只解离出少量的 H^+ 和 HCO_3^-，绝大部分仍以 H_2CO_3 分子存在。它们的解离方程式如下：

$$NaHCO_3 = Na^+ + \boxed{HCO_3^-}$$

$$H_2CO_3 \rightleftharpoons H^+ + HCO_3^-$$

根据 $NaHCO_3$ 和 H_2CO_3 的解离情况可以分析出，在 H_2CO_3 - $NaHCO_3$ 溶液中，存在大量的 H_2CO_3 和 HCO_3^-。其中，H_2CO_3 是抗碱成分，HCO_3^- 是抗酸成分。

当向 H_2CO_3 - $NaHCO_3$ 溶液中加入少量酸时，HCO_3^- 与外加的 H^+ 结合生成 H_2CO_3，使 H_2CO_3 的解离平衡逆向移动。建立新平衡时，HCO_3^- 的浓度略有减少，H_2CO_3 的浓度略有增加，而 H^+ 浓度几乎没有变化，所以溶液的 pH 几乎不变。HCO_3^- 抗酸的离子方程式为：

$$HCO_3^- + H^+\text{（外加）} \rightleftharpoons H_2CO_3$$

因为溶液中主要来自 $NaHCO_3$ 的 HCO_3^- 起到了抵抗外来少量酸的作用，所以 $NaHCO_3$ 为抗酸成分。

当向 H_2CO_3 - $NaHCO_3$ 溶液中加入少量碱时，H_2CO_3 解离出来的 H^+ 与外加的 OH^- 结合生成 H_2O，使 H_2CO_3 的解离平衡正向移动，使因与外来 OH^- 结合而消耗的 H^+ 得到补充。建立新平衡时，H_2CO_3 的浓度略有减少，HCO_3^- 的浓度略有增加，而 H^+ 浓度几乎没有变化，所以溶液的 pH 几乎不变。H_2CO_3 抗碱的离子方程式为：

$$H_2CO_3 + OH^-\text{（外加）} \rightleftharpoons HCO_3^- + H_2O$$

因为溶液中的 H_2CO_3 解离出来的 H^+ 起到了抵抗外来少量碱的作用，所以 H_2CO_3 为抗碱成分。

由于 H_2CO_3 - $NaHCO_3$ 溶液具有抗酸、抗碱的能力，即具有缓冲作用，所以 H_2CO_3 - $NaHCO_3$ 溶液是缓冲溶液。

必须指出的是，缓冲溶液的缓冲作用是有限度的。当外来的酸或碱过多时，缓冲溶液中的抗酸成分或抗碱成分将被耗尽，缓冲溶液就会失去缓冲作用。

四、人体中重要的缓冲对

正常人体血液的 pH 总是维持在 7.35 ~ 7.45，因为这一 pH 范围最适于细胞的代谢以及整个机体的生存。我们每天要摄取一些酸性物质和碱性物质，还有体内通过代谢也会产生一些酸性物质或碱性物质。为什么血液 pH 不因此而改变呢？原因之一就是血液中存在一系列的缓冲对。血液中的缓冲对主要有：

血浆缓冲体系有：

$NaHCO_3/H_2CO_3$、Na_2HPO_4/NaH_2PO_4

Na-Pr/H-Pr（Pr 为血浆蛋白）

红细胞缓冲体系有：

$KHCO_3/H_2CO_3$、K_2HPO_4/KH_2PO_4

K-Hb/H-Hb（Hb 为血红蛋白）

K-HbO_2/H-HbO_2（HbO_2 为氧合血红蛋白）

血浆中的主要阳离子为 Na^+，所以弱酸盐为钠盐；红细胞中的主要阳离子是 K^+，所以弱酸盐为钾盐。血浆中以 $NaHCO_3/H_2CO_3$ 缓冲对的缓冲能力最强；红细胞中以 K-Hb/H-Hb 和 K-HbO_2/H-HbO_2 缓冲对的缓冲能力最为重要。

总的来说，$NaHCO_3/H_2CO_3$ 缓冲对在血液中的浓度最大，缓冲能力最大，其比值保持在 20∶1，对维持血液正常的 pH 起着决定性的作用。

贴近医学

酸碱平衡

正常情况下，机体不断摄入各种酸性和碱性物质，同时体内物质代谢过程中又不断产生酸性和碱性代谢产物。但体液 pH 总是稳定在一个相对恒定的范围内（7.35～7.45）。机体这种能调节体内酸性和碱性物质的含量和比例，使体液 pH 总是维持在恒定范围内的过程称为酸碱平衡。

体液 pH 的相对恒定主要取决于三方面的调节：体液自身的缓冲作用（几秒钟内即可发生）；肺对 CO_2 呼出的调节（体液 pH 改变后 15～30 min 内发生）；肾对 H^+ 或 NH_4^+ 排出的调节（体液 pH 改变后几小时内发生）。三方面作用互相协调、相互制约，共同维持体液的相对恒定。如果体内的酸碱物质超过机体的调节范围，或三种调节作用中的某一种出现障碍，则有可能导致机体酸碱平衡紊乱，从而出现酸中毒或碱中毒。根据血液 pH 的变化，$pH < 7.35$ 为酸中毒，$pH > 7.45$ 为碱中毒。

体液 pH 的相对恒定对维持正常的物质代谢和生理功能具有十分重要的意义。

重点提示

1. 缓冲作用和缓冲溶液：能够对抗外来少量酸或少量碱而保持溶液 pH 几乎不变的作用称为缓冲作用，具有缓冲作用的溶液称为缓冲溶液。

2. 缓冲对的类型和血液中主要缓冲对（见表 4-16）

表 4-16 缓冲对的类型、实例和血液中的缓冲对

缓冲对的类型	实　例	血液中主要缓冲对
弱酸及其对应的盐	CH_3COOH/CH_3COONa $H_2CO_3/NaHCO_3$	$H_2CO_3/NaHCO_3$ NaH_2PO_4/Na_2HPO_4 Hb/K-Hb $H\text{-}HbO_2/K\text{-}HbO_2$ H-Pr/Na-Pr
弱碱及其对应的盐	$NH_3 \cdot H_2O/NH_4Cl$	
多元弱酸的酸式盐及其对应的次级盐	$NaHCO_3/Na_2CO_3$ NaH_2PO_4/Na_2HPO_4	

3. 人体主要依靠体液中存在的缓冲系统、肺和肾调节酸碱平衡。缓冲系统以 $NaHCO_3/H_2CO_3$ 最为重要，其比值保持在 20∶1。

边学边练

一、填空题

1. 缓冲溶液的缓冲作用是指________________，保持溶液________________基本不变的作用。

2. 缓冲溶液有__________________、__________________和__________________3 种类型。

3. 正常人体血液的 pH 总是维持在________________。

4. 血液中最重要的缓冲对是______________。其中，抗酸成分是______________。

二、选择题

1. 对于缓冲作用的叙述，下面说法正确的是（　　）。
   A. 能够对抗外来酸而保持溶液 pH 几乎不变
   B. 能够对抗外来碱而保持溶液 pH 几乎不变
   C. 能够对抗外来大量酸或碱而保持溶液 pH 几乎不变
   D. 能够对抗外来少量酸或碱而保持溶液 pH 几乎不变

2. 下列各组化合物中，能构成缓冲对的一组是（　　）。
   A. H_2CO_3 - Na_2CO_3　　B. $CH_3COOH\text{-}CH_3COONa$
   C. HCl-NaCl　　D. $NH_3 \cdot H_2O\text{-}CH_3COOH$

3. 下列说法中，错误的是（　　）。
   A. 缓冲溶液能够抵抗少量的酸或碱
   B. 浓度大的强酸或强碱也具有缓冲作用
   C. 人体内的各种缓冲对使体液 pH 保持不变

D. 人体血液中缓冲能力最强的缓冲对是 H_2CO_3 - $NaHCO_3$

4. 人体血浆中最主要的缓冲对中抗酸成分是（　　）。

A. HCO_3^-　　B. CO_2（溶解）

C. CO_3^{2-}　　D. $H_2PO_4^-$

E. CH_3COO^-

5. 机体调节酸碱平衡最迅速的途径是（　　）。

A. 血液缓冲系统　　B. 肺

C. 肾　　D. 皮肤

实践四　盐溶液酸碱性的判断

一、实践目标

（1）会使用广泛 pH 试纸测定溶液的酸碱性。

（2）分析盐溶液呈酸碱性的原因。

（3）培养学生严谨求实的实验态度和规范操作的实验意识。

二、实践准备

1．仪　器

点滴板，广泛 pH 试纸。

2．药　品

0.1 mol/L HCl 溶液，0.1 mol/L CH_3COOH 溶液，0.1 mol/L $NH_3 \cdot H_2O$ 溶液，酚酞试液，蒸馏水，0.1 mol/L NaOH 溶液，甲基橙试液，石蕊试液，0.1 mol/L NaCl 溶液，0.1 mol/L CH_3COONa 溶液，0.1 mol/L NH_4Cl 溶液。

三、实践过程

1．常用酸碱指示剂在酸碱溶液中颜色的变化

取 2 支试管，各加入 1 mL 蒸馏水与酚酞试液 1 滴，观察其颜色。然后向 1 支试管中加入 2 滴 0.1 mol/L HCl 溶液，在另 1 支试管中加入 2 滴 0.1 mol/L NaOH 溶液，观察颜色的变化，并记录在表 4-17 中。

取 2 支试管，各加入 1mL 蒸馏水与甲基橙试液 1 滴，观察其颜色。然后向 1 支试管中加入 2 滴 0.1 mol/L HCl 溶液，在另 1 支试管中加入 2 滴 0.1 mol/L NaOH 溶液，观察颜色的变化，并记录在表 4-17 中。

取 2 支试管，各加入 1 mL 蒸馏水与石蕊试液 2 滴，观察其颜色。然后向 1 支试管中加入 2 滴 0.1 mol/L HCl 溶液，在另 1 支试管中加入 2 滴 0.1 mol/L NaOH 溶液，观察颜色的变化，并记录在表 4-17 中。

表 4-17　酸碱指示剂在酸碱溶液中颜色的变化

指示剂	酚酞	甲基橙	石蕊
水			
盐酸			
氢氧化钠			

2．用广泛 pH 试纸测定溶液近似 pH

在白色点滴板凹穴内，放入广泛 pH 试纸，在每片试纸上分别滴加蒸馏水、0.1 mol/L HCl、0.1 mol/L NaOH、0.1 mol/L CH_3COOH、0.1 mol/L $NH_3 \cdot H_2O$ 各 2 滴，将 pH 试纸显现的颜色与标准比色板对照，判断溶液近似 pH，并将实践结果填入表 4-18 中。

表 4-18　溶液 pH 测定

溶液名称	蒸馏水	HCl	NaOH	CH_3COOH	$NH_3 \cdot H_2O$
溶液 pH					

3．盐类的水解

在白色点滴板凹穴内，分别放入广泛 pH 试纸、红色石蕊试纸、蓝色石蕊试纸，在每片试纸上分别滴加 1 滴 0.1 mol/L NaCl 溶液、0.1 mol/L CH_3COONa 溶液、0.1 mol/L NH_4Cl 溶液，将广泛 pH 试纸显现的颜色与标准比色板对照，判断溶液近似 pH 及酸碱性，并将实践结果填入表 4-19 中，将红色石蕊试纸、蓝色石蕊试纸的颜色变化填入表 4-19 中，并说明原因。

表 4-19　盐类的水解

溶液名称	近似 pH	溶液酸碱性	解释原因
NaCl			
CH_3COONa			
NH_4Cl			

说明：红色石蕊试纸显酸性，用来鉴别碱性物质，遇碱性物质则变蓝；蓝色石蕊试纸相反。

四、注意事项

（1）本次实践活动所用药品较多，应注意试剂瓶上的滴管不可乱插造成“张冠李戴”，以免污染试剂。

（2）本次实践活动所用试纸较多，用后应扔入废物缸中，切不可抛入水槽中，以防水槽和下水道堵塞或腐蚀。

五、结果讨论

（1）将实验操作中测定的 pH 填写到实践操作表中。

（2）盐有几种类型，盐为什么能显示不同的酸碱性？

六、实践作业

请选取生活中的一些物质，测定它们的 pH，说明它们的酸碱性（不少于 5 种）。

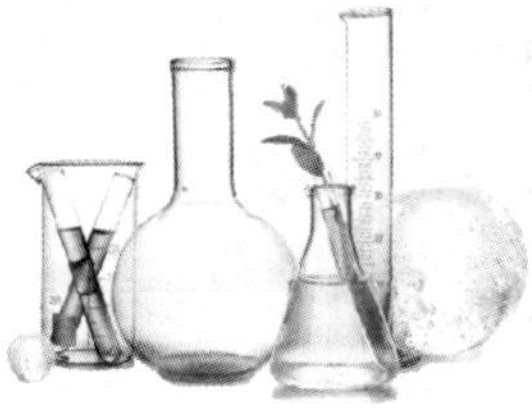

第五单元　有机化合物和医学

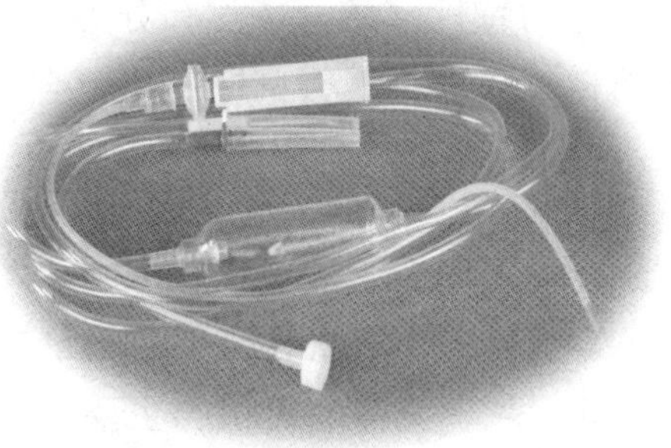

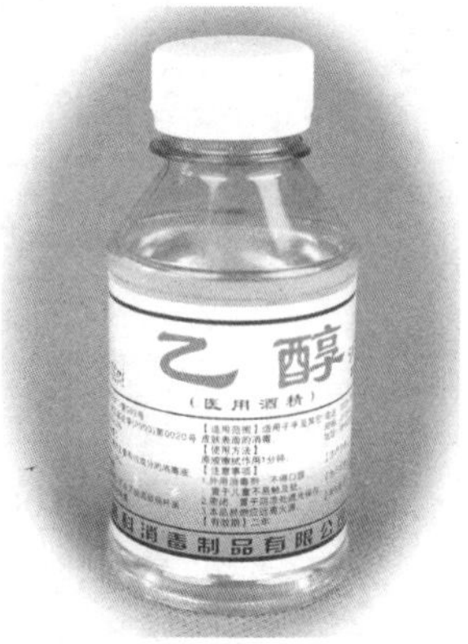

日常生活中我们经常遇到的一些物质如酒精、塑料、食醋、食糖、淀粉、蛋白质、油脂、汽油等都是有机物。不仅如此，组成人体的化学物质中也有多种有机物，如有机酸、单糖、维生素、核苷酸、蛋白质等，它们在生命活动中发挥着重要的作用。对每位医学生来说，掌握必备的有机化合物基础知识，学会有机化学的学习方法，对后续基础医学及临床医学课程的学习将是十分必要的。

课题一　有机化合物概述

学习目标

1. 说出有机化合物和有机化学的概念；能区别无机物和有机物。
2. 说出人体内常见的有机物。
3. 说出有机化合物的特性、结构特点和分类。
4. 说出官能团的概念、名称；会判断有机化合物的类别。

资料链接

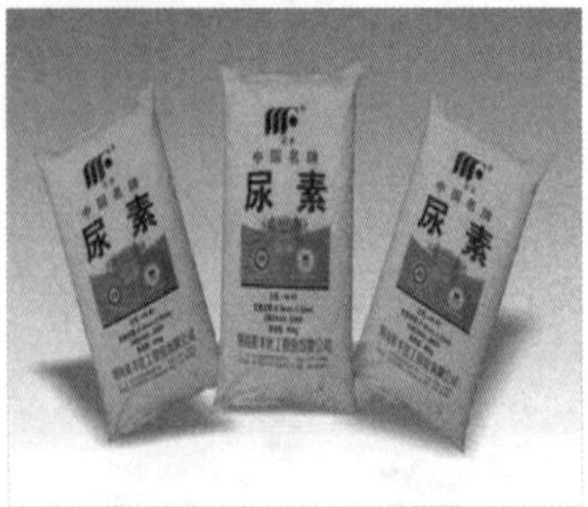

图 5-1　尿　素

课堂互动

列出你所熟悉的无机物和有机物的化学式（分别不少于 5 种）。

自然界的物质分为两大类：无机物和有机物。无机物只有几十万种，由 100 多种元素组成；而有机化合物目前已有数千万种，构成的元素主要是碳、氢、氧、氮等。无机物主要来源于矿物质，而有机物则来源于动物体和植物体。我们学过的单质、氧化物、酸、碱、盐等都是无机物，而日常生活中必需的糖类、脂肪、蛋白质、酒精、汽油等，都属于有机物。

19 世纪以前，有机物只能从动植物等生物体内取得。从 19 世纪 20 年代开始，人们用非生物体内取得的物质首次合成了有机物——尿素（图 5-1），打破了只能从生物体取得有机物的限制。现在人们已经能够合成许多自然界已有的或自然界没有的有机物，如合成塑料、合成橡胶、合成纤维、药物和染料等。因此，在有机物和无机物之间并没有十分明显的界线，有机物现在只是作为习惯名称被保留下来。

一、有机化合物和有机化学

表 5-1 列出了一些化合物的化学式、组成元素及相对分子质量，仔细观察后讨论，前 5 种物质在元素组成上有什么特点？甲烷、乙醇、葡萄糖的相对分子质量与淀粉、蛋白质比较有何不同？

讨论得出甲烷、乙醇、葡萄糖、淀粉、蛋白质在元素组成上都含有碳和氢两种元素。甲烷、乙醇、葡萄糖的相对分子质量比淀粉、蛋白质小得多。

表 5-1 常见化学物质的元素组成和相对分子质量的比较

化合物	化学式	组成元素	相对分子质量
甲烷	CH_4	C、H	16
乙醇	C_2H_5OH	C、H、O	46
葡萄糖	$C_6H_{12}O_6$	C、H、O	180
淀粉	$(C_6H_{10}H_5)_n$	C、H、O	几万到几万以上
蛋白质		C、H、O、N	几千到 100 万以上
盐酸	HCl	H、Cl	36.5
氢氧化钠	NaOH	Na、O、H	40
氯化钠	NaCl	Na、Cl	58.5
硫酸钾	K_2SO_4	K、S、O	174

甲烷、乙醇、葡萄糖、淀粉、蛋白质均为有机化合物，在元素组成上都含有碳和氢两种元素，由此推知任何一种有机化合物，其分子组成中都含有碳元素，简单地说有机化合物就是含碳的化合物。研究证明绝大多数有机化合物还含有氢、氧、氮等元素，少数还含有硫、磷、卤素等。而且有机化合物分子中的氢原子可以被其他的原子或原子团替代，从而衍生出许许多多其他的有机化合物，所以现代人们认为：碳氢化合物及其衍生物称为有机化合物，简称有机物。研究有机化合物的化学科学称为有机化学。

一氧化碳、二氧化碳和碳酸盐等少数物质，虽然含有碳元素，但由于它们的组成和性质与无机物相似，通常把这些化合物归为无机物。

甲烷、乙醇、葡萄糖的相对分子质量比淀粉和蛋白质小得多，像甲烷、乙醇、葡萄糖这类相对分子质量较小的有机化合物称为有机小分子；淀粉、蛋白质、核酸这类相对分子质量很大的有机化合物称为生物大分子。

> **课堂互动**
>
> **请判断**
>
> 1. 含碳的化合物一定是有机物，这个说法正确吗？为什么？
>
> 2. H_2CO_3 和 CH_4 是有机物还是无机物？列举两种你熟悉的有机物。

二、人体内常见的有机物

在生物体中，除水和一些无机盐外，几乎全是有机物，如淀粉、蔗糖、油脂、蛋白质、核酸以及各种色素。

1．人体内常见的有机物

人体的化学组成
- 无机物：水和无机盐
- 小分子有机物：有机酸、维生素、氨基酸、核苷酸、单糖、有机胺
- 生物大分子：蛋白质、核酸、多糖、蛋白聚糖、复合脂类

2．有机化合物与医学

有机化合物与医学的关系十分密切。人体主要由有机物组成，人体内物质代谢和生命过程就是千千万万有机化学反应的结果。防病治病的药物大多数都是有机化合物，药物的合成、鉴定和提取等都离不开有机化学知识。医学基础课如生物化学、生理学、免疫学和遗传学等学科，都需要有机化学知识作为基础。有机化学已广泛渗透到生命科学的各个领域，是生命科学不可缺少的化学基础。生命现象中深层次的问题实际上都是有机化学的问题。学习有机化学的知识为探索生命奥妙奠定必要的基础。

三、有机化合物的特性

有机化合物的组成和结构与无机物差异较大，导致有机化合物与无机物有明显的不同。

1．易于燃烧

绝大多数有机化合物都可以燃烧，如棉花、汽油、液化气、纸、木料、油脂、酒精和乙醚等，燃烧产物一般都有二氧化碳和水。而无机物则大部分不能燃烧。利用这一性质，可区别有机化合物和无机化合物。塑料的燃烧见图 5-2。

2．熔点较低

有机化合物的熔点都较低，一般不超过 400 °C。常温下多数有机化合物为易挥发的气体、液体或低熔点固体。而无机物熔点较高，如氯化钠的熔点是 800 °C，氧化铝的熔点则高达 2 050 °C。如用酒精灯加热食盐不能熔化，而加热食糖则很快熔化。

3．难溶于水

绝大多数有机化合物难溶于水，而易溶于有机溶剂。有机溶剂是指能作为溶剂的有机化合物，如酒精、汽油、乙醚等。而无机物则相反，大多易溶于水，难溶于有机溶剂。

知识拓展

人体化学组成和必需营养素

人体化学组成：

水 55%～67%，蛋白质 15%～18%，脂类 10%～15%，无机盐 3%～4% 及糖类 1%～2% 等。

营养素（nutrient）：指食物中可给人体提供能量、构成机体和组织修复以及具有生理调节功能的化学成分。人体所必需的营养素主要有六类：糖、脂、蛋白质、水、无机盐、维生素。

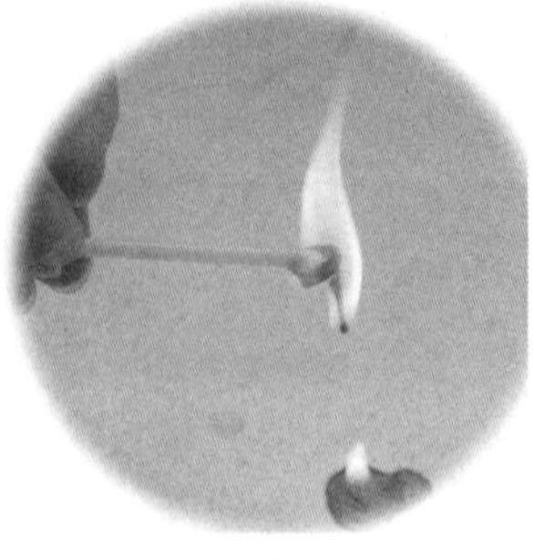

图 5-2　塑料的燃烧

知识链接

常用的有机溶剂

1. 种　类

酒精、汽油、氯仿及丙酮等。

2. 用　途

己烷：除锈；
柠檬精：用于洗洁精；
酒精：用于香水；
四氯乙烯：主要用于干洗；
甲苯、松节油：涂料稀释剂；
丙酮、醋酸甲酯、醋酸乙酯：用于洗甲水或去除胶水。

4．稳定性差

多数有机化合物不如无机化合物稳定，常因温度、细菌、空气或光照的影响而分解变质。例如维生素 C 片剂（图 5-3）是白色，若长时间放置于空气中会变质呈黄色，失去药效。此外许多抗生素，经过一定时间后也会发生变质而失效。所以，许多药物常注明失效期。

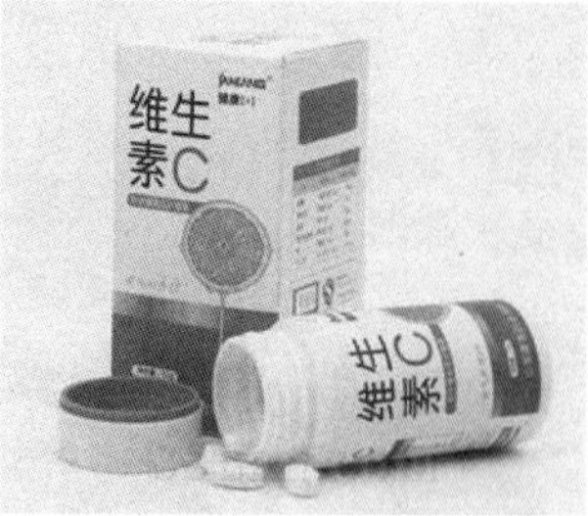

图 5-3　维生素 C 片剂

5．反应速度比较慢

多数无机化合物之间的反应速度较快，如离子反应能在瞬间完成。而多数有机化合物之间的反应速度较慢，有的需几小时、几天，甚至更长时间才能完成。因此常采用加热、光照或使用催化剂等加快反应的进行。

6．反应产物复杂

多数有机化合物之间的反应，常伴有副反应发生，所以反应后的产物复杂，产物中常混有其他化合物。表达有机化学反应时，只需写出主要反应的主要产物，反应式中常用单箭头“$\longrightarrow$”表示。而无机物之间的反应，一般很少有副反应产生，化学方程式用双线“$=\!=\!=$”表示。

四、有机化合物的结构特点

有机化合物的基本结构主要由碳原子的结构特点决定。

1．碳原子的特性

碳元素位于元素周期表的第 2 周期第ⅣA 族。由于碳原子最外电子层有 4 个电子，在化学反应中，它既不容易失去电子，也不容易得到电子，所以有机化合物中的碳原子总是形成共价键，与其他原子共用 4 对电子达到 8 电子的稳定结构，如甲烷。

甲烷分子中碳原子最外电子层的 4 个电子，能与 4 个氢原子形成 4 个共价键，组成甲烷分子 CH_4。如果以“·”表示碳原子的最外层电子，以“×”表示氢原子的 1 个电子，则甲烷分子的电子式表示如下；如果把电子式中的共用电子对改用短线表示，即成为甲烷分子的结构式，可表示如下：

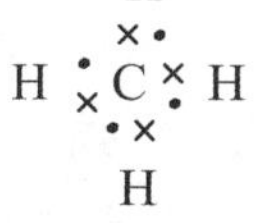
电子式

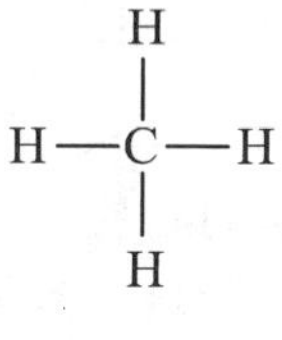
结构式

知识拓展

共价键

原子间通过共用电子对形成的化学键称为共价键。共用的电子对用短线“—”表示。

最简单的有机物甲烷（CH_4）分子中的共价键如下：

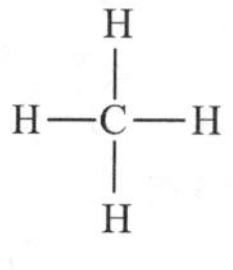

这种用短线表示共价键，将有机物中各原子按一定顺序和方式连接起来的式子称为结构式。

2．碳碳键的类型

有机化合物中，碳原子的 4 个电子不仅能与氢原子或其他元素原子的电子形成共价键，而且碳原子之间也可以通过共价键相结合。两个碳原子之间共用 1 对电子形成的共价键称为碳碳单键；共用 2 对电子形成的共价键称为碳碳双键；共用 3 对电子形成的键称为碳碳三键。可表示如下：

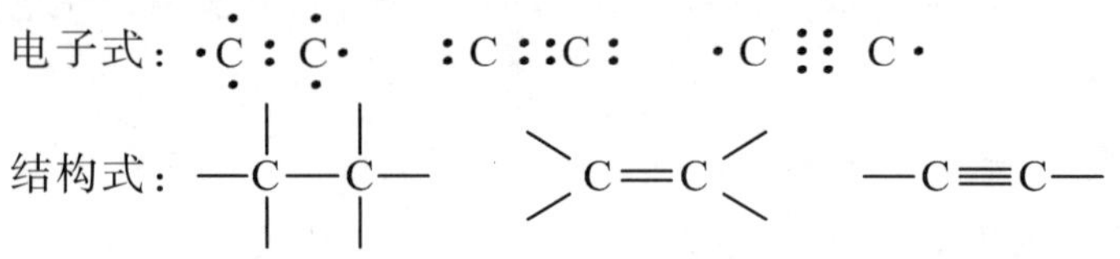

单键　　　双键　　　三键

3．碳原子之间的连接方式

碳原子之间还可以相互连接形成长短不一的链状和各种不同的环状，构成有机化合物的基本骨架。例如：

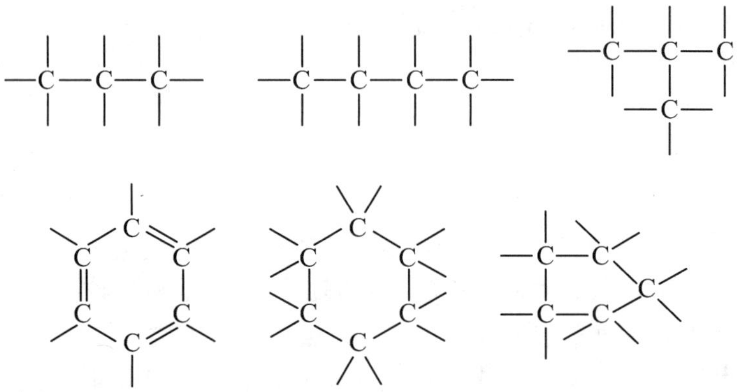

这是有机化合物种类繁多的重要原因之一。

4．同分异构现象

有机物的种类繁多，远远超过无机物。原因有两方面，一是有机物中含有的碳原子数目不同，二是有机物中普遍存在同分异构现象。如：分子组成为 C_2H_6O 的化合物，可以有两种不同的连接方式，从而构成两种不同的物质。一种是我们熟悉的酒精，常温下是液体，能与金属钠反应。而另一种是甲醚，常温下为气体，不与钠反应。乙醇和甲醚的球棍模型如图 5-4 所示。

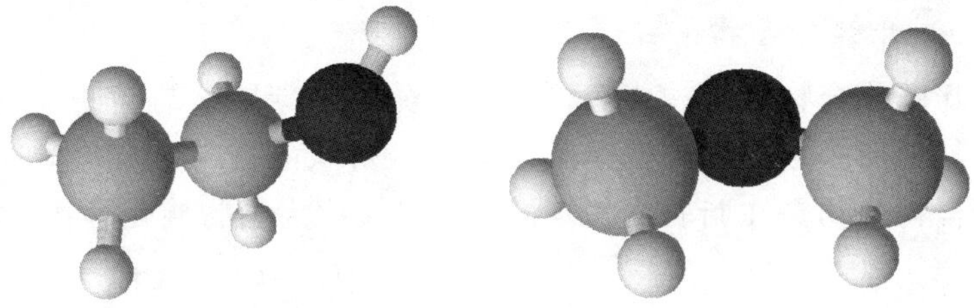

乙醇　　　　甲醚

图 5-4　乙醇和甲醚的球棍模型

乙醇和甲醚的结构式分别为：

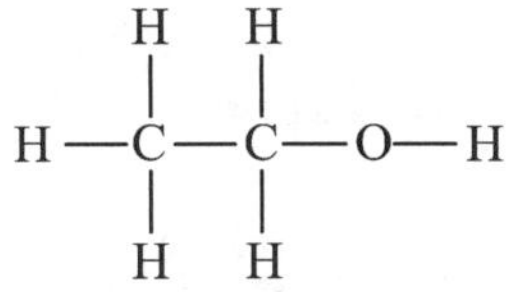

乙醇

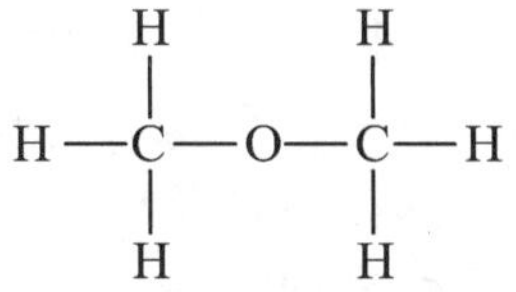

甲醚

像乙醇和甲醚这种分子式相同，而结构不同的化合物，互称为同分异构体。这种现象称为同分异构现象。同分异构现象在有机化合物中普遍存在，是有机化合物种类繁多的主要原因之一。

为书写方便，开链化合物常常省去碳氢单键或全部单键，除碳原子外的其他原子合并，在其元素符号右下角用阿拉伯数字标出该原子的数目，称为结构简式。乙醇和甲醚的结构简式分别为：

$CH_3—CH_2—OH$　　　　$CH_3—O—CH_3$

乙醇　　　　甲醚

五、有机化合物的分类

有机化合物的种类繁多，为了便于学习，需要对有机化合物进行分类。按照元素组成，有机化合物分为烃和烃的衍生物两大类；根据有机化合物的分子结构一般有两种分类方法，一种是按碳骨架分类，另一种是按官能团分类。

（一）碳骨架不同

这种分类方法，是按有机物分子中碳原子的连接方式而分的。

- 有机化合物
  - 开链化合物（脂肪族化合物）
  - 闭环化合物
    - 碳环化合物
      - 脂环族化合物
      - 芳香族化合物
    - 杂环化合物

课堂互动

结构式和结构简式的区别

乙醇的结构式：

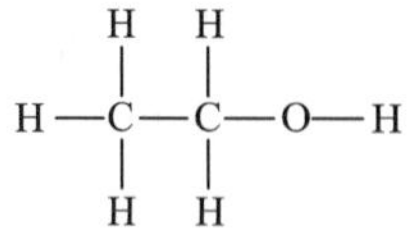

乙醇的结构简式：

$CH_3—CH_2—OH$

试写出乙醚的结构式和结构简式。

课堂互动

烃和烃的衍生物

烃：仅由碳和氢两种元素组成的化合物称为碳氢化合物，简称烃，如甲烷、乙烯、乙炔、苯等。

烃的衍生物：烃分子中的氢原子被其他原子或者原子团取代而生成的一系列化合物称为烃的衍生物，如醇、酚、醚、羧酸、酯、糖、油脂、蛋白质等。

1．开链化合物

开链化合物是指构成有机化合物分子的碳原子与碳原子或碳原子与其他原子之间的连接全部是开放性链状的有机化合物。这类有机化合物最初是在脂肪中发现的，所以又称为脂肪族化合物。例如：

$$CH_3-CH_2-CH_3$$

丙烷

$$\begin{array}{c}CH_3-CH-CH_3\\ |\\ CH_3\end{array}$$

2-甲基丙烷

2．闭环化合物

闭环化合物是指碳原子与碳原子或碳原子与其他原子之间结合形成的环状有机化合物。按照组成环的原子种类不同，又分为碳环化合物和杂环化合物。

（1）碳环化合物　全部由碳原子组成一个或多个碳环的化合物。根据碳环中碳原子结合方式不同，又分为脂环族化合物和芳香族化合物。如环戊烷、环已烷是脂肪族化合物：

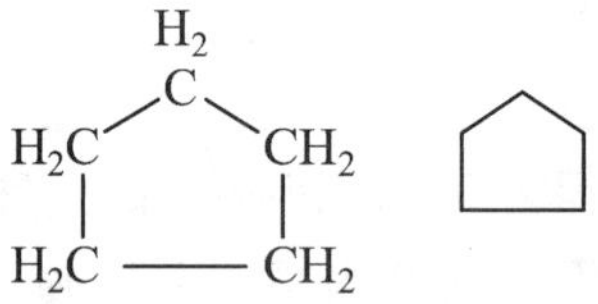

环戊烷

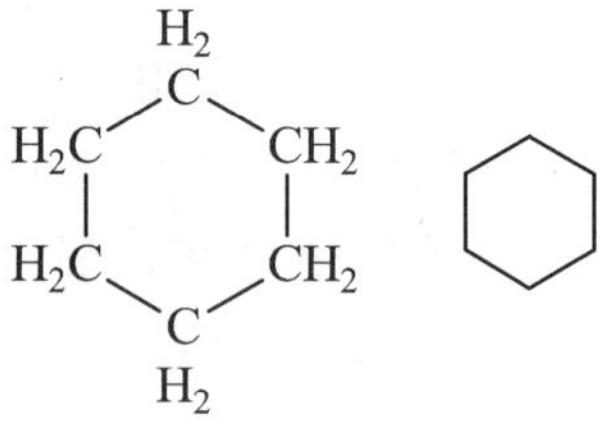

环已烷

又如，苯和萘是芳香族化合物（含有苯环结构）：

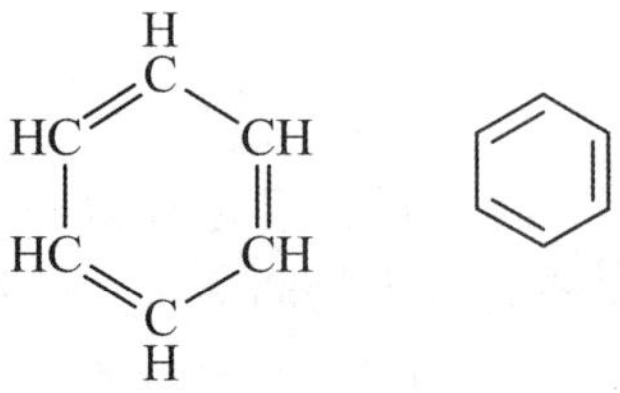

苯

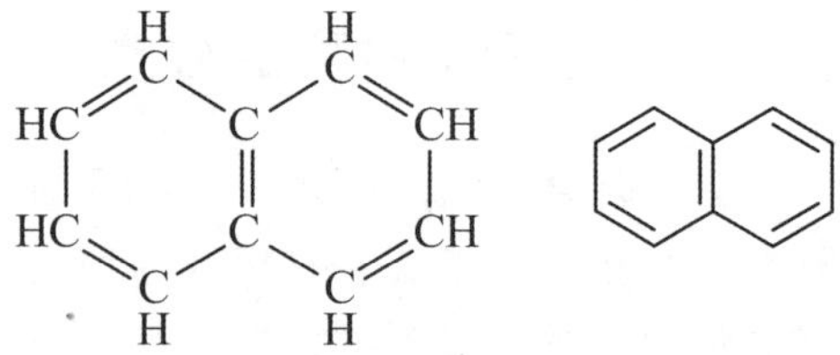

萘

（2）杂环化合物　指组成环的原子除碳原子外，还含有其他原子的化合物。例如：

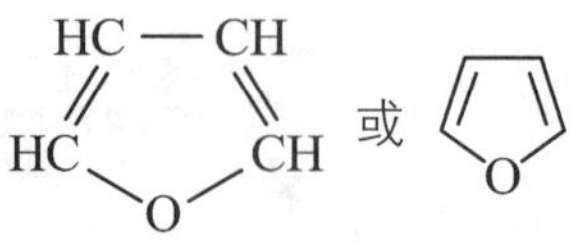

呋喃

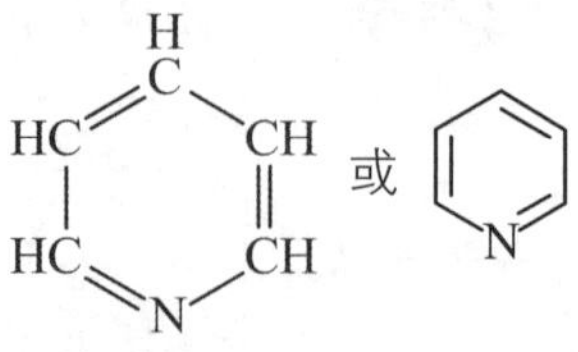

吡啶

（二）按官能团分类

在有机化合物分子中能体现一类化合物特性的原子或原子团，称为官能团，如羟基（—OH）和醚键（—O—）。

含有相同官能团的化合物在化学性质上基本相似。几种比较重要的有机化合物和它们的官能团见表 5-2。

表 5-2　部分有机化合物及其官能团

官能团名称	官能团结构	化合物类别	化合物举例	
碳碳双键	$>C=C<$	烯烃	$CH_2=CH_2$	乙烯
碳碳三键	$-C\equiv C-$	炔烃	$H-C\equiv C-H$	乙炔
羟基	—OH	醇	CH_3OH	甲醇
		酚	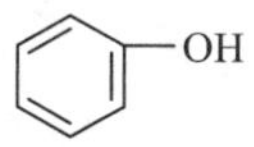	苯酚
醚键	—O—	醚	CH_3-O-CH_3	甲醚
醛基	$-\overset{\overset{O}{\|}}{C}-H$	醛	$CH_3-\overset{\overset{O}{\|}}{C}-H$	乙醛
酮基	$>C=O$	酮	$CH_3-\overset{\overset{O}{\|}}{C}-CH_3$	丙酮
羧基	$-\overset{\overset{O}{\|}}{C}-OH$	羧酸	$CH_3-\overset{\overset{O}{\|}}{C}-OH$	乙酸

重点提示

1. 基本概念

有机化合物：碳氢化合物及其衍生物称为有机化合物，简称有机物。研究有机化合物的化学称为有机化学。

结构式：表示有机化合物分子中原子之间连接顺序和方式。官能团：决定一类有机化合物特性的原子或原子团。

2. 人体内常见的有机物

小分子有机物：有机酸、有机胺、维生素、核苷酸、单糖、氨基酸等。

生物大分子：蛋白质、核酸、多糖、蛋白聚糖、复合脂类。

3. 有机化合物的特性

易于燃烧、熔点较低、难溶于水、稳定性差、反应速率慢、反应产物复杂。

4. 有机化合物结构特点

碳原子能与氢原子或其他原子形成 4 个共价键。

碳原子之间可形成长短不一的碳链或碳环。

碳原子之间的结合方式有单键、双键和三键。

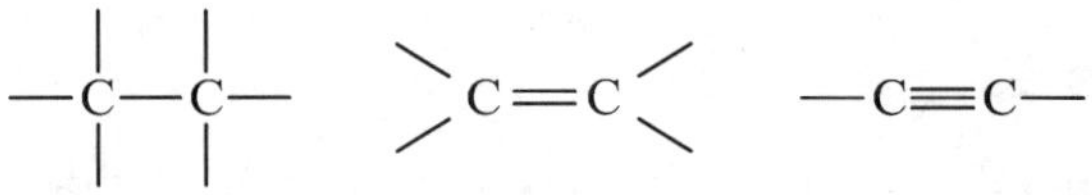

5. 有机化合物分类

按碳骨架分类：

- 有机化合物
  - 开链化合物（脂肪族化合物）
  - 闭环化合物
    - 碳环化合物
      - 脂环族化合物
      - 芳香族化合物
    - 杂环化合物

按官能团分类：

- 有机物
  - 烃
    - 烷烃　无官能团
    - 烯烃　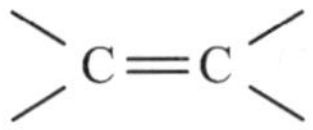
    - 炔烃　—C≡C—
  - 烃的衍生物
    - 醇　—OH
    - 酚　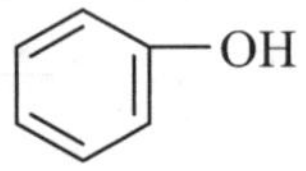
    - 醚　—O—
    - 醛　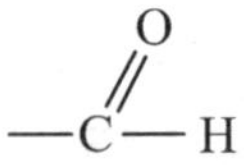（或—CHO）
    - 酮　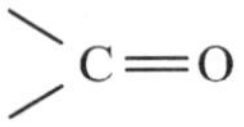（或—CO）
    - 羧酸　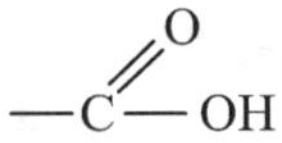（或—COOH）

边学边练

一、填空题

1. 有机化合物是指________________________。

2. 有机化合物一般都__________燃烧，熔点________，________难溶于水，______溶于有机溶剂，稳定性__________。

3. 有机化合物中碳元素总是显__________价，碳碳之间不仅可以单键结合，而且还可以________或_______相结合。

4. 决定一类有机化合物__________的原子或原子团称为官能团。

二、选择题

1. 大多数有机化合物具有的一般特征是（　　）。

A. 可燃性　　B. 反应比较简单

C. 易溶于水　　D. 沸点高

2. 下列化合物属于有机物的是（　　）。

A. CH_4　　B. CO_2　　C. K_2CO_3

D. H_2CO_3　　E. CO

3. 下列物质中，容易燃烧的是（　　）。

A. NaCl　　B. 金属 Fe　　C. HCl

D. 无水酒精　　E. NaOH

4. 下列物质中，不易变质的是（　　）。

A. 维生素 C　　B. 油脂　　C. 抗生素片剂

D. 石灰石　　E. 蛋白质

5. 分子组成属于开链化合物的是（　　）。

A. 环丙烷　　B. 环己烷　　C. 戊烷　　D. 环丁烷

6. 炔烃的官能团是（　　）。

A. 醚键　　B. 醛基　　C. 羟基

D. 碳碳三键　　E. 羧基

7. 分子组成相同，结构不同的物质互为（　　）。

A. 同位素　　B. 同素异形体

C. 同分异构现象　　D. 同分异构体

课题二　常见的烃

学习目标

1. 说出烃的定义及分类。
2. 说出甲烷、乙烯、乙炔、苯的结构特点和主要性质。
3. 说出烷烃、烯烃、炔烃和芳香烃的结构通式和主要化学性质。
4. 能区别烷烃、烯烃、炔烃和芳香烃。
5. 说出医药中常见的烃及其用途。
6. 使学生初步建立学习有机物的基本方法："结构决定性质、性质反映结构"的思想。

资料链接

可燃冰在自然界中主要储存于海底或寒冷地区的永久冻土带，比较难以寻找和勘探。新研制的灵敏度极高的仪器，可以实地即时测出海底土壤、岩石中各种超微量甲烷、乙烷、丙烷及氢气的精确含量，由此判断出可燃冰资源存在与否和资源量等各种指标。

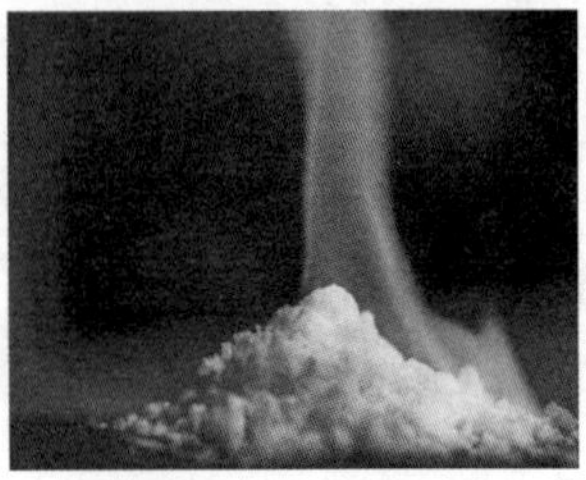

图 5-5　可燃冰燃烧

可燃冰指甲烷含量超过 99% 的天然气水合物，又称为甲烷水合物。它是在一定条件（合适的温度、压力、气体饱和度、水的盐度、pH 等）下由水和天然气在高压和低温条件下混合组成的类冰的、非化学计量的、笼形结晶化合物，它可用 $mCH_4 \cdot nH_2O$ 来表示，m 代表水合物中的气体分子，n 为水合指数（即水分子数）。

可燃冰被国际公认为石油、天然气的替代能源，是世界重要的战略资源。可燃冰主要分布在东、西太平洋和大西洋西部边缘，是一种极具发展潜力的新能源，但由于开采困难，海底可燃冰至今仍原封不动地保存在海底和永久冻土层内。可燃冰燃烧见图 5-5。

烃，又称碳氢化合物，是一类有机化合物。这类化合物只由碳和氢两种元素组成，其中包括烷烃、烯烃、炔烃、环烃及芳香烃五大类。其他有机化合物都可看作烃的衍生物。

根据组成烃的碳骨架，烃可以分为：

（1）开链烃：烃分子中碳原子以开链结合。又可分为饱和烃（烷烃）和不饱和烃（烯烃、炔烃）。

（2）脂环烃：环烷烃、环烯烃、环炔烃。

（3）芳香烃：单环芳香烃、稠环芳香烃、多环芳烃。

一、甲烷、烷烃

（一）甲　烷

甲烷在自然界的分布很广，是最简单的烃，也是最简单的有机物。甲烷是天然气，沼气、油田气及煤矿坑道气等的主要成分，俗称瓦斯。甲烷是含碳量最小（含氢量最大）的烃。它可用作燃料及制造氢气、炭黑、一氧化碳、乙炔、氢氰酸及甲醛等物质的原料。

1．甲烷的分子结构

甲烷，化学式 CH_4，分子结构为正四面体，四个键的键长相同、键角相等。在标准状态下，甲烷是无色无味气体。不少有机物在缺氧情况下分解所产生的沼气其实就是甲烷。甲烷分子的空间结构见图 5-6。

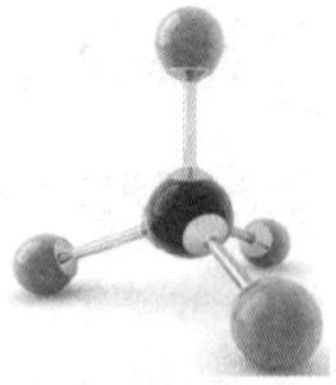

（a）球棍模型

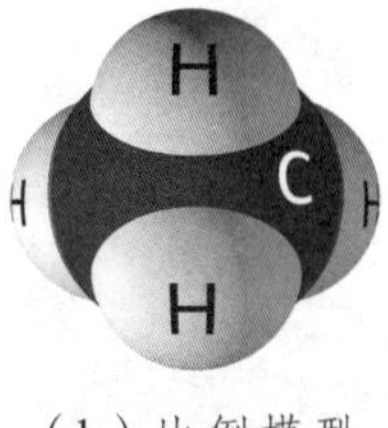

（b）比例模型

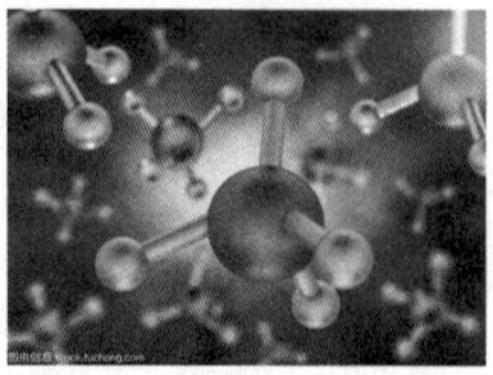

（c）大量甲烷分子空间分布示意图

图 5-6　甲烷分子的空间结构

2．甲烷的性质

通常情况下，甲烷比较稳定，与高锰酸钾等强氧化剂不反应，与强酸、强碱也不反应。在特定条件下，甲烷可以和卤素发生取代反应，生成多种卤代烷烃。

（1）氧化反应

甲烷的含氢量在所有烃中是最高的，达到了 25%，因此相同质量的气态烃完全燃烧，甲烷耗氧量最高。

点燃纯净的甲烷，在火焰的上方罩一个干燥的烧杯，很快就可以看到有水珠在烧杯壁上凝结。倒转烧杯，加入少量澄清石灰水，振荡，石灰水变浑浊。说明甲烷燃烧生成水和二氧化碳。反应方程式如下：

$$CH_4 + 2O_2 \xrightarrow{点燃} CO_2 + 2H_2O$$

（2）取代反应

甲烷分子上的氢可以被卤素取代，称为取代反应，又称卤代反应。如甲烷和氯气发生取代反应可生成一氯甲烷（CH_3Cl）、二氯甲烷（CH_2Cl_2）、三氯甲烷（$CHCl_3$，又名氯仿）、四氯甲烷（CCl_4，又名四氯化碳）。三氯甲烷和四氯化碳都是重要的有机溶剂。反应方程如下：

$$CH_4 + Cl_2 \xrightarrow{光} CH_3Cl + HCl$$

$$CH_3Cl + Cl_2 \xrightarrow{光} CH_2Cl_2 + HCl$$

$$CH_2Cl_2 + Cl_2 \xrightarrow{光} CHCl_3 + HCl$$

$$CHCl_3 + Cl_2 \xrightarrow{光} CCl_4 + HCl$$

3．甲烷的用途

甲烷主要用作燃料，如天然气和煤气，天然气中甲烷约占 87%。空气中的甲烷含量只要达到 5% ~ 15% 就十分易燃。中国国家标准规定，储存甲烷的气瓶为棕色，白字。

拓展阅读

新能源汽车

天然气汽车是以天然气为燃料的一种气体燃料汽车。天然气是一种很好的汽车发动机燃料。天然气被世界公认为车用汽油、柴油的代用燃料。目前，天然气汽车已在世界各地和我国各省市得到了推广应用。天然气汽车作为清洁燃料汽车，与传统汽油、柴油汽车相比，其排放的一氧化碳、碳氢化合物、氮氧化合物量大大降低，同时尾气中不含硫化物和铅。另外天然气汽车可显著降低汽车运营成本，节省燃料费用，节省维修费用，延长发动机使用寿命。推广使用天然气汽车，可作为防止大气污染的重要手段之一。

拓展阅读

甲烷的温室效应

甲烷也是一种温室气体。分析显示，以单位分子数而言，甲烷的温室效应要比二氧化碳大 25 倍。这是因为大气中已经含有相当多的二氧化碳，以至于许多波段的辐射早已被吸收殆尽了；因此大部分新增的二氧化碳只能在原有吸收波段的边缘发挥其吸收效应。相反地，一些数量较少的温室气体（包括甲烷在内），所吸收的是那些尚未被有效拦截的波段，所以每多一个分子都会提供新的吸收热量的能力。

（二）烷　烃

1. 同系列

烷烃是最简单的一种烃，包括一系列与甲烷结构相似的有机化合物，如乙烷、丙烷、丁烷等（表 5-3）。

表 5-3　简单烷烃的结构简式和分子式

名　称	结构简式	分子式
甲　烷	CH_4	CH_4
乙　烷	$CH_3—CH_3$	C_2H_6
丙　烷	$CH_3—CH_2—CH_3$	C_3H_8
丁　烷	$CH_3—CH_2—CH_2—CH_3$	C_4H_{10}

在分子组成上，它们相互间相差一个或多个 CH_2 原子团。在有机化学中，将这种结构和性质相似，在分子组成上相差一个或多个 CH_2 原子团的一系列有机化合物，称为同系列。同系列中的化合物互称同系物。

烷烃分子中的碳原子都以单键相连，其余的价键都与氢结合，是开链的饱和链烃，通式为 C_nH_{2n+2}。

2. 烷烃的命名

烷烃命名有普通命名法和系统命名法。本书只介绍普通命名法。

普通命名法：按分子中碳原子的总数称为某烷。含有 1～10 个碳原子的烷烃分别用天干（甲、乙、丙、丁、戊、己、庚、辛、壬、癸）顺序表示碳原子的总数，10 个以上碳原子的烷烃则用十一、十二等中文数字表示。例如：

CH_4　　甲烷

C_2H_6　　乙烷

$C_{11}H_{24}$　　十一烷

普通命名法只适用于结构较简单的烷烃。

3．医药中常见的烷烃

（1）液状石蜡（图 5-7）　液状石蜡主要成分是 $C_{18}\sim C_{24}$ 液体烷烃的混合物，是透明的无色液体，不溶于水和乙醇，能溶于乙醚和氯仿。液状石蜡性质稳定。精制的液状石蜡在医药上常用作肠道润滑的缓泻剂，也用作配制滴鼻剂或喷雾剂的基质。

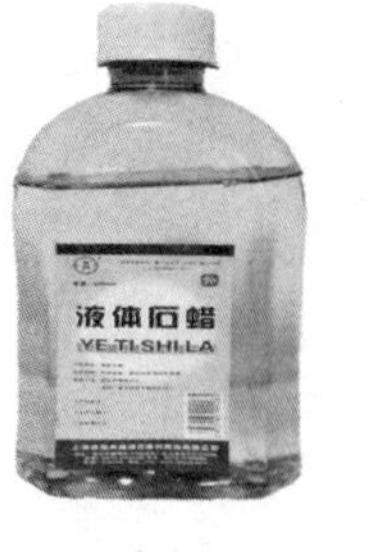

图 5-7　液状石蜡

（2）凡士林（图 5-8）　凡士林是液状石蜡和固体石蜡的混合物，呈软膏状的半固体，不溶于水，溶于乙醚和石油醚。因为它不被皮肤吸收，并且化学性质稳定，不与软膏中的药物起反应，因此，常用作软膏的基质。凡士林一般呈黄色，经漂白或用骨炭脱色，可得白色凡士林。

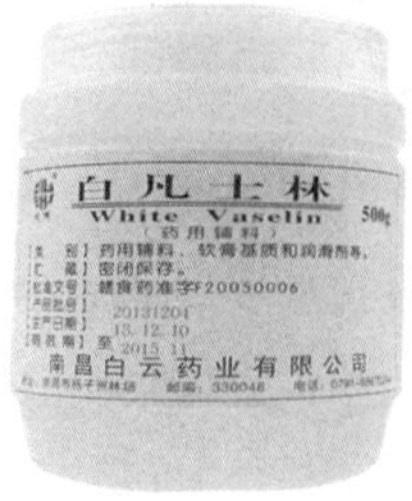

图 5-8　白凡士林

二、乙烯、烯烃

（一）乙　烯

1．乙烯的分子结构

乙烯，分子式 C_2H_4，结构简式 $CH_2{=\!=}CH_2$，是最简单的烯烃。乙烯分子的球棍模型见图 5-9。

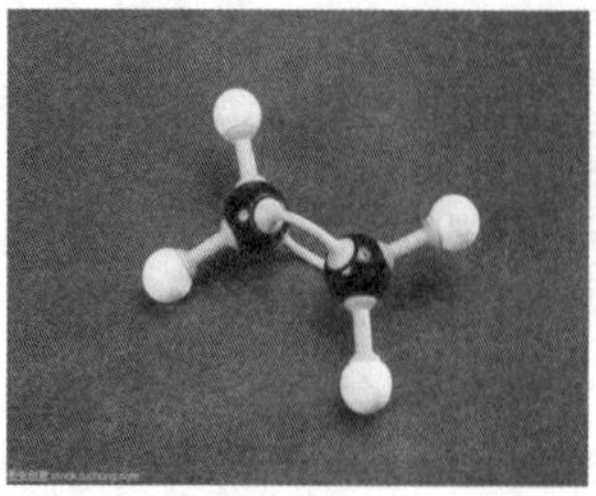

图 5-9　乙烯分子的球棍模型

2．乙烯的性质

通常情况下，乙烯是一种无色、稍有甜味的易燃气体，密度为 1.256 g/L，比空气的密度略小，难溶于水，易溶于四氯化碳等有机溶剂。

（1）加成反应

有机化合物分子中双键或三键中的π键断裂，加入其他原子或原子团的反应，称为加成反应。

① 加氢

在催化剂存在下，乙烯（C_2H_4）可与氢气发生加成反应生成乙烷（C_2H_6）。

② 加卤素

乙烯可与卤素的水溶液或四氯化碳溶液发生反应。比如，乙烯和红棕色溴水反应生成无色 1,2-二溴乙烷。

$$CH_2{=\!=}CH_2 + Br_2 \longrightarrow CH_2Br{-\!-}CH_2Br$$

③ 与卤化氢加成

乙烯与卤化氢（HCl、HBr、HI）发生加成反应，生成一卤代烷。例如，乙烯和溴化氢加成反应生成溴乙烷

$$CH_2{=\!=}CH_2 + HBr \longrightarrow CH_3{-\!-}CH_2Br$$

（2）氧化反应

① 乙烯可以在空气中燃烧，生成二氧化碳和水。

② 乙烯能被酸性高锰酸钾氧化，双键断开，同时使高锰酸钾溶液紫红色消失。所以可用这个反应区分含有双键的不饱和烃与饱和烃。

（3）聚合反应

在一定条件下，乙烯分子 π 键断裂后可自身加成聚合成大分子化合物。这种反应属于聚合反应。

3．乙烯的用途

乙烯是一种植物内源激素，高等植物的所有部分，如叶、茎、根、花、果实、块茎、种子及幼苗在一定条件下都会产生乙烯。它是植物激素中分子最小的，其生理功能主要是促进果实、细胞扩大、籽粒成熟，促进叶、花、果脱落。

拓展阅读

植物激素——乙烯

中国古代就发现将果实放在燃烧香烛的房子里可以促进采摘果实的成熟。19 世纪德国人发现在泄漏的煤气管道旁的树叶容易脱落。第一个发现植物材料能产生一种气体，并对邻近植物产生影响的是卡曾斯，他发现橘子产生的气体能催熟与其混装在一起的香蕉。直到 1934 年甘恩（Gane）才首先证明植物组织确实能产生乙烯。随着气相色谱技术的应用，乙烯的生物化学和生理学研究方面取得了许多成果，并证明在高等植物的各个部位都能产生乙烯。1966 年乙烯被正式确定为植物激素。

拓展阅读

乙烯利

乙烯是气体，难于在田间应用，直到开发出乙烯利，才为农业生产提供可实用的乙烯类植物生长调节剂。

目前市场上的主要产品有乙烯利、乙烯硅、乙二肟、甲氯硝吡唑、脱叶膦，它们都能释放出乙烯，或促进植物产生乙烯，所以统称为乙烯释放剂。目前国内外最常用的是乙烯利，广泛应用于果实催熟、棉花采收前脱叶和促进棉铃开裂吐絮、刺激橡胶乳汁分泌、水稻矮化、增加瓜类雌花及促进菠萝开花等。常见的催熟剂见图 5-10。

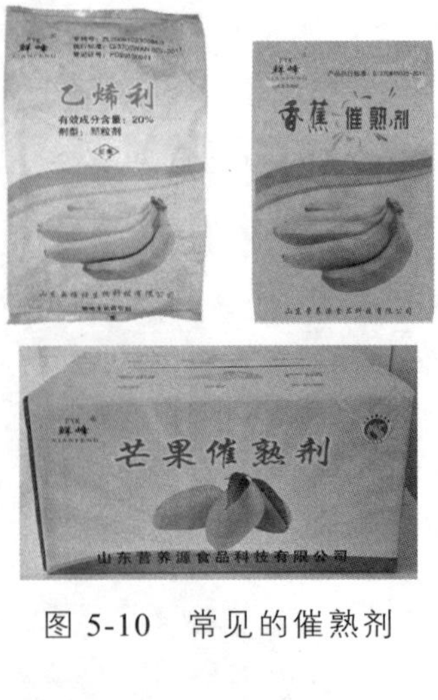

图 5-10　常见的催熟剂

（二）烯　烃

1．通　式

烯烃是开链的不饱和烃，官能团为 C═C 键（碳碳双键）。可分为链烯烃与环烯烃。按所含双键的多少又可分为单烯烃、二烯烃等。

单烯烃的分子通式为 C_nH_{2n}，常温下 $C_2 \sim C_4$ 的烯烃为气体，是非极性分子，不溶或微溶于水。

碳碳双键中的一条键为 σ 键，较稳定；另一条键属于 π 键，能量较高，不稳定，易断裂。所以烯烃易发生加成反应，还可氧化使双键断裂，生成醛、羧酸等。

小分子烯烃主要来自石油裂解气。环烯烃在植物精油中存在较多，许多可用作香料。

2．医药中的烯烃

乙烯、丙烯、1-丁烯和氯乙烯等分别经催化聚合，可制得聚乙烯、聚丙烯、聚丁烯和聚氯乙烯等，是常用的塑料、合成橡胶和合成纤维等化学工业品的原料，在医药制剂、人造血浆和人造器官材料等方面有重要应用。例如，聚乙烯无色无毒，是一种性能优良、用途很广的塑料，广泛用于塑料容器、电线绝缘外皮、包装材料、玩具和耐磨器械等。医药上常用聚乙烯制作真空采血器、医用注射器和输液器等。聚乙烯制品见图 5-11、医用注射器见图 5-12。

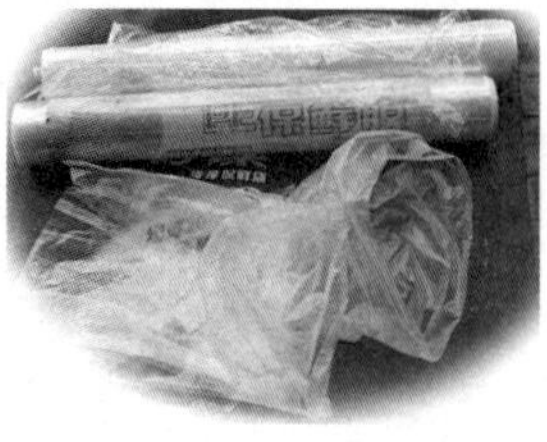

图 5-11　聚乙烯制品

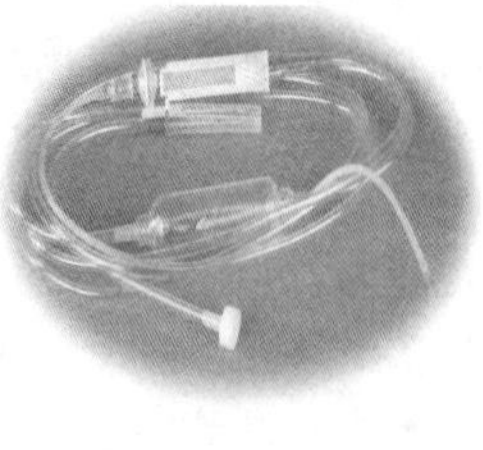

图 5-12　医用注射器

三、乙炔、炔烃

（一）乙　炔

乙炔，分子式 C_2H_2，俗称电石气，是结构最简单的炔烃。乙炔在室温下是一种无色、极易燃的气体。纯乙炔是无臭的，但工业用乙炔由于含有硫化氢、磷化氢等杂质，有一股大蒜的气味。乙炔分子的球棍模型见图 5-13。

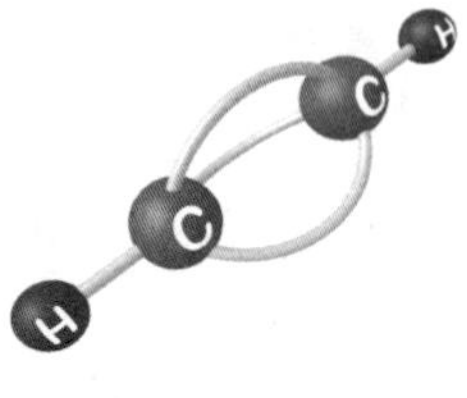

图 5-13　乙炔分子的球棍模型

1．乙炔的性质

（1）物理性质

纯乙炔为无色、无味的易燃气体；自燃点 305 °C；在空气中爆炸极限 2.3% ~ 72.3%；微溶于水，溶于乙醇、苯、丙酮。

（2）化学性质

乙炔的化学性质很活泼，能发生加成、氧化、聚合及金属取代等反应。

实验室中常用电石跟水反应制取乙炔。电石与水的反应相当激烈，可用分液漏斗控制加水量以调节产气速度。

乙炔在不同条件下，能发生不同的聚合反应。

2．乙炔的用途

乙炔燃烧时能产生高温，纯乙炔在空气中燃烧温度可达 2 100 °C 左右。氧炔焰的温度可以达到 3 200 °C 左右，用于切割和焊接金属。

纯乙炔属微毒类，具有弱麻醉和阻止细胞氧化的作用。

（二）炔烃

炔烃，是官能团为碳碳三键（—C≡C—）的一类烃，属于不饱和脂肪烃。炔烃的分子通式为 C_nH_{2n-2}，简单的炔烃化合物有乙炔（C_2H_2）、丙炔（C_3H_4）等。

资料链接

“炔”的含义

“炔”字是新造字，音同缺（quē），左边的火取自“碳”字，表示可以燃烧；右边的夬取自“缺”字，表示氢原子数和化合价比烯烃更加缺少，意味着炔是烷（完整）和烯（稀少）的不饱和衍生物。

> **拓展阅读**
>
> **苯结构发现之谜**
>
> 关于凯库勒悟出苯分子的环状结构的经过，一直是化学史上的一个趣闻。1890年，在柏林市政大厅举行的庆祝凯库勒发现苯环结构25周年的大会上，据他自己说这来自一个梦。那是他在比利时的根特大学任教时，一天夜晚，他在书房中打起了瞌睡，眼前又出现了旋转的碳原子。碳原子的长链像蛇一样盘绕卷曲，忽见蛇咬住了自己的尾巴，并旋转不停。他像触电般地猛醒过来，整理苯环结构的假说，又忙了一夜。对此，凯库勒说："我们应该会做梦！……那么我们就可以发现真理，……但不要在清醒的理智检验之前，就宣布我们的梦。"应该指出的是，凯库勒能够从梦中得到启发，成功地提出重要的结构学说，并不是偶然的。

$C_2 \sim C_{10}$ 的炔烃，熔点、沸点、密度均比具有相同碳原子数的烷烃或烯烃高（大），不易溶于水，易溶于乙醚、苯、四氯化碳等有机溶剂中。

炔烃可以和卤素、氢、卤化氢、水发生加成反应，也可发生聚合反应。

四、苯、芳香烃

苯中毒，会损伤人体的造血系统和神经系统，主要表现为中枢神经系统的症状。造血系统损伤常见白细胞减少，主要为中性粒细胞减少。神经系统最常见的表现为神经衰弱综合征，如头痛、头晕、记忆力减退、失眠、乏力等，也可有自主神经功能紊乱的现象，个别晚期病例有四肢尖端麻木和痛觉减退的现象。病情继续发展还可出现昏迷、谵妄、阵发性或强直性抽搐、脉细、呼吸浅表、血压下降。严重时可因呼吸和循环衰竭而死亡。

此外，经常接触苯，皮肤可因脱脂而变干燥，脱屑以至皲裂，也可出现过敏性湿疹。女工长期接触会导致月经血量增多、经期延长，会影响胎儿的发育和存活。如果工作中长期接触苯，有可能导致职业性苯中毒或苯所致白血病等职业病。2017 年 10 月 27 日，世界卫生组织国际癌症研究机构公布的致癌物清单初步整理参考，苯在一类致癌物清单中。

（一）苯

苯（C_6H_6）是最简单的芳香烃，由六个碳原子构成一个六元环，6 个碳原子分别连接 6 个氢原子。化学家凯库勒认为苯是单双键交替出现的环状结构。但实验表明，苯不能使溴水或酸性 $KMnO_4$ 褪色，这说明苯中没有碳碳双键。研究证明，苯环主链上的碳原子之间并不是由以往所认识的单键和双键排列（凯库勒提出），每两个碳原子之间的键均相同，是由一个既非双键也非单键的键（大 π 键）连接，如右所示。

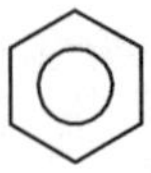

苯的闭合大 π 键结构

苯具有的分子环叫苯环，苯环去掉一个氢原子以后的结构叫苯基，用 Ph— 表示。

苯在常温下是无色透明液体，有甜味，可燃，有致癌毒性，并带有强烈的芳香气味。它难溶于水，易溶于有机溶剂，本身也可作为有机溶剂。

苯的化学性质比较稳定，一般情况下不容易发生氧化反应和加成反应，易发生取代反应。

（二）芳香烃

芳香烃，通常指分子中含有苯环结构的碳氢化合物，是闭环烃类的一种，具有苯环基本结构。历史上早期发现的这类化合物多有芳香味道，所以称这些烃类物质为芳香烃，后来发现的不具有芳香味道的烃类也都统一沿用这种叫法。

芳香烃不溶于水，易溶于有机溶剂，如乙醚、四氯化碳、石油醚等非极性溶剂。

1．苯的同系物及命名

苯的同系物是指苯环上的氢被烷基取代后形成的化合物，在分子组成上相差一个或若干个 CH_2 原子团，组成通式为 C_nH_{2n-6}。

根据苯环上所连烷基的数量，可分为一元烷基苯、二元烷基苯和三元烷基苯，其结构简式如下：

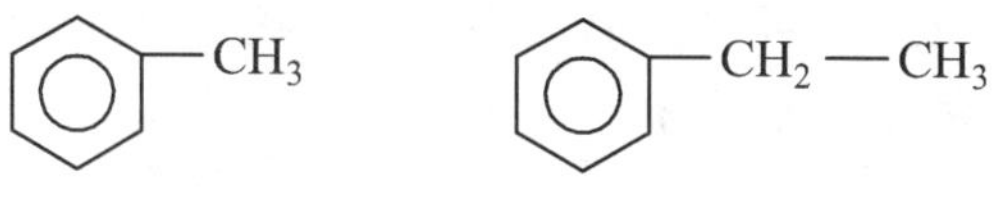

甲苯　　乙苯

一元烷基苯

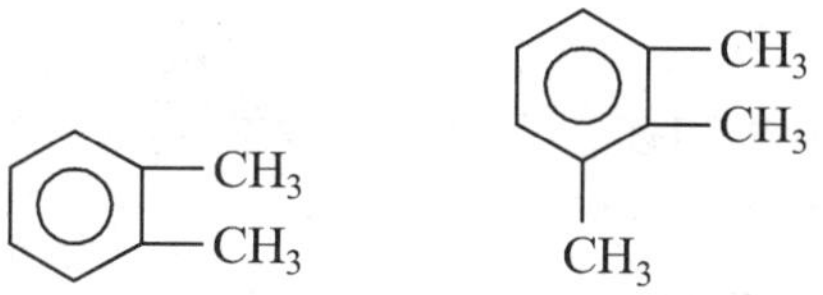

二甲苯　　三甲苯

二元烷基苯和三元烷基苯

2．苯的同系物的性质

苯的同系物的化学性质与苯相似，通常表现为难加成、难氧化、易取代的特性。但在面对强氧化剂时，苯环上的烷基一般都会被氧化生成相应的芳香酸。比如甲苯就会被酸性高锰酸钾氧化成苯甲酸。

（三）稠环芳香烃

稠环芳烃，又名多环芳烃，是由两个或两个以上的苯环以共用两个相邻碳原子的方式相互稠合而成，如萘、蒽、菲。它们的结构如下：

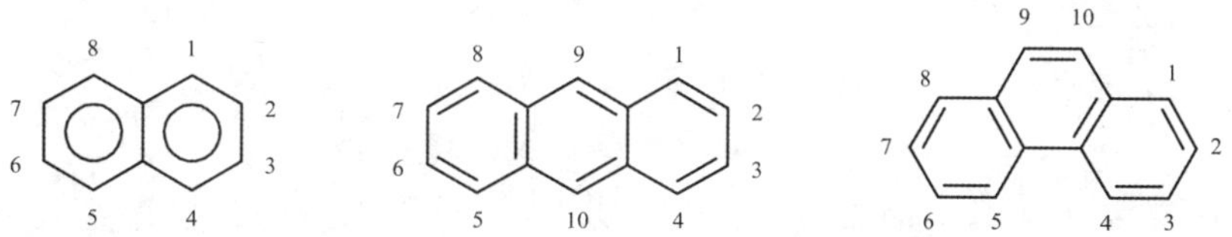

萘　　蒽　　菲

对于菲结构的了解，在生物化学方面具有重要意义。对生物机体有重要作用的许多天然化合物，如胆固醇、胆酸、性激素等，分子结构中都含有菲型结构的碳骨架。

化学与医学

致癌烃

致癌烃是指能引起恶性肿瘤的一类稠环芳香烃，它们能直接参与机体细胞内的生化反应，从而导致机体组织发生癌变。这一类化合物多含有4个或更多的苯环。煤焦油和沥青中含有致癌烃。

常见的致癌烃有1,2-苯并芘、1,2-苯并蒽。世界卫生组织也证实，熏、烤、炸制食品和烧焦的食品都会产生1,2-苯并芘。煤、木材燃烧产生的烟尘，机动车排出的废气以及烟草的烟雾中，也都含有1,2-苯并芘。1,2-苯并芘易诱发肺癌和唇癌。因此吸烟和被动吸烟者，肺癌发病率高也可能与此有关。

重点提示

1. 烃：只由碳和氢两种元素组成的有机化合物。

（1）烷烃：分子中碳原子之间只以单键相连，剩余价键全部与氢相连的烃。

（2）烯烃：官能团为碳碳双键的不饱和烃。

（3）炔烃：官能团为碳碳三键的不饱和烃。

（4）芳香烃：分子中含有苯环结构的烃。

2. 烃的分类和特点，见表5-4。

表5-4 烃的分类和特点

类别	烷烃	烯烃	炔烃	苯及同系物
通式	C_nH_{2n+2}（$n\geqslant1$）	C_nH_{2n}（$n\geqslant1$）	C_nH_{2n-2}（$n\geqslant2$）	C_nH_{2n-6}（$n\geqslant6$）
代表物结构式	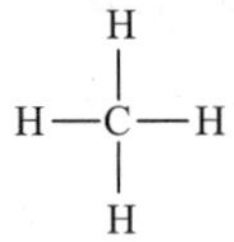	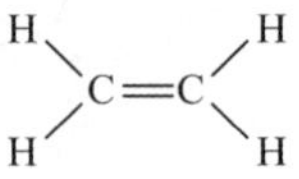	H—C≡C—H	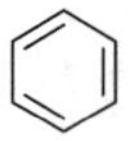
相对分子质量（M_r）	16	28	26	78
碳碳键长（$\times10^{-10}$ m）	1.54	1.33	1.20	1.40
键角	109°28′	约120°	180°	120°
分子形状	正四面体	6个原子共平面	4个原子同一直线	12个原子共平面（正六边形）
主要化学性质	光照下的卤代；裂化；不使酸性$KMnO_4$溶液褪色	跟X_2、H_2、HX、H_2O加成；易被氧化；可加聚	跟X_2、H_2、HX、HCN加成；易被氧化；能加聚得导电塑料	跟H_2加成；FeX_3催化下卤代；硝化、磺化反应

边学边练

一、单选题

1. 有机化合物的同系物之间（　　）。

① 分子式相同　② 通式相同　③ 结构相似

④ 分子组成上相差一个或几个 CH_2 原子团

A. ①＋②＋③　B. ②＋③＋④

C. ①＋③＋④　D. ①＋②＋④

2. 甲烷分子的构型为（　　）。

A. 三角形　B. 三角锥形　C. 四边形　D. 正四面体

3. 表示烷烃通式的式子是（　　）。

A. C_nH_{2n+2}　B. C_nH_{2n}　C. C_nH_{2n-2}　D. C_nH_{2n-6}

4. 下列化合物，不属于烃的是（　　）。

A. CH_3CH_3　B. C_6H_6　C. CH_3OH　D. C_3H_6

5. 关于烷烃的叙述错误的是（　　）。

A. 容易燃烧　B. 通式为 C_nH_{2n}

C. 难溶于水　D. 只有单键

6. 烯烃的通式是（　　）。

A. C_nH_{2n+2}　B. C_nH_{2n}　C. C_nH_{2n-2}　D. C_nH_{2n-6}

7. 烯烃的官能团是（　　）。

A. 碳碳单键　B. 碳碳双键　C. 碳碳三键　D. 苯环

二、填空题

1. 烯烃和炔烃的官能团分别是__________、__________，它们的通式分别是__________、__________。

2. 最简单的芳烃是______，它的分子式为______，结构式为______。

3. 在光照下，甲烷能跟氯气发生________反应，反应后可能生成________种产物，其中名为________的是非极性分子，名为________的俗名叫作氯仿。

课题三　常见的醇、酚、醚

学习目标

1. 记住烃的含氧衍生物：醇、酚、醚的结构、分类。
2. 说出常见醇、酚、醚的用途。
3. 能依据醇、酚、醚的结构特点区分醇、酚、醚。
4. 使学生初步形成对“烃的衍生物”的直观认识。

2008 年世界卫生组织的事故调查显示，50% ~ 60% 的交通事故与酒后驾驶有关，酒后驾驶已经被列为车祸致死的主要原因。在我国，每年由于酒后驾车引发的交通事故达数万起，而造成死亡的事故中 50% 以上都与酒后驾车有关，酒后驾车的危害触目惊心，已经成为交通事故的第一大“杀手”。

酒精分子的化学结构是什么？化学性质和用途有哪些？在人体内的吸收与代谢有什么特点？通过本课题的学习你将会知晓。

一、乙醇、醇

醇、酚、醚都可看作烃的含氧衍生物。由 C、H、O 三种元素组成。在分子中，O 以碳氧单键（C—O）连接在烃分子上。

（一）乙醇（酒精）

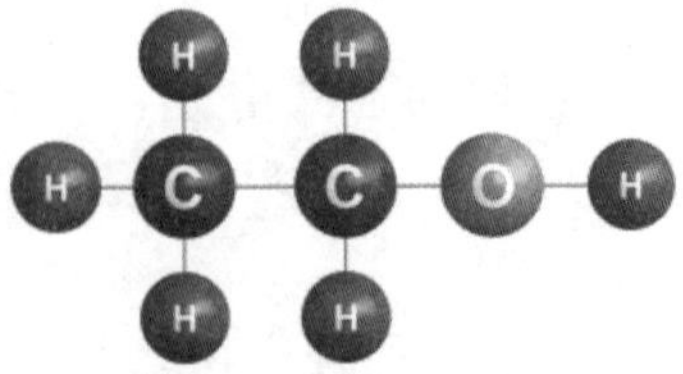

图 5-14　乙醇的结构

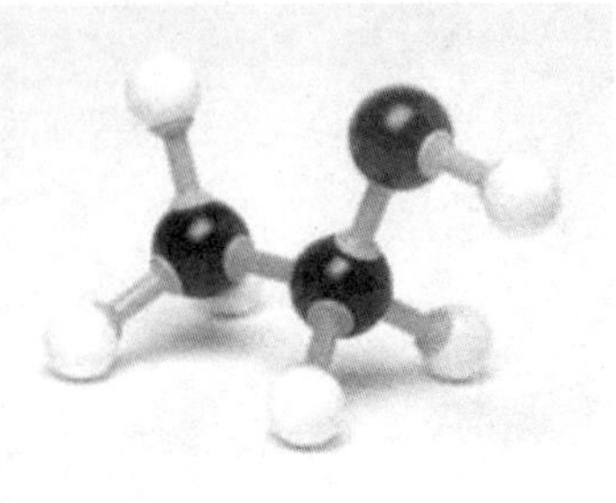
图 5-15　乙醇分子的球棍模型

乙醇，俗称酒精，是最常见的一元醇。分子式 C_2H_6O，结构见图 5-14，分子球棍模型见图 5-15，结构简式 CH_3CH_2OH 或 C_2H_5OH。

乙醇与二甲醚（即甲醚）互为同分异构体。

2017 年 10 月 27 日，世界卫生组织国际癌症研究机构公布的致癌物清单初步整理参考，含酒精饮料中的乙醇在一类致癌物清单中。

1．乙醇的性质

（1）物理性质

常温下乙醇液体密度是 0.789 g/cm³，比水的密度小。沸点是 78.4 °C，熔点是 – 114.3 °C。乙醇在常温常压下是一种易燃、易挥发的无色透明液体，低毒性，纯液体不可直接饮用；具有特殊香味，并伴有刺激的辛辣滋味。市售无水乙醇见图 5-16。

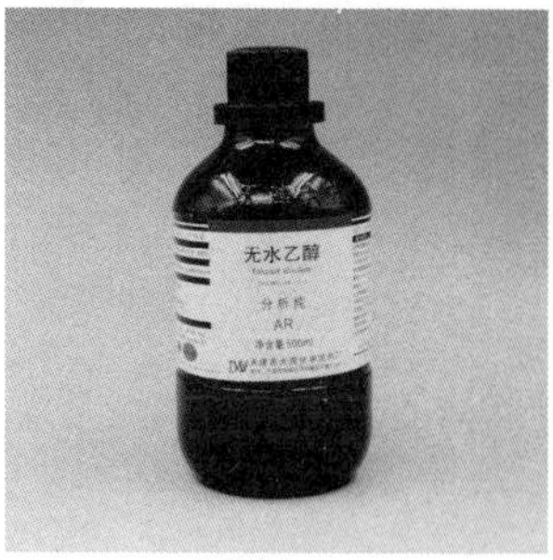

图 5-16　市售无水乙醇

乙醇能与水以任意比例互溶，可混溶于醚、氯仿、甲醇、丙酮、甘油等多数有机溶剂。乙醇也是一种很好的溶剂，能溶解许多物质，所以常用乙醇来溶解植物色素或其中的药用成分。

拓展阅读

乙醇的提纯

由于乙醇可以与水以任意比例互溶，所以乙醇的提纯采用特殊的方法：

75% 的乙醇可以用蒸馏的方法提纯到 95.5%。此后形成恒沸物，再蒸馏不能提高纯度。

95% 的乙醇可以用生石灰煮沸回流提纯到 99.5%。

99.5% 的乙醇可以用镁条煮沸回流制得 99.9% 的乙醇。

（2）化学性质

乙醇易燃，其蒸气能与空气形成爆炸性混合物；具有还原性，可以被氧化或催化氧化成为乙醛甚至进一步被氧化为乙酸；在体内也可以被氧化，但较缓慢。酒精中毒的罪魁祸首通常被认为是有一定毒性的乙醛，而并非喝下去的乙醇。

乙醇可以发生多种类型的反应，可以与金属反应，还可以发生酯化反应、取代反应、氧化反应和脱水反应等。

拓展阅读

我国古代劳动人民很早就开始使用谷物酿酒了，酒的主要成分就是乙醇（酒精）。在农业出现前后，储藏谷物的方法比较粗放。天然谷物受潮后会发霉和发芽，吃剩的熟谷物也会发霉，这些发霉、发芽的谷粒，就是古代的天然曲蘖，将之浸入水中，便可以发酵成酒，即天然酒。人们不断接触天然曲蘖和天然酒，并逐渐接受了天然酒这种饮料。久而久之，就发明了人工曲蘖和人工酒。

2．乙醇的用途

（1）乙醇可用作工业原料

乙醇可用来制取乙醛、乙酸乙酯、乙胺等化工原料，也是制取染料、涂料、洗涤剂等产品的原料。

（2）乙醇可用于饮料制品

乙醇是酒的主要成分（含量和酒的种类有关系）。日常饮用酒中含有的乙醇不是把乙醇加进去，而是微生物发酵得到的乙醇，当然根据使用微生物种类不同，会有乙酸或糖类等物质。

拓展阅读

白酒的度数表示酒中含乙醇的体积分数（西方国家常用 proof 表示酒精含量），通常是以 20 °C 时的体积分数表示的，如 50 度的酒，表示在 100 mL 的酒中，含有乙醇 50 mL（20 °C）。啤酒中乙醇浓度一般低于 10%。

（3）乙醇可用作汽车燃料

第一代生物能源正是乙醇（俗称“汽车酒精”）。燃料乙醇一般是指体积分数达到 99.5% 以上的无水乙醇，燃烧乙醇能够有效减少汽车尾气中的 PM2.5 和 CO，其作为可再生液体燃料的代表之一，可补充化石燃料资源，降低石油资源对外依存度，减少温室气体和污染物排放。

（4）实验室使用及灭火

实验室使用酒精灯时，应用火柴点燃，不能用两个酒精灯对点，否则容易使酒精灯内的酒精燃烧。使用完毕后，应用灯帽将火盖灭，不能用嘴吹。如不慎将酒精洒出并引燃，应用湿抹布或沙子将其盖灭。

拓展阅读

乙醇在人体内的吸收与代谢

饮酒后，乙醇很快通过胃和小肠的毛细血管进入血液。

一般情况下，饮酒者血液中乙醇的浓度（blood alcohol concentration，BAC）在 30～45 min 内将达到最大值，随后逐渐降低。当 BAC 超过 1 000 mg/L 时，可引起明显的乙醇中毒。

摄入体内的乙醇除少量未被代谢通过呼吸和尿液直接排出外，大部分乙醇被氧化分解。在乙醇的代谢过程中乙醇脱氢酶（alcohol dehydrogenase，ADH）起着至关重要的作用，它主要分布在肝脏，在胃、肠道及其他组织中也有少量分布。乙醇通过血液流到肝脏后，首先被 ADH 氧化为乙醛，而乙醛脱氢酶则能把乙醛进一步催化为乙酸；在肝脏中乙醇还能被酶分解代谢。

（二）醇

醇是脂肪烃、脂环烃或芳香烃侧链中的氢原子被羟基（—OH）取代而成的化合物。

1．醇的分类

根据羟基所连接碳原子的类型，分为伯醇、仲醇、叔醇，其结构如下：

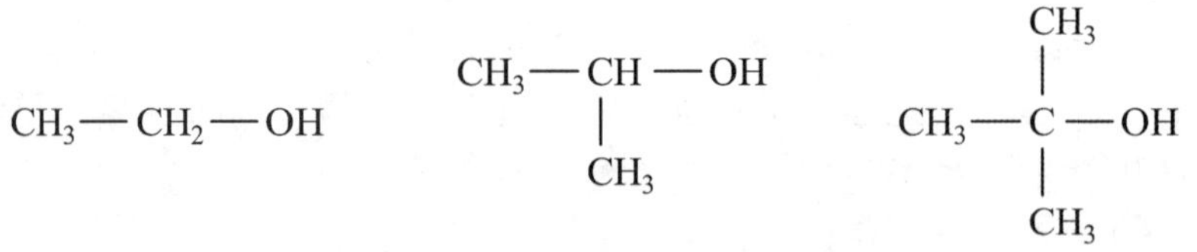

乙醇（伯醇）　　异丙醇（仲醇）　　叔丁醇（叔醇）

根据与羟基所连烃基的种类，分为脂肪醇、脂环醇和芳香醇。脂肪醇又根据烃基部分是否含有不饱和键而分为饱和醇和不饱和醇。

根据分子中所含羟基数目的不同，分为一元醇、二元醇和三元醇等。含两个或两个以上羟基的醇统称为多元醇（表 5-5）。

表 5-5 根据分子中的羟基数量对醇进行分类

类别	概念	举例	
一元醇	分子中含有一个羟基的醇	$CH_3—OH$	甲醇
二元醇	分子中含有两个羟基的醇	$CH_2—OH$ | $CH_2—OH$	乙二醇
多元醇	分子中含有三个及以上羟基的醇	$CH_2—OH$ | $CH—OH$ | $CH_2—OH$	丙三醇

2．醇的性质

（1）物理性质

醇类化合物受羟基的影响，存在分子间氢键，在水中还有醇分子和水分子间的氢键。所以，它们的物理性质与相应的烃差异较大。主要表现在熔沸点比较高，在水中有一定的溶解度等。一般而言，低级的醇水溶性较好，甲醇、乙醇和丙醇能与水以任意比例混溶。4～11 个碳原子的醇为油状液体，部分溶于水；随着碳原子数的增加，烃基对分子的影响越来越大，使高级醇的物理性质更接近于相应的烃。另外，低级的醇具有特殊的气味和辛辣的味道，而高级的醇则无嗅、无味。

（2）化学性质

① 醇能与活泼金属反应生成金属醇化物，放出氢气。

② 醇能被氧化剂氧化。伯醇氧化生成醛，仲醇氧化生成酮。

③ 醇在催化加热的条件下可发生分子内脱水或分子间脱水。例如，乙醇在浓硫酸做催化剂的条件下，加热至 140 °C 可发生分子间脱水生成乙醚；加热至 170 °C，则发生分子内脱水，生成乙烯。

3．重要的醇

（1）甲醇，又称木醇或木精，是最简单的饱和一元醇。为无色透明、易燃、有酒精味的液体。沸点为 64.5 °C，能溶于水和大多数有机溶剂。甲醇有毒，如长期接触甲醇，可致人视力下降（误服 10 mL 即可致失明），多量（30 mL）可导致死亡。

（2）乙醇，俗称酒精，是应用最广泛的一类醇。75% 的乙醇溶液常用于医疗消毒。

拓展阅读

从一个有机物分子中脱去一个小分子（如水、卤化氢等）生成不饱和化合物的反应称为消除反应。

乙醇的脱水反应属于消除反应。

拓展阅读

为什么 75% 的乙醇溶液才有消毒作用？

过高浓度的酒精会使细菌表面形成一层保护膜，阻止乙醇进入细菌体内，难以将细菌彻底杀死；若酒精浓度过低，虽可进入细菌，但不能使其体内的蛋白质凝固，同样也不能将细菌彻底杀死。

贴近医学

酒精在中药使用上的作用

酒精可以行药势，古人谓“酒为诸药之长”，酒精可以使药力外达于表而上至于颠，使理气行血药物的作用得到较好的发挥，也能使滋补药物补而不滞；酒精有助于药物有效成分的析出，中药的多种成分都易溶于酒精中。因为它能作为良好的有机溶剂，所以中医用它来送服中药，以溶解中药中大部分有机成分。在我国传统医药观点中，乙醇有促进人体吸收药物的功能，并能促进血液循环，治疗虚冷症状。药酒便是依照此理制备出来的。

（3）乙二醇，是最简单和重要的二元醇，为带有甜味的黏稠状无色液体。

（4）丙三醇，俗称甘油，是无色、具有甜味的黏稠液体，可与水以任意比例混溶，不溶于有机溶剂。有强烈的吸水性，较稀的甘油水溶液可使皮肤保湿、光滑，有防止皮肤干裂的作用。医学上常用甘油栓或甘油水溶液（开塞露）灌肠以治疗便秘。

（5）苯甲醇又名苄醇，是最简单的芳香醇。为无色液体，具有芳香气味，微溶于水，易溶于有机溶剂。具有微弱的麻醉作用，既能镇痛又能防腐。

二、苯酚、酚

（一）苯　酚

苯酚，又名石炭酸，是最简单的酚类有机物，一种弱酸。常温下为无色晶体，有毒。苯酚是一种常见的化学品，是生产某些树脂、杀菌剂、防腐剂以及药物（如阿司匹林）的重要原料。苯酚的结构简式如左所示。

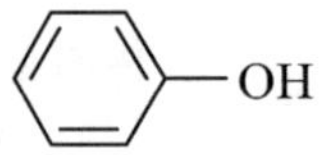

苯酚的结构简式

2017 年 10 月 27 日，世界卫生组织国际癌症研究机构公布的致癌物清单初步整理参考，苯酚在 3 类致癌物清单中。

1．物理性质

纯净的苯酚是白色的晶体，熔点为 43 °C，具有特殊的气味，见光及暴露在空气中则逐渐被氧化而显粉红色。苯酚能溶于水，常温下微溶于水，易溶于有机溶液，如乙醇和乙醚；当温度高于 65 °C 时，能与水以任意比例混溶。苯酚有腐蚀性，其溶液沾到皮肤上可用酒精洗涤。

2．化学性质

酚羟基（—OH）是苯酚的官能团，它的结构导致其性质比醇羟基更活泼。

（1）弱酸性　由于酚羟基受苯环的影响，其氢原子的活泼性增大，在水溶液中能解离出少量的氢离子，故苯酚具有弱酸性，但不能使指示剂变色。实验验证，苯酚的酸性比碳酸弱。

（2）苯环上的取代反应　易发生卤代、硝化和磺化等取代反应。

（3）与三氯化铁的显色反应　不同的酚遇三氯化铁显示不同颜色，如苯酚遇三氯化铁显紫色。利用此特性可鉴别酚类物质的存在。

（二）酚

酚是苯环上的氢原子被羟基（—OH）取代的一类芳香族化合物。最简单的酚为苯酚。酚的通式为 Ar—OH。

根据其分子所含的羟基数目可分为一元酚和多元酚。

自然界中存在的酚类化合物大部分是植物生命活动所产生的，植物体内所含的酚称内源性酚，其余称外源性酚。

酚类化合物都具有特殊的芳香气味，均呈弱酸性，与三氯化铁发生显色反应，易发生卤代、硝化和磺化等取代反应。在环境中易被氧化。

（三）重要的酚

1．甲　酚

一种常见的酚，三种不同结构甲酚的结构简式如右所示。常温下为几乎无色、淡紫红色或淡棕黄色的澄清液体；有类似苯酚的臭气，并微带焦臭；久贮或在日光下，色渐变深；饱和水溶液显中性或弱酸性。

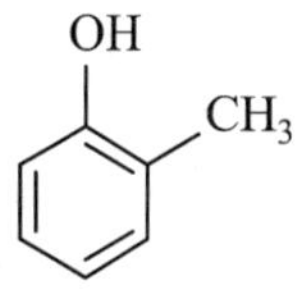

邻甲苯酚

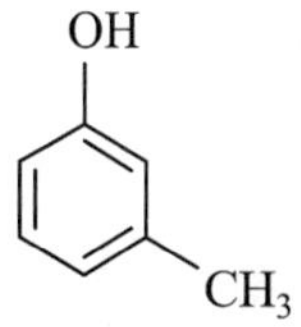

间甲苯酚

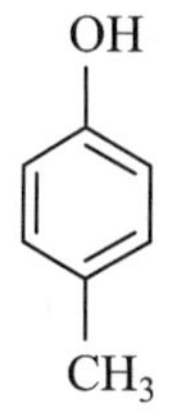

对甲苯酚

三种不同结构的甲酚

甲酚的皂化液（含甲酚 50%）称为“来苏尔”，常温下为无色或黄色液体。1% ~ 2% 的来苏尔溶液用于手消毒（也可用于处理染菌桌面），3% ~ 5% 溶液用于器械物品消毒，5% ~ 10% 溶液用于环境、排泄物的消毒。对一般致病菌包括抗酸菌杀菌效果较好，对芽孢需高浓度长时间才有杀菌作用。

2．苯二酚

有邻、间、对 3 种异构体，为无色晶体。邻苯二酚俗名为儿茶酚，肾上腺素是儿茶酚的衍生物，具有升高血压和止喘的作用。间苯二酚俗名为雷锁辛，具有抗细菌和真菌的作用，刺激性小，其 2% ~ 10% 的油膏用于治疗皮肤病，如湿疹和银屑病等。

贴近医学

来苏尔有毒性和腐蚀性，误服可引起消化道灼伤、呕吐、便血、胃肠穿孔，可出现肌无力、中枢神经抑制、低体温和昏迷；严重者可引起肺水肿和肝、肾、胰等多脏器损害，甚至死亡。

高浓度来苏尔引起皮肤污染时，立即用大量清水冲洗至少 15 min，或用 50% 酒精擦洗数遍，再用清水反复冲洗干净，而后用饱和硫酸钠溶液湿敷 4 ~ 6 h。

口服中毒者，应立即服植物油 15 ~ 30 mL，早期可用牛奶及清水洗胃，直至洗出物无甲酚气味为止。洗胃插管时必须细心，以免食道穿孔。最后留置植物油 30 ~ 60 mL 于胃中或给氢氧化铝凝胶 20 mL，每日 3 次。对症治疗需注意吸氧、防治肺水肿及肾功能衰竭、保护肝脏等。必要时，及早进行透析治疗。

> **拓展阅读**
>
> **对乙酰氨基酚**
>
> 临床用于解热镇痛，是许多感冒药的主要成分，如克感敏、速效伤风胶、复方大青叶等。因无明显胃肠刺激，适合于不宜使用阿司匹林的头痛、发热患者。还可用于关节痛、神经痛及偏头痛、癌性疼痛及手术后止痛。

三、乙醚、醚

（一）乙醚（$CH_3CH_2OCH_2CH_3$）

1．结构和性质

乙醚是一种简单的醚，是临床常用的吸入麻醉剂。常温下为无色透明液体，有特殊刺激气味，带甜味，极易挥发，其蒸气密度大于空气。在空气的作用下被氧化成过氧化物、醛和乙酸，暴露于光线下能促进其氧化。溶于低碳醇、苯、氯仿、石油醚和油类，微溶于水。相对密度 0.713 4。熔点 – 116.3 °C。沸点 34.6 °C。易燃、低毒。结构简式如下：

$$CH_3—CH_2—O—CH_2—CH_3$$

2．乙醚的用途

乙醚的主要生理作用为全身麻醉。急性大量接触，早期出现兴奋，继而嗜睡、呕吐、面色苍白、脉缓、体温下降和呼吸不规则，有生命危险。急性接触后的暂时作用有头痛、易激动或抑郁、流涎、呕吐、食欲下降和多汗等。液体或高浓度蒸气对眼有刺激性。长期低浓度吸入，有头痛、头晕、疲倦、嗜睡、蛋白尿、红细胞增多症。长期皮肤接触，可发生皮肤干燥、皲裂。

（二）醚

醚的通式为 R—O—R′，R 和 R′ 可以相同，也可以不同。相同者称为简单醚，不同者称为混合醚。如果 R、R'分别是一个有机基团两端的碳原子，则称为环醚，如环氧乙烷等。多数醚在常温下为无色液体，有香味，沸点低，密度比水小，性质稳定。醚类一般具有麻醉作用。

重点提示

表 5-6　醇、酚、醚的结构和性质比较

类别	通　式	官能团	代表物	分子结构结点	主要化学性质
醇	一元醇： R—OH 饱和多元醇： $C_nH_{2n+2}O_m$	醇羟基 —OH	CH_3OH （M_r：32） C_2H_5OH （M_r：46）	羟基直接与链烃基结合，O—H 及 C—O 均有极性 β-碳上有氢原子才能发生消去反应 α-碳上有氢原子才能被催化氧化，伯醇氧化为醛，仲醇氧化为酮，叔醇不能被催化氧化	1. 跟活泼金属反应产生 H_2 2. 跟卤化氢或浓氢卤酸反应生成卤代烃 3. 脱水反应： 乙醇 {140 °C分子间脱水生成醚; 170 °C分子内脱水生成烯} 4. 催化氧化为醛或酮 5. 一般断 O—H 键与羧酸及无机含氧酸反应生成酯
酚	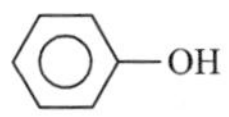	酚羟基 —OH	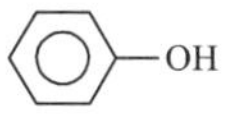 （M_r：94）	—OH 直接与苯环上的碳相连，受苯环影响能微弱电离	1. 弱酸性 2. 与浓溴水发生取代反应生成沉淀 3. 遇 $FeCl_3$ 呈紫色
醚	R—O—R′	醚键 >C—O—C<	$C_2H_5OC_2H_5$ （M_r：74）	C—O 键有极性	性质稳定，一般不与酸、碱、氧化剂反应

边学边练

一、选择题

1. 下列物质不属于醇的是（　　）。

A. 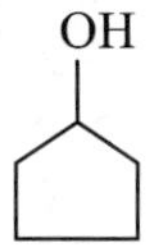

B. 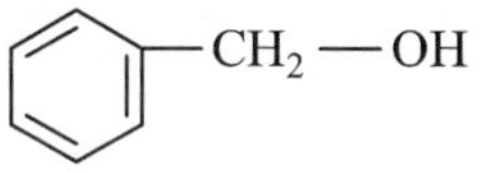

C. 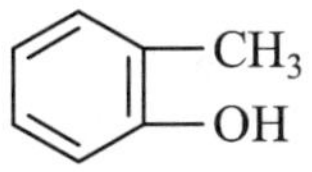

D. 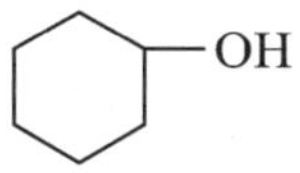

2. 乙醇和浓硫酸在加热到 170 °C 条件下的产物是（　　）。

A. 乙烯　　B. 乙醚　　C. 乙醛　　D. 乙酸

3. 市售药用酒精的体积分数为 0.95，现取药用酒精 75 mL，加水到 95 mL，稀释后酒精的体积分数为（　　）。

A. 0.80　　B. 0.75　　C. 0.70　　D. 0.65

4. 一些不法分子制造的假酒可对人造成伤害甚至死亡，其有毒成分是（　　）。

A. 苯　　B. 乙烯　　C. 甲醇　　D. 乙醇

5. 乙醇的俗称为（　　）。

A. 木醇　　B. 木精　　C. 酒精　　D. 甘油

6. 临床上用作外用消毒剂的酒精浓度为（　　）。

A. 25%　　B. 50%　　C. 75%　　D. 95%

7. 乙醇发生分子间脱水的条件是（　　）。

A. 浓硝酸，140 °C　　B. 浓硝酸，170 °C

C. 浓硫酸，140 °C　　D. 浓硫酸，170 °C

8. “来苏尔”过去常用于医疗器械和环境消毒，其主要成分是（　　）。

A. 肥皂　　B. 苯酚　　C. 甲酚　　D. 甘油

9. 浓硫酸与乙醇加热至 170 °C，主要生成乙烯，这个反应属于（　　）。

A. 取代反应　　B. 加成反应　　C. 消除反应　　D. 酯化反应

10. 丙三醇的俗名是（　　）。

A. 木醇　　B. 乙醇　　C. 肌醇　　D. 甘油

二、填空题

1. 在一定条件下醇可以被氧化，其中______氧化生成醛，________氧化生成酮。

2. 乙醇和浓硫酸共热可发生脱水反应，随反应温度的不同，脱水方式和产物也不同，当加热到 140 °C 时，乙醇主要发生________________脱水，主要生成______________；加热到 170 °C 时，主要发生______________脱水，主要生成______________。

3.________________上的氢原子被羟基取代形成的化合物称为醇；______________上的氢原子被羟基取代形成的化合物称为酚。醇和酚的分子中都含有羟基，醇分子中的羟基称为________，酚分子中的羟基称为_________。

4. 苯酚俗称_________，是_________色晶体，有_________气味。苯酚与空气接触，易因氧化而显_________色。

5. 乙醚的结构简式为______________________，甲乙醚的结构简式为______________，苯甲醚的结构简式为_____________________。

课题四　常见的醛、酮

学习目标

1. 会写醛和酮的结构通式。
2. 说出醛和酮的化学性质。
3. 说出鉴别醛和酮的化学方法。
4. 能说出医药上常见醛和酮的用途。

2010年1月，上海某高校的青年教师张某被确诊为乳腺癌晚期，在与癌症顽强抗争一年零三个月后，这位年轻的海归博士后、两岁男孩的妈妈，永远地离开了这个世界。在她生命的最后阶段，用博客记录了自己患癌症前的生活，反思不健康的生活习惯，其中之一就是甲醛超标的生活环境。

请问：

（1）甲醛的来源是什么？

（2）甲醛的官能团是什么？属于哪类有机物？写出其结构式。

（3）如何去除室内的甲醛？

一、乙　醛

（一）乙醛的结构

从结构上看（图5-17），乙醛（CH_3CHO）可以看作甲烷分子中的1个氢原子被醛基（—CHO）取代的产物。

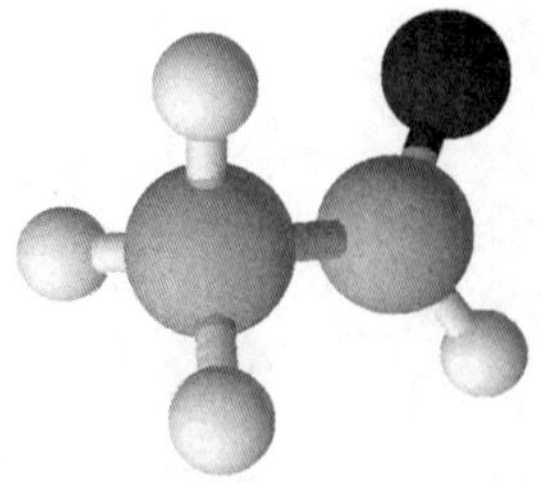

图 5-17　乙醛分子球棍模型

（二）乙醛的物理性质

乙醛是一种无色、有刺激性气味、易挥发的液体，沸点为21 °C，可溶于水、乙醇和乙醚等。

（三）乙醛的化学性质

乙醛的化学性质比较活泼，易发生加成反应、显色反应和还原反应等。

1．催化加氢

在铂（Pt）、镍（Ni）存在条件下，乙醛与氢加成，被还原为乙醇。

$$CH_3CHO + H_2 \xrightarrow{Ni} CH_3CH_2OH$$

2．与希夫试剂的反应

希夫（Schiff）试剂又称品红亚硫酸试剂。品红是一种红色染料，将二氧化硫通入品红水溶液中，品红的红色褪去，得到的无色溶液称为品红亚硫酸试剂。

乙醛与希夫试剂作用呈现紫红色。

3．还原性

乙醛具有较强的还原性，不仅能被高锰酸钾等强氧化剂氧化，也能被许多弱氧化剂氧化。常见的弱氧化剂有托伦试剂，斐林试剂等。

（1）与托伦试剂的反应。乙醛与托伦试剂反应，被氧化为乙酸，而将托伦试剂中的银离子还原成金属银，附着在器壁上形成明亮的银镜，又称为银镜反应。

$$CH_3CHO + 2[Ag(NH_3)_2]OH \xrightarrow{\triangle} CH_3COONH_4 + 2Ag\downarrow + 3NH_3\uparrow + H_2O$$

（2）与斐林试剂的反应。乙醛与斐林试剂反应，也被氧化为乙酸，斐林试剂中的 Cu^{2+} 则被还原为砖红色氧化亚铜沉淀。

$$CH_3CHO + 2Cu(OH)_2 \xrightarrow{\triangle} CH_3COOH + Cu_2O\downarrow + 2H_2O$$

二、丙　酮

1．丙酮的结构

从结构上来看，丙酮可以看作两个甲基与一个羰基连接而成的化合物（图 5-18）。

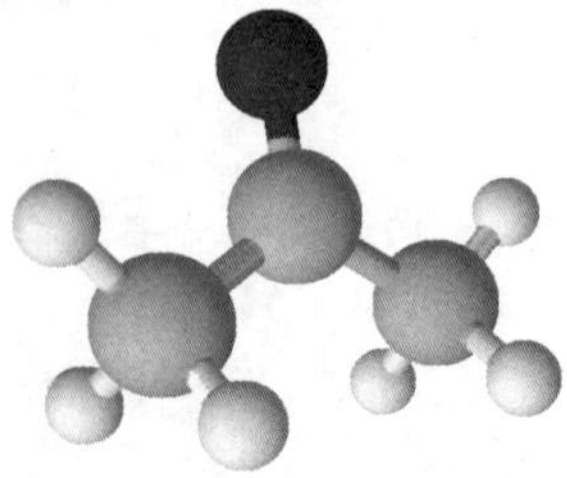

图 5-18　丙酮分子球棍模型

2．丙酮的物理性质

丙酮是无色、易燃、易挥发的液体，沸点为 56 °C，是常用的有机溶剂，能溶解油脂、树脂蜡和橡胶等许多物质。

3．丙酮的化学性质

丙酮的化学性质不如乙醛活泼，可以发生加成反应等，但不能与希夫试剂发生显色反应，也不能与托伦试剂、斐林试剂发生氧化反应。例如，丙酮催化加氢后，被还原为异丙醇。

$$CH_3COCH_3 + H_2 \xrightarrow{Ni} CH_3CH(OH)CH_3$$

4. 丙酮的检测

糖尿病患者由于代谢不正常，体内产生过量的丙酮，从尿中排出。检查尿液中是否含有丙酮的方法是向尿液中滴加亚硝酰铁氰化钠（$Na_2[Fe(CN)_5NO]$）溶液和氢氧化钠溶液，如果尿液显鲜红色，则证明有丙酮存在。

课堂互动

如何检验糖尿病患者尿液中是否含有丙酮？

贴近生活

丙酮与指甲油

在普通指甲油中，为了达到让指甲油快速干透的目的，加入了大量丙酮、乙酸乙酯成分，这两种成分的特点是极易挥发，所以指甲油能很快干透。但是丙酮、乙酸乙酯属于危险化学品，它们易燃易爆，在挥发时产生令人眩晕的刺激性气味，对室内空气产生污染（挥发后它们的体积将膨胀 1 000 倍），长期吸入，对神经系统可能产生危害，还对黏膜有很强的刺激性。如果家中有宝宝的话，接触这类成分就更加危险。这些有机溶剂还有一个坏处，就是在多次反复用于指甲后，会使指甲变色、变脆、发白，甚至指甲和下面甲床皮肤剥离，导致“美甲”不成反毁甲。

三、醛、酮的结构和命名

（一）醛、酮的结构

醛和酮统称为羰基化合物，因为它们的分子中都含有羰基：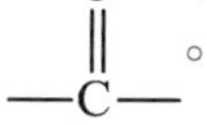。醛、酮的通式如下：

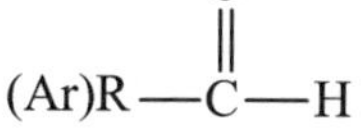
醛

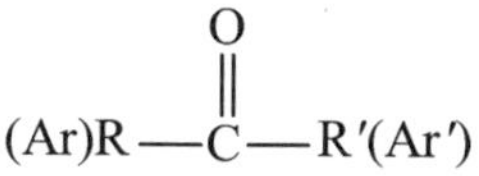
酮

醛的官能团是醛基：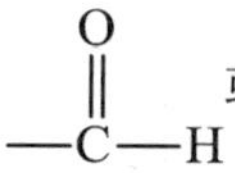 或 —CHO。最简单的醛是甲醛，结构式为 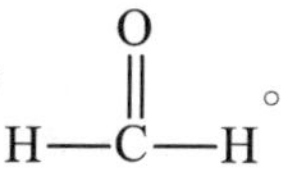。

酮的官能团是酮基（羰基）：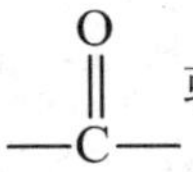 或 —CO—。最简单的酮是丙酮，结构简式为 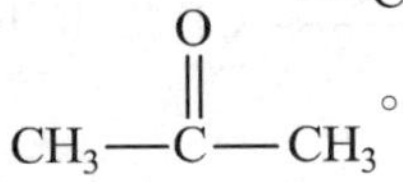。

根据羰基碳原子所连的烃基种类不同，醛、酮可分为脂肪族醛、酮和芳香族醛、酮，举例如下：

脂肪族醛、酮：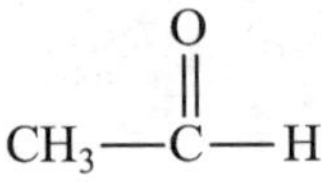 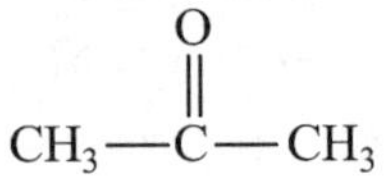

芳香族醛、酮：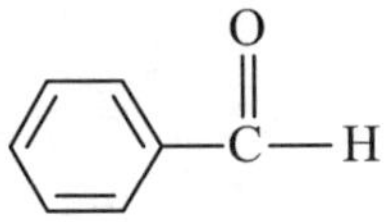 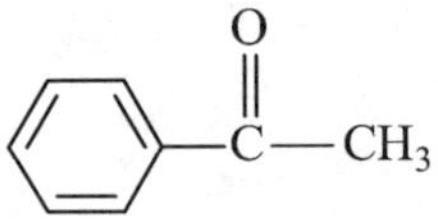

（二）醛、酮的命名

1．普通命名法

简单的脂肪醛、酮的命名根据碳原子的个数称为“某醛”或“某酮”。例如：

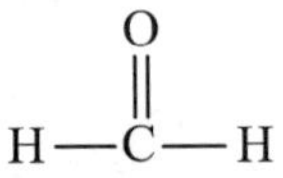

甲醛

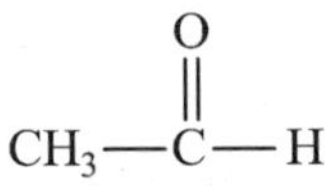

乙醛

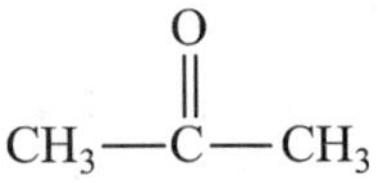

丙酮

2．系统命名法

复杂的脂肪醛、酮的命名则采用系统命名法。步骤为：

（1）选主链：选择含羰基碳原子在内的最长碳链作为主链，支链作为取代基，根据主链碳原子的个数称为“某醛”或“某酮”。

（2）编号位：从离羰基最近的一端开始给主链碳原子编号。醛分子中，羰基总是在碳链的一端，编为“1”号。

（3）定全名：依次将取代基的位次、个数和名称写在醛或酮名称的前面。醛基因位于碳链的首端，其位次不必标明。酮基的位次标在“某酮”前面，中间用短线隔开。例如：

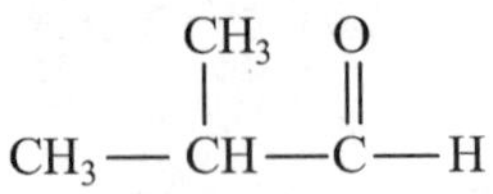

2-甲基丙醛

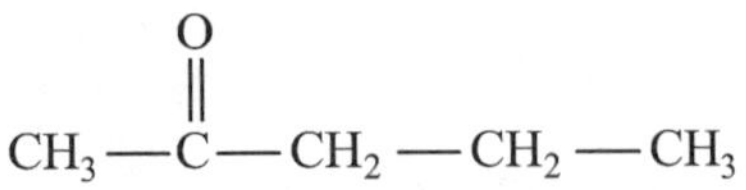

2-戊酮

芳香醛、酮的命名，是以脂肪醛、酮作为母体，把芳香烃基作为取代基。例如：

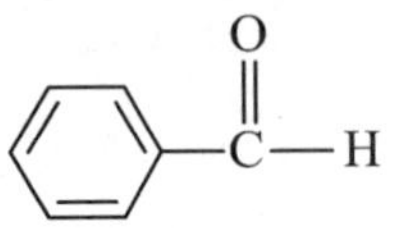

苯甲醛

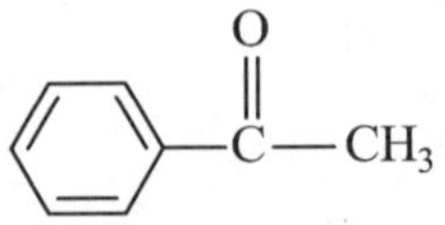

苯乙酮

四、醛、酮的性质

常温下除甲醛是气体外，12 个碳原子以下的醛、酮为液体，高级醛、酮和二苯甲酮等简单芳香酮为固体。因醛、酮之间不能形成氢键，故沸点低于相对分子质量相近的醇。羰基上的氧原子能和水分子形成氢键，所以低级醛、酮易溶于水。

醛、酮分子中含有羰基，它们有相似的化学性质。但醛基和酮基的结构并不完全相同，其化学性质又存在差异。一般情况下，醛比酮活泼。

（一）还原反应

醛、酮分子中的羰基可以被还原，不同的还原剂，还原产物也不相同。有机化合物中加入氢原子或失去氧原子的反应称为还原反应。醛加氢还原成伯醇，酮加氢还原成仲醇。例如：

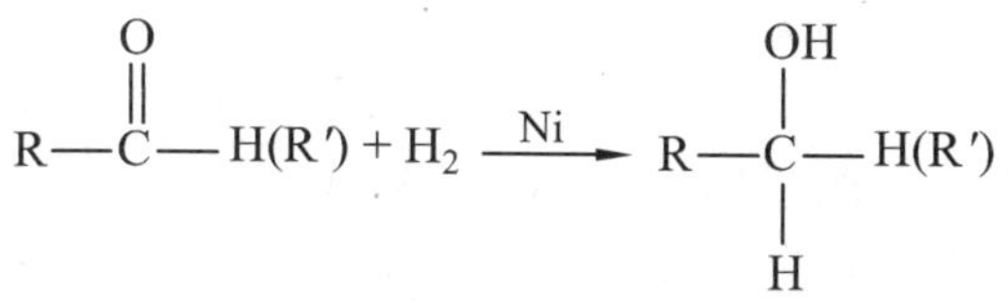

（二）氧化反应

醛由于其羰基上连有氢原子，比较活泼，不仅能被强氧化剂（如高锰酸钾等）氧化，也可被弱氧化剂（如托伦试剂和斐林试剂等）氧化，生成相同碳原子数的羧酸，而酮不能被弱氧化剂氧化。

1．与托伦试剂反应

托伦试剂是硝酸银的氨溶液，主要成分是$[Ag(NH_3)_2]^+$，它能将醛氧化成羧酸，自身被还原成金属银沉积在试管壁上形成银镜，故称银镜反应。

$$RCHO + 2[Ag(NH_3)_2]OH \xrightarrow{\triangle} RCOONH_4 + 2Ag\downarrow + 3NH_3\uparrow + H_2O$$

所有醛均能发生银镜反应，而酮不能，用此反应可以鉴别醛、酮。

2．与斐林试剂的反应

斐林试剂是由硫酸铜（斐林甲）和酒石酸钠的氢氧化铜溶液（斐林乙）两种溶液组成。使用时将两种溶液等体积混合，形成深蓝色透明溶液即斐林试剂，主要成分是可溶性的 $Cu(OH)_2$ 配合物。

醛与斐林试剂共热，被氧化为羧酸，Cu^{2+}被还原为 Cu_2O 红色沉淀。甲醛与斐林试剂共热，Cu^{2+}被还原为光亮的金属铜。例如：

$$RCHO + 2Cu(OH)_2 \xrightarrow{\triangle} RCOOH + Cu_2O\downarrow + 2H_2O$$

$$HCHO + Cu(OH)_2 \xrightarrow{\triangle} HCOOH + Cu\downarrow + H_2O$$

芳香醛和酮都不与斐林试剂作用，因此，利用斐林试剂可区别脂肪醛、芳香醛和酮。

（三）与希夫试剂的反应

醛与希夫试剂作用显紫红色，酮则不反应，这是鉴别醛和酮最简便的方法。甲醛与希夫试剂作用显紫红色后，加硫酸不褪色，其他醛则褪色。

五、医药中的醛、酮

1. 甲 醛

甲醛（HCHO）为无色、具有强烈刺激性气味的气体，易溶于水。甲醛有毒，口服甲醛溶液 10 ~ 20 mL 可致人死亡。人长期接触低浓度甲醛蒸气可出现头晕、头痛、乏力、嗜睡、食欲减退、视力下降等。长期接触甲醛者鼻腔或鼻咽部的肿瘤发病率增多。

甲醛能使蛋白质凝固，具有杀菌作用，是一种有效的消毒剂和防腐剂（常用防腐剂的用法如表 5-7 所示）。因其具有潜在的致癌作用，不可用于食物的防腐。

课堂互动

通过学习 HCHO，请同学们回答学习目标下方案例中的问题。

护考链接

表 5-7　常用防腐剂的用法

防腐剂	作　用	用　法	临床应用
甲醛	防腐和固定尿中有机成分	每 100 mL 尿液加 400 mg/L 甲醛 0.5 mL	艾迪计数
浓盐酸	保持尿液在酸性环境中，防止尿中激素被氧化	24 h 尿液中加入 10 mL/L	检查尿中 17-羟类固醇、17-酮类固醇
甲苯	保持尿中化学成分不变	应在第一次尿液倒入后再加，按每 100 mL 尿液加甲苯 0.5 mL（甲苯浓度 5 ~ 20 mL/L）	尿蛋白定量、尿糖测定及钾、钠、氯、肌酐、肌酸定量

质量分数为 40% 的甲醛水溶液称为福尔马林，常用于保存尸体及动物标本。

知识链接

甲醛的危害与清除方法

甲醛是一种有毒害的物质，但由于甲醛同时也是一种重要的有机原料，是现代许多工业品的主要组成部分，常常出现在生活的各个方面。例如我们家居生活中的涂料、皮革工艺、家具用料中经常会涉及甲醛。甲醛对健康的危害主要有以下几方面：

（1）刺激作用：表现为对皮肤黏膜的刺激作用，高浓度吸入时出现呼吸道严重的刺激和水肿、眼刺激、头痛。

（2）致敏作用：皮肤直接接触甲醛可引起过敏性皮炎、色斑、坏死，吸入高浓度甲醛可诱发支气管哮喘。

（3）致突变作用：高浓度甲醛还是一种基因毒性物质。实验动物在实验室吸入高浓度甲醛的情况下，可引起鼻咽肿瘤。

（4）突出表现：头痛、头晕、乏力、恶心呕吐、胸闷、心悸、体重减轻、记忆力减退以及植物神经紊乱等；其中，孕妇如果长期接触，可能会导致胎儿畸形、死亡。

去除甲醛的方法如下：① 开窗通风。② 绿色植物吸收（吊兰、芦荟等）。③ 放活性炭。④ 纳米光催化技术。⑤ 遮盖技术（喷雾、粉刷）。⑥ 氧化技术：利用强氧化特性，分解污染。⑦ 中草药香薰等。

2．水合氯醛

在乙醛中通入氯气，可得三氯乙醛。三氯乙醛与水作用则生成水合三氯乙醛，简称水合氯醛。在临床上，水合氯醛是比较安全的催眠药和镇静药（图 5-19）。

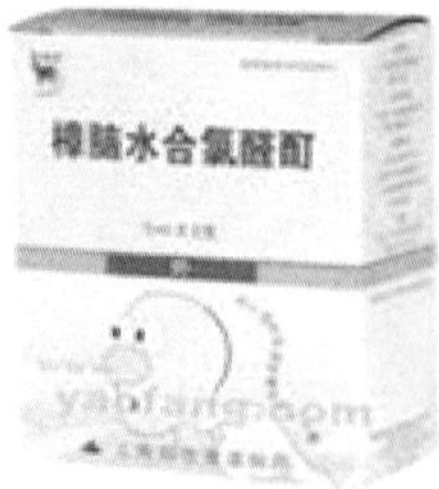

图 5-19　樟脑水合氯醛酊

3．戊二醛

戊二醛（图 5-20）是一种高效、速效、广谱、稳定、无毒、无刺激性的新型消毒灭菌剂。2% 的碱性戊二醛用于不耐热的医疗器械和精密仪器，尤其是内镜的消毒和灭菌。一般细菌繁殖体污染物品的消毒，2% 戊二醛溶液浸泡或擦拭 10 h；肝炎病毒污染表面的消毒，浸泡或擦拭 30 min。

注意：浸泡金属类物品时，应加入 0.5% 亚硝酸钠防锈；碱性戊二醛溶液稳定性差，应现配现用。

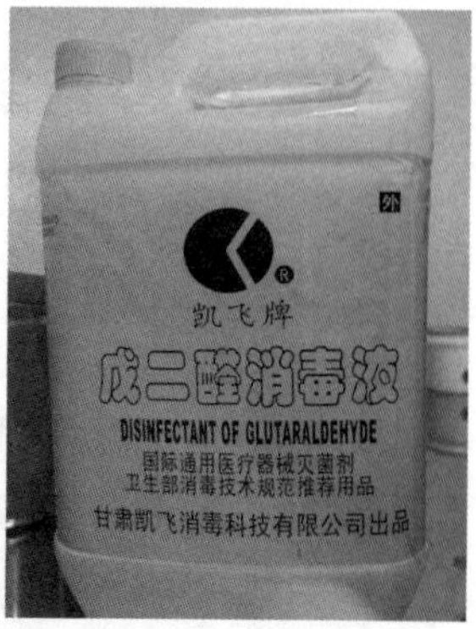

图 5-20　戊二醛消毒液

4．麝香酮

3-甲基环十五碳酮俗称麝香酮，是名贵香料的有效成分，《本草纲目》中把麝香列为上品药。麝香是雄麝香囊中的分泌物，有强烈的香味，具有芳香开窍、兴奋神经、活血通淤等作用，也可外用于镇痛消肿。

重点提示

醛、酮的结构和性质总结（表 5-8）。

表 5-8　醛、酮的结构和性质对比

	醛	酮
结构通式	$(Ar)R-\overset{\overset{O}{\Vert}}{C}-H$	$(Ar)R-\overset{\overset{O}{\Vert}}{C}-R'(Ar')$
代表物	$CH_3-\overset{\overset{O}{\Vert}}{C}-H$　乙醛	$CH_3-\overset{\overset{O}{\Vert}}{C}-CH_3$　丙酮
官能团	$-\overset{\overset{O}{\Vert}}{C}-H$　醛基	$-\overset{\overset{O}{\Vert}}{C}-$　酮基
命　名	简单醛、酮根据碳原子个数称为“某醛”或“某酮”，如甲醛（HCHO）、丙酮（CH_3COCH_3）。 复杂的醛、酮采用系统命名法：① 选主链；② 编号位；③ 定全名	
主要性质	① 催化加氢；② 还原性；③ 显色反应	催化加氢
常见的醛酮	甲醛：质量分数为 40% 的甲醛水溶液称为福尔马林。它具有杀菌、防腐作用，常用来保存尸体及动物标本 戊二醛：2% 的碱性戊二醛用于浸泡不耐高温的金属器械、医学仪器内镜等	丙酮：向尿液中加入几滴亚硝酰铁氰化钠溶液及氢氧化钠溶液，若呈现红色，表明有丙酮存在 麝香酮：有强烈的香味，具有芳香开窍、兴奋神经、活血通淤等作用，也可外用于镇痛消肿

边学边练

一、填空题

1. 醛的官能团为________，酮的官能团为________。

2. 甲醛的结构简式为________，质量分数为________的甲醛水溶液称为福尔马林，常用来__________。

3. 临床上检验糖尿病患者尿液中的丙酮，是向尿样中滴加__________和__________，如有丙酮存在，即呈现__________。

4. 在催化加氢条件下，醛可以加氢还原生成______________醇，酮可以加氢还原生成______________醇。

二、选择题

1. 福尔马林的主要成分是（　　）。

A. 甲酸　　B. 甲醛　　C. 苯甲醛　　D. 苯甲酸

2. 糖尿病患者的尿液中含有（　　）。

A. 丙醛　　B. 丙酮　　C. 丙酸　　D. 丙醇

3. 患者男，52 岁，因刺激性咳嗽、痰中带血就诊，医嘱采集痰标本查证癌细胞，应选用的固定液为（　　）。

A. 40% 的甲醛　　B. 浓盐酸　　C. 甲苯　　D. 10% 的甲醛

4. 纤维内窥镜的消毒灭菌宜用（　　）。

A. 酒精浸泡法　　B. 戊二醛浸泡法

C. 紫外线照射法　　D. 高压蒸汽灭菌法

5. 下列物质能与斐林试剂生成砖红色沉淀的是（　　）。

A. 丙醛　　B. 丙酮　　C. 丙烯　　D. 苯甲醛

6. 关于甲醛的下列说法中错误的是（　　）。

A. 甲醛是最简单的一种醛，易溶于水

B. 甲醛是一种无色、有刺激性气味的气体

C. 甲醛的水溶液被称为福尔马林

D. 福尔马林有杀菌、防腐性能，所以市场上可用来浸泡海产品等

课题五　羧酸和取代羧酸

学习目标

1. 会写羧酸的结构通式。
2. 说出羧酸的化学性质。
3. 说出鉴别羧酸的化学方法。
4. 能说出医药上常见羧酸和取代羧酸的用途。

夏天，当人被蚂蚁等蚊虫叮咬后，皮肤常常会肿胀、瘙痒。用稀氨水或肥皂水涂于患处，可减轻症状。

请问：

（1）蚁酸属于哪类有机物？写出其官能团和结构式。

（2）甲酸具有哪些特殊性质？

（3）在患处涂抹氨水或肥皂水为什么能减轻症状？

羧酸是重要的有机化合物，在自然界中，羧酸常以游离状态、羧酸盐或酯的形式广泛存在于动植物体内。常用作有机合成、工农业生产、药物及制药的原料。醛易被氧化成羧酸，如乙醛（CH_3CHO）氧化生成乙酸（CH_3COOH）。

一、乙　酸

（一）乙酸的结构

从结构上看，乙酸是甲烷分子中的一个氢原子被羧基（—COOH）取代的产物（图 5-21），它的结构式为 $CH_3—COOH$

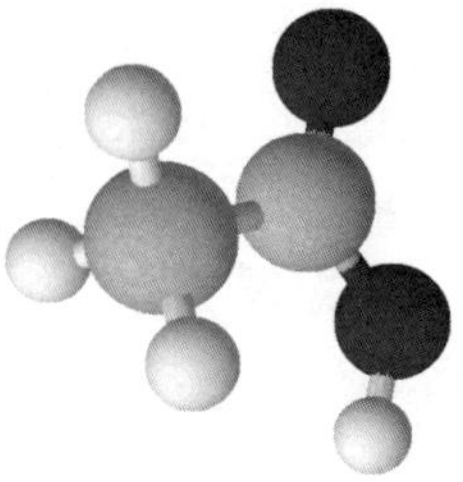

图 5-21　乙酸球棍模型

（二）乙酸的物理性质

乙酸俗称醋酸，是食醋的主要成分，普通的食醋中含有 3%～5% 的乙酸。乙酸是无色、透明、有强烈刺激性气味的无色液体，沸点为 117.9 °C，熔点为 16.6 °C。当温度低于熔点时，乙酸就会凝结成冰状的晶体，所以纯净乙酸又称冰醋酸。乙酸易溶于水和乙醇。

（三）乙酸的化学性质

乙酸分子中含有羧基，其化学反应主要发生在羧基上。

1．酸　性

乙酸在水中能部分解离出氢离子，具有酸的通性，能使紫色石蕊试液变成红色。

$$CH_3COOH \rightleftharpoons CH_3COO^- + H^+$$

乙酸的酸性比盐酸、硫酸等无机酸弱，比碳酸强。因此，乙酸能与碱发生中和反应，生成盐和水，还能与碳酸钠、碳酸氢钠等发生反应。

$$CH_3COOH + NaOH \longrightarrow CH_3COONa + H_2O$$

$$CH_3COOH + NaHCO_3 \longrightarrow CH_3COONa + CO_2\uparrow + H_2O$$

2．酯化反应

在浓硫酸的作用下，羧酸和醇反应生成酯和水，该反应称为酯化反应。

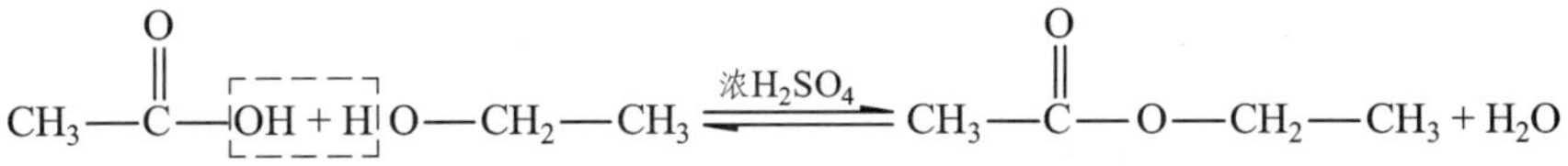

低级酯为无色液体，存在于各种水果和花草中，具有芳香气味。例如，乙酸乙酯有苹果香味，苯甲酸甲酯有茉莉香味等。酒密封储存的时间越长，口感越好，就是因为在储存过程中生成了有香味的酯。现在，可以通过人工合成各种酯，用作饮料、糖果、香水和化妆品的香料。高级酯为蜡状固体，有的具有难闻气味。

二、羧酸的结构和命名

（一）羧酸的结构

羧酸的通式为（H）R—COOH或Ar—COOH。其中，—COOH叫羧基，也可写为：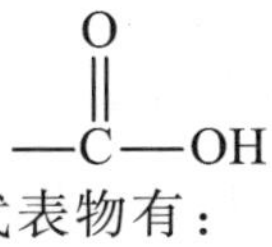，羧基是羧酸的官能团。最简单的羧酸是甲酸。羧酸的代表物有：

H—COOH　　　　CH$_3$—COOH　　　　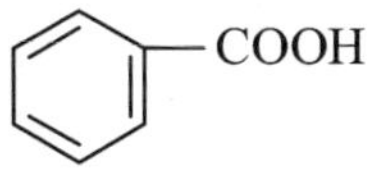

甲酸　　　　乙酸　　　　苯甲酸

根据与羧基相连的烃基不同，羧酸分为脂肪酸（饱和脂肪酸、不饱和脂肪酸)、芳香酸。还可根据分子中羧基的数目不同分为一元酸、二元酸和多元酸。羧酸的分类见表 5-9。

表 5-9 羧酸的分类

类别	脂肪酸		芳香酸
	饱和脂肪酸	不饱和脂肪酸	
一元酸	乙酸 $CH_3—COOH$	丙烯酸 $CH_2═CHCOOH$	苯甲酸 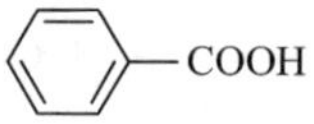
二元酸	乙二酸 COOH | COOH	丁烯二酸 CH — COOH ‖ CH — COOH	邻苯二甲酸 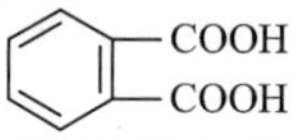

(二)羧酸的命名

1. 俗 名

许多羧酸是从天然物质中得到的，因此常根据它们的最初来源命名，也称俗名。例如：

$H—COOH$	$CH_3—COOH$	$HOOC—COOH$
蚁酸(甲酸)	醋酸(乙酸)	草酸(乙二酸)

2. 系统命名法

饱和一元脂肪酸的命名方法：

(1)选主链：选择含有羧基的最长碳链为主链，根据主链碳原子的个数称为“某酸”。

(2)编号位：从羧基碳原子开始用阿拉伯数字给主链碳原子编号，或从与羧基直接相连的碳原子开始，依次用希腊字母 α 、β 、γ……编号。

(3)定全名：把取代基的位次、数目和名称写在“某酸”之前。例如：

$$\begin{array}{c} CH_3 \\ | \\ CH_3—CH—COOH \end{array}$$

2-甲基丙酸(α-甲基丙酸)

$$\begin{array}{c} \quad CH_3 \\ \quad | \\ CH_3—CH—CH_2—COOH \end{array}$$

3-甲基丁酸(β-甲基丁酸)

芳香酸命名时，是以脂肪族酸为母体，把芳香环看作取代基。例如：

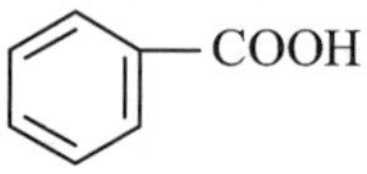

苯甲酸

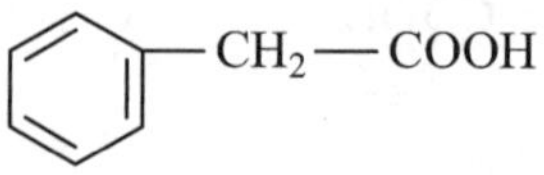

苯乙酸

三、羧酸的性质

常温下，甲酸、乙酸、丙酸是具有强烈刺激性气味的无色液体，丁酸至壬酸是有腐败气味的液体，10 个碳原子以上的羧酸是固体。羧酸的化学性质主要表现在以下几个方面：

1．酸　性

羧酸具有酸性，它的水溶液能使蓝色石蕊试纸变红，也能与碱反应生成羧酸盐和水。反应方程式如下：

$$RCOOH \rightleftharpoons RCOO^- + H^+$$

$$RCOOH + NaOH \longrightarrow RCOONa + H_2O$$

羧酸盐的溶解度比相应的羧酸大。临床上常将一些难溶于水的含羧基的药物制成易溶于水的盐。例如，青霉素 G 常制成青霉素 G 钾或青霉素 G 钠，便于临床使用。

2．酯化反应

在强酸（如浓硫酸）的催化作用下，羧酸与醇作用生成酯和水的反应称为酯化反应。例如：

$$RCOOH + R'CH_2OH \rightleftharpoons RCOOCH_2R' + H_2O$$

酯化反应是可逆反应，其逆向反应是水解反应。

羧酸分子中去掉羧基上的羟基，剩下的部分叫作酰基 $R-\overset{O}{\overset{\|}{C}}-$，如乙酸分子中去掉羟基剩下的部分叫乙酰基 $CH_3-\overset{O}{\overset{\|}{C}}-$。

3．脱羧反应

羧酸分子中失去羧基放出 CO_2 的反应称为脱羧反应，多元酸易发生脱羧反应。例如：

$$\underset{\text{乙二酸}}{HOOC-COOH} \xrightarrow{\triangle} \underset{\text{甲酸}}{HCOOH} + CO_2\uparrow$$

脱羧反应在生物化学中占有重要地位，人体所产生的 CO_2 主要来源就是体内物质代谢产生的有机酸发生脱羧反应。

四、常见的羧酸

1．甲　酸

甲酸（HCOOH）俗称蚁酸，存在于蚁类、蜂类等昆虫的分泌物

课堂互动

通过学习 HCOOH，请同学们回答学习目标下方案例中的问题。

中，人体的肌肉、皮肤、血液和排泄物中也含有甲酸。甲酸是无色、有刺激性气味的液体，可与水混溶。甲酸具有极强的腐蚀性，被蚂蚁或蜂类蜇伤后引起皮肤红肿和疼痛，就是由甲酸造成的，可在患处涂抹稀氨水或小苏打稀溶液或肥皂水止痛、止痒。12.5 g/L 的甲酸溶液叫蚁精，在医药上可用于风湿病的治疗。

甲酸的酸性强于乙酸，是饱和一元羧酸中酸性最强的酸。

甲酸的结构特殊，分子中既含羧基又含醛基，它除了具有羧酸的性质外，还具有醛的某些性质。

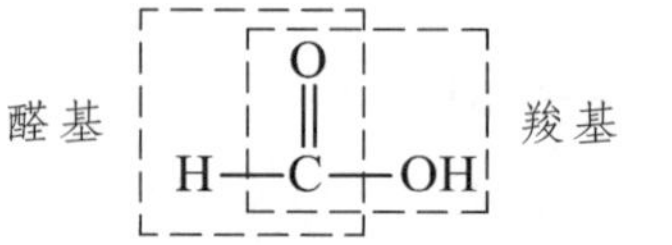

甲酸具有杀菌作用，可用作防腐剂和消毒剂。

知识链接

民间确实有醋可以消毒、杀菌和预防感冒的说法，但消毒专家早就做过实验证明，醋对消毒、杀菌没有任何效果，更不能杀死病毒。专家提醒，对于家庭而言，预防感冒以及消毒最好的办法就是通风，而不要盲目熏醋。熏醋如果浓度过高、时间过长，不但会引起呼吸困难和恶心等症状，还会对皮肤和呼吸道黏膜造成伤害。

2．乙　酸

乙酸（CH_3COOH）俗称醋酸，是食醋的主要成分，普通食醋中含 3% ~ 5% 的乙酸。乙酸为无色、具有强烈刺激性酸味的液体，能与水混溶，熔点为 16.5 °C。当温度低于 16.5 °C 时，纯净的乙酸很容易凝结成冰状固体，故又称冰醋酸。

乙酸具有杀菌作用，在食品和医药上用作防腐、杀菌剂。如在烹调菜时适当加入一些食醋，既可增加菜的美味，又可保护维生素 C 不被破坏，提高食物营养价值。

乙酸是常用的有机溶剂，也是重要的化工原料，广泛应用在印染、香料、塑料、制药等工业。

3．苯甲酸

苯甲酸（C_6H_5COOH）是最简单的芳香酸，因最早是从安息香树胶中得来，故俗称安息香酸。苯甲酸是一种白色鳞片或针状晶体，难溶于冷水，易溶于热水、乙醇和乙醚中。苯甲酸及其钠盐（图 5-22）既能抑制多种微生物，又有很好的杀菌作用，是食品和药剂中常用的防腐剂。因其毒性较大，面临淘汰。联合国农粮组织（FAO）和世界卫生组织（WHO）试验研究后规定：人体每日对苯甲酸的摄入量为 5 ~ 10 mg/kg 体重。摄入过量的苯甲酸会对人体肝脏造成危害，所以肝功能衰弱者慎食含有苯甲酸的食品。苯甲酸还可作为治疗癣病的外用药。

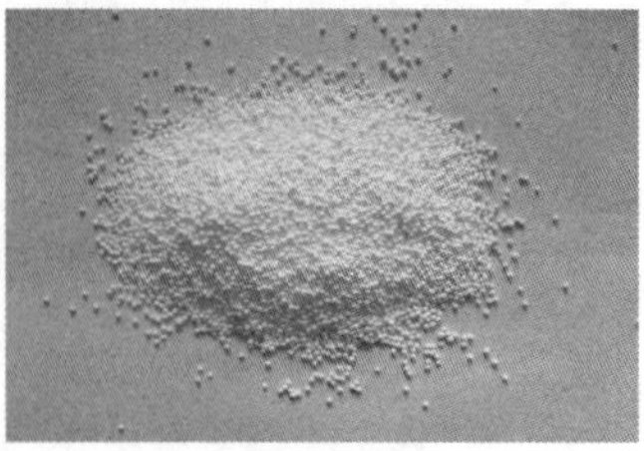

图 5-22　苯甲酸钠颗粒

4．过氧乙酸

过氧乙酸（CH_3COOOH），为无色液体，有强烈刺激性气味；有毒，对眼睛、皮肤、黏膜和上呼吸道有强烈刺激作用；易燃，遇火或受热、受震都可引起爆炸。

过氧乙酸为强氧化剂，有很强的氧化性，遇有机物放出新生态氧而起氧化作用，为高效、速效、低毒、广谱杀菌剂，对细菌、芽孢、真菌、病毒均有较强的杀灭作用。

（1）浸泡消毒：以 0.3% ~ 0.5% 溶液浸泡消毒；医务人员洗手时，用 0.2% 的溶液浸泡 1 min 即可。

（2）喷雾消毒：以 0.1% ~ 0.4% 溶液对房屋、家具、门窗等进行喷洒。

（3）熏蒸消毒：以 20% 成品熏蒸（1 ~ 3 g/m^3），用于实验动物室及无菌室消毒。

（4）饮水消毒及污水处理：使饮水或污水含本品 0.01% 消毒 0.5 ~ 1 h，可获较好效果。

（5）医疗方面：可用于治疗甲癣，用 1% 溶液浸泡 20 min，3 次/d，连续 2 周；0.5% 溶液局部使用可治疗手足癣。医用过氧乙酸见图 5-23。

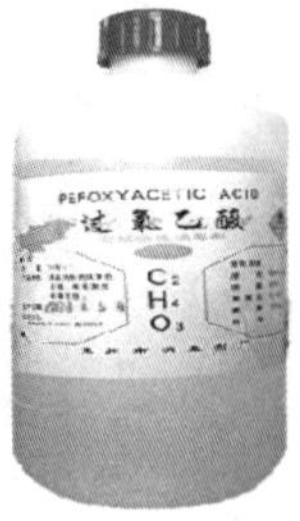

图 5-23　医用过氧乙酸

5．乙二酸

乙二酸（HOOC—COOH）俗称草酸，是最简单的二元羧酸，常存在于草本植物中。草酸是无色结晶，通常含 2 分子结晶水，能溶于水和乙醇中。加热到 100 °C，草酸失去结晶水得到无水草酸。无水草酸熔点 189 °C。温度超过熔点则发生脱羧反应。

二元羧酸的酸性比一元羧酸强，草酸的酸性比其他饱和二元羧酸强。因为草酸中的两个羧基直接相连，更易电离出氢离子。

草酸具有还原性，能还原高锰酸钾，因此分析化学中常用草酸钠标定高锰酸钾溶液的浓度。高价铁盐可被草酸还原成易溶于水的低价铁盐，所以可用草酸溶液去除铁锈或蓝黑墨水的污迹。

五、取代羧酸

羧酸分子中烃基上的氢原子被其他原子（或原子团）取代而成的化合物，称为取代酸。羟基酸和酮酸都属于取代酸。

1．乳　酸

乳酸（$C_3H_6O_3$），化学名称为羟基丙酸，结构简式为 $CH_3CH(OH)COOH$。因最初从酸牛奶中发现而得名。乳酸也存在于人体肌肉中，是糖代谢的中间产物，人在剧烈运动时，由于乳酸的蓄积会产生酸胀感。

乳酸是无色或淡黄色糖浆状液体，吸湿性强，能与水、乙醇混溶。乳酸是弱酸。在医药中的用途有：

（1）消毒防腐作用：在病房、手术室、实验室等场所采用乳酸蒸气消毒，可有效杀灭空气中的细菌，起到减少疾病，提高健康的目的。

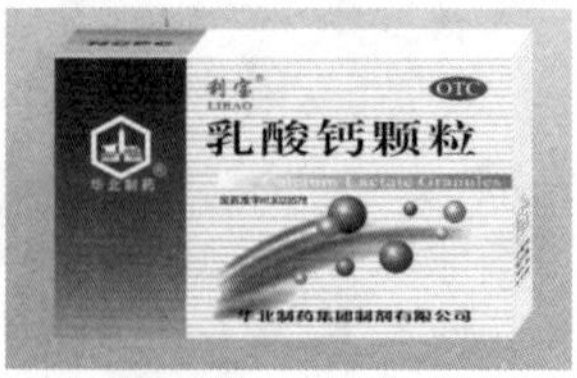

图 5-24　乳酸钙颗粒

（2）药物治疗作用：乳酸可以直接配制成药物或制成乳酸盐使用，如乳酸钠用来治疗酸中毒；乳酸钙用于治疗佝偻病等缺钙症（图 5-24）。

（3）乳酸聚合得到聚乳酸，聚乳酸可以抽成丝纺成线，这种线是良好的手术缝线，缝口愈合后不用拆线，能自动降解成乳酸被人体吸收，无不良后果。尤其是体内手术缝线，免除二次手术拆线的麻烦。这种高分子化合物可做成黏接剂，应用在器官移植和接骨中。

总之，乳酸在医药方面广泛用作防腐剂、载体剂、助溶剂、药物制剂、pH 调节剂等。

2．水杨酸

水杨酸又名邻羟基苯甲酸。因杨树和柳树树皮中都含有水杨酸，也叫柳酸。它是白色晶体，微溶于水，酸性比苯甲酸强，有刺激性。因对细菌、真菌有杀灭作用，在医药中有重要作用。如将其配成 3%～6% 的醇溶液或 5% 的软膏，用于表皮癣病治疗。与乙酸发生反应生成乙酰水杨酸，俗称阿司匹林。阿司匹林用途广泛，不仅有较强的解热镇痛作用，用于感冒发热及牙痛、神经痛、肌肉痛、痛经等治疗；而且大剂量有较强的抗炎、抗风湿作用，适用于急性风湿热和类风湿性关节炎；小剂量用于防止血栓的形成，以预防心肌梗死和脑血栓的形成，治疗缺血性心脏病，能降低病死率及再梗死率。阿司匹林临床应用已有 100 多年历史，是迄今为止最安全的药物之一，如图 5-25。

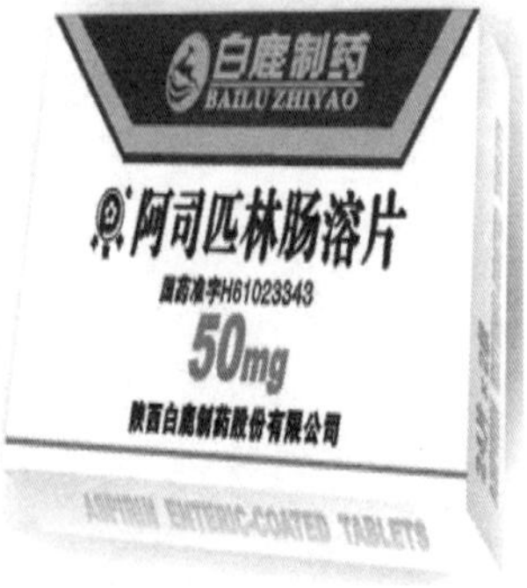

图 5-25　阿司匹林肠溶片

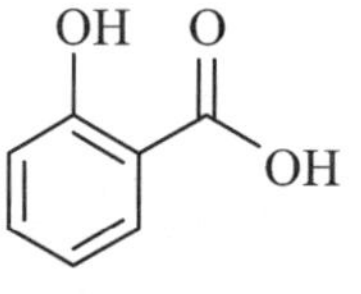

邻羟基苯甲酸

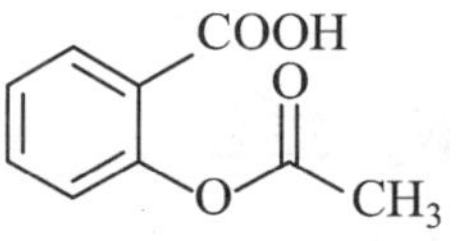

乙酰水杨酸

3．柠檬酸

柠檬酸又名枸橼酸，主要存在于柑橘、山楂等果实中，柠檬（图 5-26）中含量最高，故名柠檬酸。柠檬酸为透明结晶，无水柠檬酸熔点为 153 °C，易溶于水、乙醇等，有较强的酸味。可用来配制汽水和酸性饮料，是糖果的调味剂。柠檬酸是人体三羧酸循环的起始物，是糖、脂肪和蛋白质代谢的中间产物。医药上，柠檬酸钠用作抗凝血剂，柠檬酸铁铵常用作补血药，柠檬酸钾用作祛痰剂，柠檬酸镁是温和的泻剂。

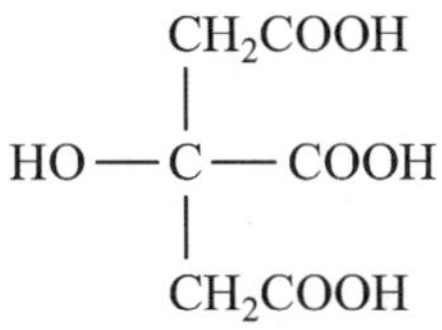

柠檬酸

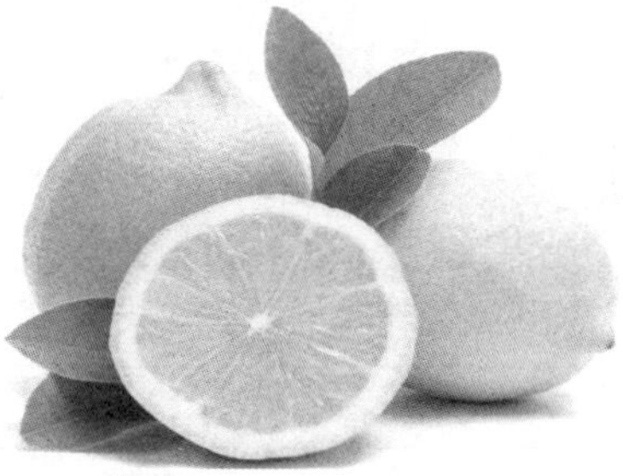

图 5-26 柠 檬

4．酮 酸

分子中既含有羧基，又含有羰基的化合物称为酮酸。根据其羰基和羧基的相对位置可分为 α-酮酸、β-酮酸、γ-酮酸等。人体内糖、脂肪和蛋白质代谢的中间产物里就有 α-酮酸或 β-酮酸。

丙酮、β-丁酮酸和 β-羟基丁酸三者合称为酮体。酮体是人体内脂肪代谢的中间产物，可被氧化产生能量。

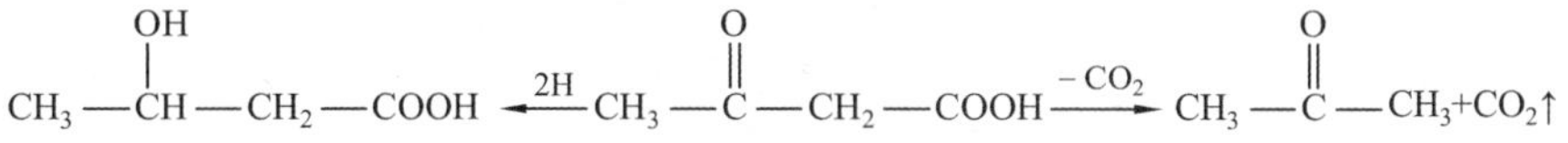

β-羟基丁酸　　β-丁酮酸　　丙酮

案例分析

一名 52 岁男性患者，突感浑身无力，并伴有视物模糊、口渴、饥饿等症状。被家人送入医院内分泌科就诊，经医生检验诊断定性为糖尿病。

请问

（1）为什么医生要检查该患者的尿酮体?

（2）为什么糖尿病患者体内酮体含量会增加?

课堂互动

通过学习酮酸，请同学们回答案例分析中的问题。

正常生理状况下，酮体在血液中的浓度很小，仅 0.03 ~ 0.5 mmol/L，尿液中检测不出酮体。但是在长期饥饿、严重糖尿病时，体内糖代谢紊乱，脂肪分解加速，导致血中酮体升高（酮血症）。酮体是酸性物质，可引起酮症酸中毒和昏迷等症状。由于过量的酮体从尿液中排出，临床上对患有严重糖尿病的患者，除检查尿液中葡萄糖的含量外，还要检查酮体，以帮助对疾病的诊断和治疗。丙酮因相对分子质量小，多经肺呼出，患者呼出的气味有酮味，即烂苹果味。

重点提示

羧酸结构、性质总结（表 5-10）。

表 5-10　羧酸的结构、命名和性质

	羧　酸
结构通式	$(Ar)R-\overset{\overset{\displaystyle O}{\|}}{C}-OH$
代表物	CH_3COOH　乙酸
官能团	$-\overset{\overset{\displaystyle O}{\|}}{C}-OH$　羧基
命名	俗名法：根据来源命名，如蚁酸（甲酸）、醋酸（乙酸）等。 系统命名法：① 选主链；② 编号位；③ 定全名
化学性质	① 酸性；② 酯化反应；③ 脱羧反应
常见的羧酸和取代羧酸	甲酸：12.5 g/L 的甲酸溶液叫蚁精，医药上可用于风湿病的治疗 乙酸：能使紫色石蕊试液变红，具有杀菌作用，在食品和医药上用作防腐、杀菌剂 苯甲酸：其钠盐是食品和药剂中常用的防腐剂 草酸：草酸溶液去除铁锈或蓝黑墨水的污迹 过氧乙酸：为强氧化剂，是高效、速效、低毒、广谱杀菌剂 阿司匹林：解热镇痛、抗风湿和脑血栓的形成及缺血性心脏病治疗 柠檬酸：柠檬酸钠用作抗凝血剂，柠檬酸铁铵常用作补血药，柠檬酸钾用作祛痰剂，柠檬酸镁是温和的泻剂 酮酸：β-丁酮酸、β-羟基丁酸和丙酮三者统称为酮体。酮体与糖尿病有密切关系

边学边练

一、填空题

1. 羧酸的结构通式为____________。

2. 医学上把 __________、___________和_____________合称为酮体。血液中酮体含量增高，会使血液酸性增强，而引发________中毒的可能。

3. 甲酸的俗名为__________，因为甲酸具有__________性。被蚊虫叮咬后皮肤会红肿，可涂抹___________或__________消肿止痛。

4. 乙酸的俗名为__________。

5. 苯甲酸的俗名为____________________，苯甲酸及其钠盐是目前食品和医药中常用的_____剂。

二、选择题

1. 被蚊虫叮咬后皮肤红肿，是因其分泌物中含有（　　）。

A. 甲酸　　B. 甲醛　　C. 乙醇　　D. 甲醇

2. 阿司匹林的化学成分是（　　）。

A. 乙酸　　B. 苯甲酸　　C. 水杨酸　　D. 乙酰水杨酸

3. 剧烈运动后，造成肌肉酸胀的物质是（　　）。

A. 碳酸　　B. 乳酸　　C. 乙酸　　D. 丙酮酸

4. 下列基团中，羧酸的官能团是（　　）。

A. —COOH　　B. —R　　C. —OH　　D. —OR

5. 下列试剂中，可用于鉴别甲酸和乙酸的是（　　）。

A. 溴水　　B. 氢氧化钠溶液

C. 三氯化铁溶液　　D. 托伦试剂

6. 能与 $NaHCO_3$ 反应放出 CO_2 的是（　　）。

A. 乙醛　　B. 乙酸　　C. 丙酮　　D. 苯甲醛

7. 下列物质中，属于羟基酸的是（　　）。

A. 醋酸　　B. 丁酸　　C. 草酸　　D. 乳酸

8. 既能发生银镜反应，又能发生酯化反应的物质是（　　）。

A. 乙酸　　B. 乙醇　　C. 甲酸　　D. 丙酮

实践五　常见的有机消毒剂

一、实践准备

75% 乙醇溶液、0.1% 苯扎溴铵溶液（新洁尔灭）、47% ~ 50% 来苏尔、2% ~ 5% 六氯酚、3% ~ 5% 苯酚、0.2% ~ 2% 氯己定、3% ~ 5% 乙酸、0.5% 过氧乙酸、37% ~ 40% 福尔马林、2% 戊二醛、1.45 ~ 1.2 g/L 环氧乙烷。

二、实践过程

教师组织学生分组、走访医院、科室、社区服务站等医疗单位，收集常用的消毒防腐药及其用法等相关资料，进入实验室后归类并识别药物的作用特点、用量与用法及注意事项。

三、结果讨论

表 5-11　各种消毒灭菌剂作用特点、用量与用法对比

消毒灭菌剂	作用特点	用法与用量	注意事项
3% ~ 5% 苯酚			
47% ~ 50% 来苏尔			
2% ~ 5% 六氯酚			
75% 乙醇			
0.2% ~ 2% 氯己定			
3% ~ 5% 乙酸			
0.5% 过氧乙酸			
37% ~ 40% 福尔马林			
2% 戊二醛			
1.45 ~ 1.2 g/L 环氧乙烷			
0.1% 新洁尔灭			

第六单元　生命中的基础有机物

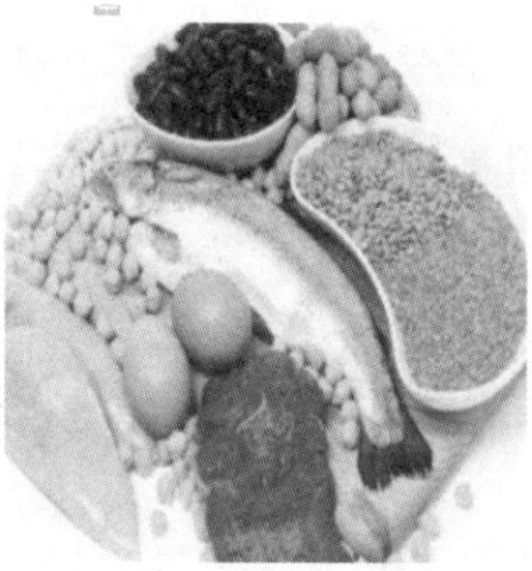

蛋白质类食品

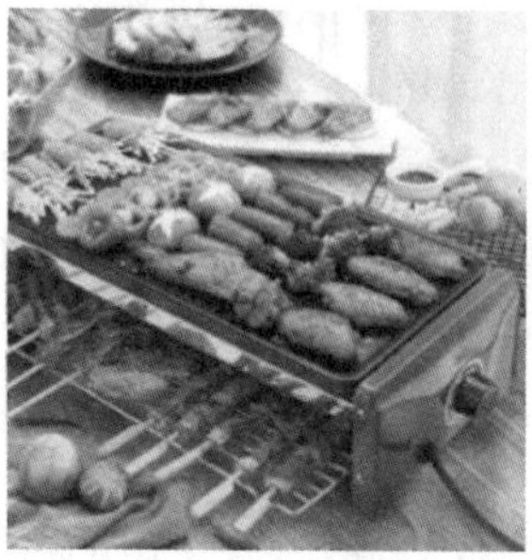

脂类食品

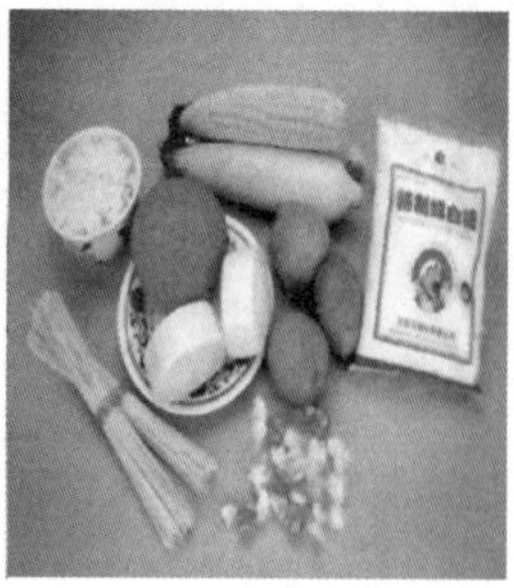

糖类食品

人体是一个结构、功能非常复杂的有机体。在生命活动过程中，机体与外界环境不断地进行物质交换，组成生物体的物质在体内进行各种各样有规律的化学变化。其中糖类、脂类、蛋白质被称为构成生命的三大类营养物质，它们不仅为机体提供原料和能量，而且在生长发育、新陈代谢的各个环节都发挥着重要的作用。核酸作为遗传的重要物质基础，使生命得以延续，世界变得丰富多彩。

课题一　糖　类

学习目标

1. 知道糖类的重要作用。
2. 说出糖的分类。
3. 列举生活和医药中常见糖类的用途和特点。
4. 能区分单糖、双糖和多糖。
5. 能运用糖类的相关知识分析生活中的一些现象。

糖类是自然界广泛分布的一类重要的有机化合物。日常食用的蔗糖、粮食中的淀粉、植物体中的纤维素、人体血液中的葡萄糖等均属糖类。糖类在生命活动过程中起着重要的作用，是一切生命体维持生命活动所需能量的主要来源。

糖类化合物主要由碳、氢、氧三种元素组成。包括单糖、双糖、多糖。单糖是不能被水解成更小分子的糖，常见的单糖有葡萄糖、果糖、核糖、脱氧核糖。双糖可看作两个单糖分子的聚合物，常见的双糖有麦芽糖、蔗糖、乳糖。多糖则可看作多个单糖分子的聚合物，淀粉、纤维素和糖原则属多糖。

一、葡萄糖、单糖

（一）葡萄糖

1．葡萄糖的结构

葡萄糖的分子式为 $C_6H_{12}O_6$，在葡萄糖的水溶液中，大多数葡萄糖分子都是以环状结构存在的。葡萄糖的哈沃斯式如左所示。

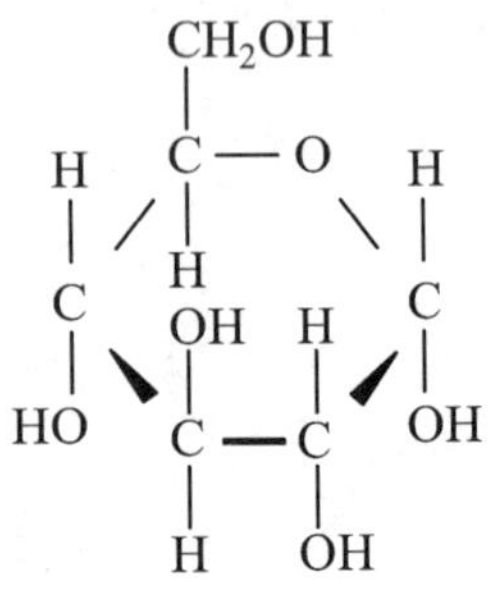

α-葡萄糖

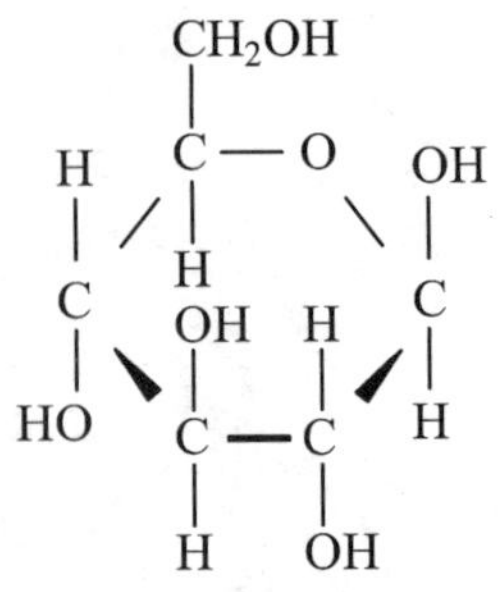

β-葡萄糖

葡萄糖的哈沃斯式

2．葡萄糖的性质

纯净的葡萄糖为无色晶体，有甜味但甜味不如蔗糖，易溶于水，微溶于乙醇，不溶于乙醚。

葡萄糖有还原性，可以与托伦试剂、斐林试剂、班氏试剂等弱氧化性试剂发生反应。葡萄糖与班氏试剂反应，可生成砖红色氧化亚铜沉淀，临床上可用这个方法检验尿液中的葡萄糖。

3．葡萄糖的作用

葡萄糖是生物的主要供能物质。植物可通过光合作用产生葡萄糖。

葡萄糖在临床应用广泛，可用于为各种高热、脱水、昏迷或不能进食的患者补充所需的水分和热量。体内丢失大量体液时，如吐泻、大失血等可先静脉滴注 5%～10% 葡萄糖和生理盐水以补充水、盐和糖分。静脉滴注高渗葡萄糖治疗血糖过低，25%～50% 的高渗葡萄糖溶液，因其高渗透压作用，可使组织脱水和短暂利尿。与甘露醇联合交替应用治疗脑水肿、肺水肿及降低眼压。

知识拓展

葡萄糖与阿尔兹海默症

葡萄糖对脑部功能很重要，葡萄糖的新陈代谢会受下列因素干扰：忧郁、躁郁、厌食和贪食。阿尔兹海默症患者体内的葡萄糖浓度比其他脑部功能异常患者更低，因而造成中风或其他的血管疾病。研究员发现在补充一定量的葡萄糖后会增加记忆测验的成绩。

（二）单　糖

1．单糖的种类

单糖是指不能水解成更小分子的多羟基醛或多羟基酮。常见的单糖有六碳糖：葡萄糖、果糖，五碳糖：核糖、脱氧核糖。核糖和脱氧核糖的环状结构如右所示。

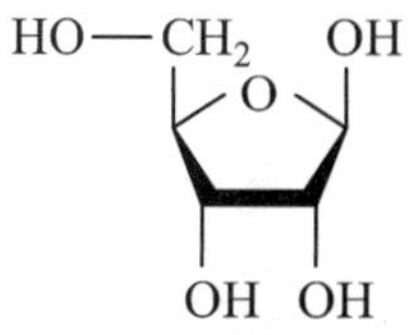

核糖的哈沃斯式

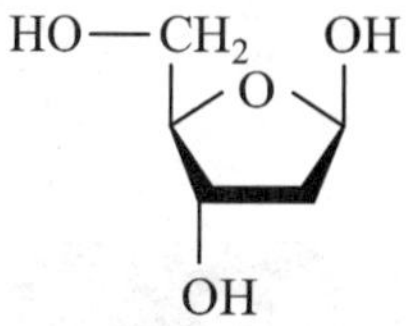

脱氧核糖的哈沃斯式

常见的单糖如表 6-1 所示。

表 6-1　常见的单糖

分　类	名　称	分子式
五碳糖	脱氧核糖	$C_5H_{10}O_4$
	核　糖	$C_5H_{10}O_5$
六碳糖	葡萄糖	$C_6H_{12}O_6$
	果　糖	$C_6H_{12}O_6$

2．单糖的性质

（1）单糖都是结晶物质，味甜，有吸湿性，易溶于水，难溶于酒精等有机溶剂。单糖都有旋光性。

（2）单糖都具有还原性，能与托伦试剂、斐林试剂、班氏试剂等弱氧化剂发生氧化反应。

（3）单糖能与酸作用生成酯，葡萄糖就能在人体内转化成葡萄糖磷酸酯，参与新陈代谢，为人体提供能量。

（4）单糖可通过成苷反应与其他含有羟基或氨基的小分子（如甲醇、葡萄糖）结合成更大的分子。

贴近医学

血糖与糖尿病

人体血液中的葡萄糖称为血糖，正常人空腹血糖含量为 3.9～

6.1 mmol/L。糖尿病的诊断主要依据空腹或餐后 2 h 血糖水平和尿糖定性检验的结果。如果空腹血糖 > 70 mmol/L 或餐后 2 h 血糖 > 11.1 mmol/L，尿糖定性检验为阳性，临床可诊断为糖尿病。

> **拓展阅读**
>
> 葡萄糖在人体中非常容易被吸收进入血液，因此医护人员、运动爱好者常将它当作强而有力的快速能量补充剂。葡萄糖能增强记忆，刺激钙质吸收，增加细胞间的沟通。葡萄糖摄入过多会提高胰岛素的浓度，血液中葡萄糖浓度过高，其会在肝脏和脂肪组织中转换成脂肪酸和脂类，导致肥胖甚至糖尿病；但摄入太少又会造成低血糖症或者更糟。

二、蔗糖、双糖

（一）蔗　糖

蔗糖是双糖的一种，由 1 分子葡萄糖的半缩醛羟基与 1 分子果糖的半缩醛羟基彼此缩合脱水而成。蔗糖分子的哈沃斯式如下：

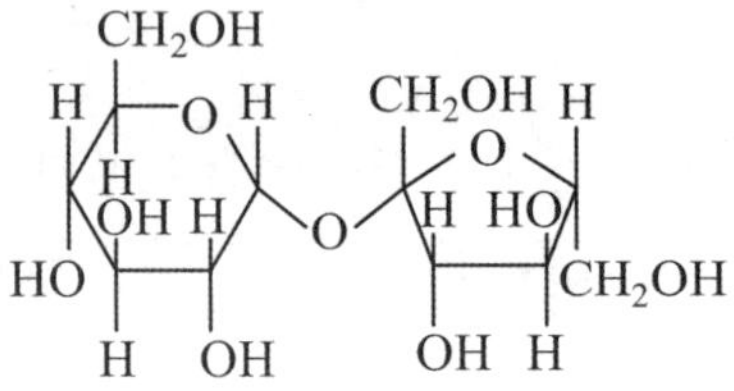

蔗糖

蔗糖有甜味，无气味，易溶于水和甘油，微溶于醇。

蔗糖是非还原性双糖，不能被托伦试剂、斐林试剂等弱氧化剂氧化。在稀酸或酶的作用下，蔗糖分子可水解成 1 分子葡萄糖和 1 分子果糖。

蔗糖几乎普遍存在于植物界的叶、花、茎、种子及果实中。在甘蔗、甜菜及槭树汁中含量尤为丰富。蔗糖味甜，是重要的食品和甜味调味品。

（二）常见蔗糖的分类

市售的蔗糖一般分为白砂糖、单晶体冰糖、多晶体冰糖、红糖、黑糖、方糖、糖霜、液体糖浆等，其中纯度最高的是单晶体冰糖，而使用最广泛的是白砂糖。

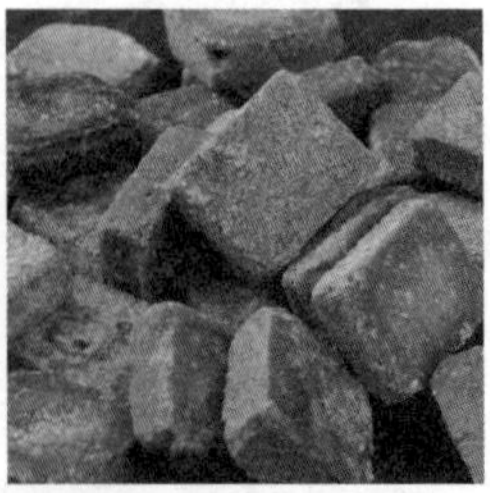

图 6-1　红　糖

1．红糖（图 6-1）

红糖为甘蔗的茎经压榨取汁炼制的蔗糖，含有丰富的糖分、矿物质及甘醇酸。红糖虽含杂质较多，但营养成分保留较好。中医认为它具有益气、缓中、助脾化食、补血破淤等功效，还兼具散寒止痛作用。所以，妇女因受寒体虚所致的痛经等症或是产后，喝红糖水往往有一定的效果。

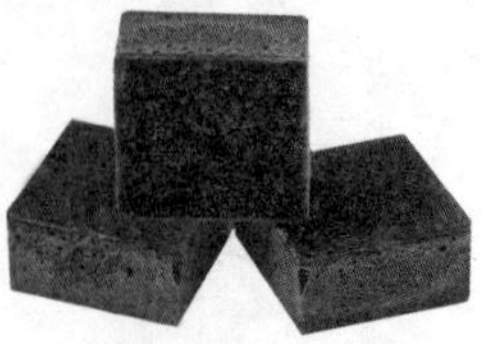

图 6-2　黑　糖

2．黑糖（图 6-2）

黑糖是一种没有经过高度精炼、颜色较深、带焦香味的蔗糖。

含多酚类物质及铁元素，颜色偏深近似黑色，故称为黑糖。

3．白糖（图 6-3）

白糖是由甘蔗和甜菜榨出的糖蜜制成的精糖，分两大类，即白砂糖和绵白糖。适当食用白糖有助于提高机体对钙的吸收；但过多会妨碍钙的吸收。

4．冰糖（图 6-4）

冰糖是白砂糖的结晶再制品。有白色、微黄、微红、深红等色，结晶如冰状，故名冰糖。冰糖可作药用，也可作糖食用。

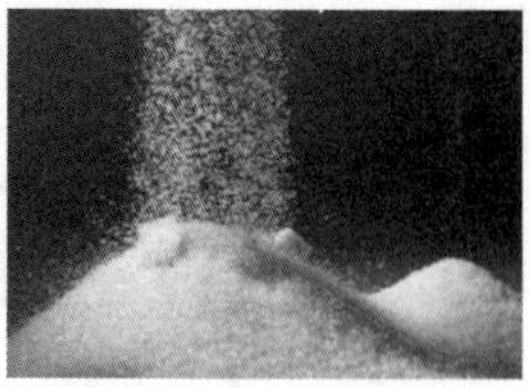

图 6-3　白砂糖

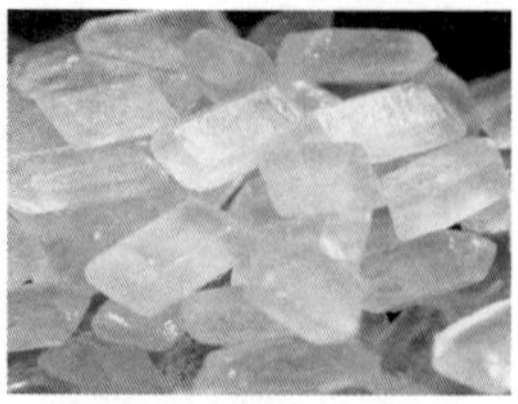

图 6-4　冰　糖

（三）蔗糖的生理功能

蔗糖被人食用后，在胃肠中分解生成葡萄糖和果糖，随着血液循环被运往全身各处。一部分在细胞中氧化分解，最后生成二氧化碳和水并产生能量，为人体活动提供能量并维持体温；另一部分可以被肝脏和肌肉等组织合成糖原储存起来。当血糖含量降低时，肝脏中的肝糖原可以分解成葡萄糖，并且陆续释放到血液中，肌肉中的肌糖原则可以作为能源物质，直接为肌肉活动供给能量。

（四）双　糖

双糖是重要的低聚糖，由 2 分子单糖脱水缩合而成。常见的双糖有蔗糖、麦芽糖、乳糖。这三种双糖的分子式均为 $C_{12}H_{22}O_{11}$，它们互为同分异构体。其中蔗糖没有还原性，而麦芽糖与乳糖具有还原性。

小知识

蔗糖的妙用

夏天中暑者，身体虚弱，立即喝一些糖水，可大大减轻病情。

红糖姜水对于感冒、伤风有一定的作用。红糖中含有多种微量元素，如 Ca、Mg、K、Fe、Mn 等比白砂糖高出 4～400 倍，而且有益气、补血的作用。

科学研究表明，蔗糖对钙吸收有明显的增强作用。

饮用蔗糖能够迅速消除疲劳，增强体力和脑力活动的能力，增加人体的抗寒能力。特别是高空作业、深海潜水、登山、宇航、极地探险、体育比赛、脑力劳动等，都需要食用含糖量高的食品。

食物中毒者，在没有得到医生救治时，可立即服用大量的白糖水，起到解毒保肝的作用。

若不慎轻度烫伤、擦伤、创口出血，在没有医疗的条件下，可将伤口清洗后，用蔗糖敷在伤口上，能抑制细菌的繁殖、止血消炎，有助于伤口愈合。

贴近生活

白糖在生产、包装、运输、贮存过程中，很容易被病原微生物污染。尤其是存放一年以上，颜色变黄的白糖，往往受到螨虫的污染。

据实验，从 500 g 白糖中竟检出 1.5 万只螨虫。人若吃了被螨虫污染的白糖，螨虫及其排泄物就进入消化道，极易引起腹痛、腹泻等症状，有的甚至引起过敏性反应。如果在婴幼儿或老年人的食物中，直接加入这种被污染的白糖，可因呛咳等使螨虫的残肢或粪便进入肺内诱发哮喘或咯血，且容易并发气管炎或肺炎。类似表现的还有砂糖、红糖等，由于发生过敏反应的是螨虫及其粪便本身，所以即使是经过热加工也会导致同样的病例反应。

三、淀粉、多糖

（一）淀　粉

淀粉是植物体中储存的养分。储存在种子和块茎中，各类植物中的淀粉含量都较高。大米中含淀粉 62%～86%，麦子中含淀粉 57%～75%，玉米中含淀粉 65%～72%，马铃薯中则含淀粉不到 20%。

淀粉不仅在烹调、调味中发挥着积极的作用，而且也是重要的营养物质。人类膳食中最为丰富的糖就是淀粉。

1．淀粉的结构

淀粉是葡萄糖分子聚合而成的，可以看作是葡萄糖的高聚体。它是细胞中糖最普遍的储藏形式。通式是$(C_6H_{10}O_5)_n$，水解到双糖阶段为麦芽糖，化学式是 $C_{12}H_{22}O_{11}$，完全水解后得到单糖（葡萄糖），化学式是 $C_6H_{12}O_6$。

淀粉有直链淀粉和支链淀粉两类。在天然淀粉中直链淀粉占 20%～26%，其余的则为支链淀粉。直链淀粉为无分支的螺旋结构（图 6-5）；支链淀粉则含有多个分支（图 6-6）。

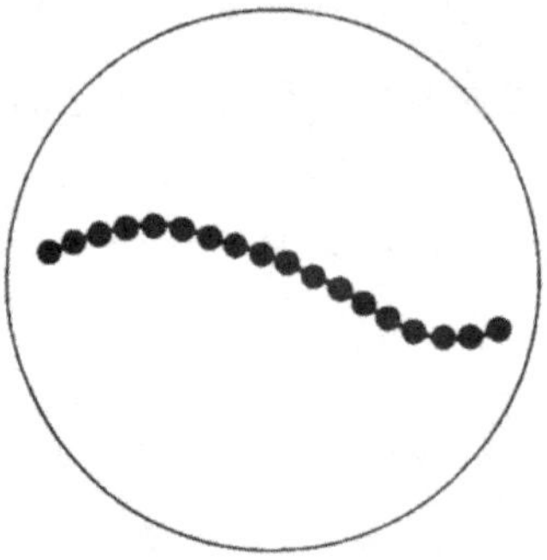

图 6-5　直链淀粉结构

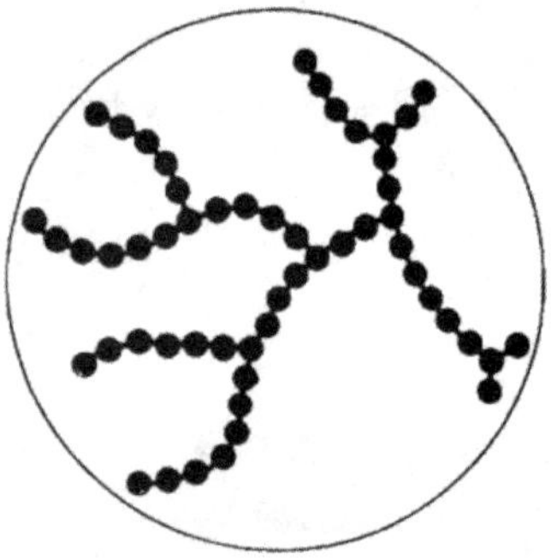

图 6-6　支链淀粉结构

2．淀粉的性质

当用碘溶液进行检测时，直链淀粉液显蓝色，而支链淀粉与碘接触时则变为紫红色。

淀粉不溶于冷水。直链淀粉能够溶解于热水，又称为可溶性淀粉。支链淀粉不溶于热水，但遇热水膨胀变黏而呈糊状，又称为不溶性淀粉。淀粉在高温（180～200 °C）下可以生成糊精，呈黄色。

3．淀粉的用途

淀粉在人体内先被唾液淀粉酶分解成麦芽糖，然后麦芽糖被分解成葡萄糖。咀嚼米饭等时感到有些甜味，就是因为唾液中的唾液淀粉酶将淀粉水解成了双糖——麦芽糖。食物进入小肠后，还会被继续水解形成葡萄糖，经小肠绒毛吸收，成为人体组织器官的营养物。

淀粉是人体获取能量的主要来源。由淀粉水解产生的葡萄糖或者淀粉直接分解成葡萄糖-1-P，经过分解代谢可生成丙酮酸；丙酮酸又和酶结合生成乙酰辅酶 A。最后通过三羧酸循环和氧化呼吸链彻底氧化生成 CO_2、H_2O 和 ATP，而 ATP 则为人体直接提供能量。

（二）多　糖

像淀粉这样，完全水解可生成多个单糖的物质都属于多糖。多糖是由多个单糖分子脱水，通过糖苷键连接而成的高分子化合物。多糖是聚合程度不同的多种高分子化合物的混合物。

多糖一般为粉末状，没有甜味，大多不溶于水。多糖没有还原性，不能跟托伦试剂、斐林试剂、班氏试剂发生反应。

多糖在自然界的分布很广，是生物体的重要组成成分。常见的多糖有淀粉、糖原和纤维素。

1. 糖　原

糖原是人和动物体内储存葡萄糖的一种形式，在高等动物的肝脏和肌肉组织中含量较多，因此又分为肝糖原和肌糖原。糖原的结构与支链淀粉相似，故又称动物淀粉。糖原的结构示意图如图 6-7 所示。

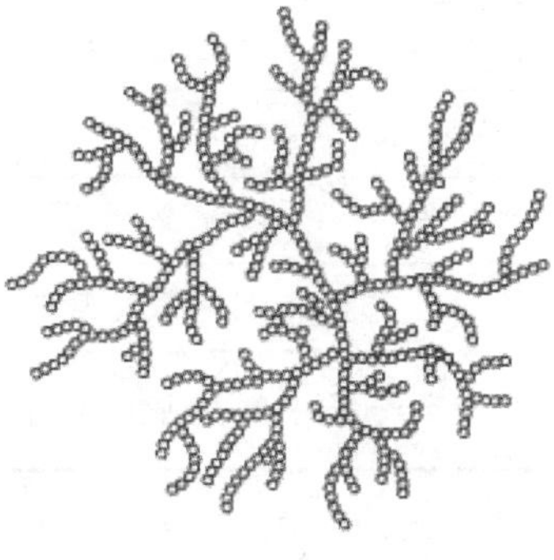

图 6-7　糖　原

糖原水解的最终产物是葡萄糖。糖原在人体代谢中对维持血液中的血糖浓度起着重要的作用。当血糖浓度增高时，在胰岛素作用下，肝就把多余的葡萄糖变成糖原储存起来；当血液中的葡萄糖浓度低时，在胰高血糖素作用下，肝糖原分解为葡萄糖进入血液，保持血糖浓度正常。

2. 纤维素

纤维素是由 1 000 ~ 10 000 个葡萄糖连接成的无分支长链，具有稳定的空间结构，机械强度高。

纤维素是白色纤维状固体，不溶于水、稀酸、稀碱和一些有机溶剂，仅能吸水膨胀。纤维素化学稳定性强，难水解，所以大多数动物都不能消化纤维素。然而在一定条件下，纤维素也可以发生水解，最终生成葡萄糖。

寄生在反刍动物消化道内的细菌能够分泌糖苷酶，催化纤维素水解生成葡萄糖，因此纤维素可作为这些动物的饲料。人体的胃肠不能分泌使纤维素水解的酶，所以人不能直接将纤维素作为营养物质。但食物中的纤维素能促进肠蠕动，具有通便作用，所以纤维素在人的食物中也是不可缺少的。多吃蔬菜、水果以保持足量的纤维素对于保持健康有着重要的意义。

重点提示

1. 糖的定义：糖是多羟基醛、多羟基酮及其衍生物。
2. 糖的分类：单糖、双塘、多糖。
3. 常见单糖结构、性质比较见表 6-2。

表 6-2 常见单糖结构、性质比较

单糖		葡萄糖	果糖	核糖	脱氧核糖
类别		己醛糖	己酮糖	戊醛糖	戊醛糖
化学式		$C_6H_{12}O_6$	$C_6H_{12}O_6$	$C_5H_{10}O_5$	$C_5H_{10}O_4$
结构		六元环	五元环或六元环	五元环	五元环
化学特性	氧化反应	与托伦试剂作用，形成光亮的银镜			
		与班氏试剂作用，产生砖红色氧化亚铜沉淀			
	成酯反应	糖类分子中的羟基与酸分子中的羧基脱水缩合形成酯			

4. 常见双糖结构、性质比较见表 6-3。

表 6-3 常见的双糖结构、性质比较

双糖	蔗糖	麦芽糖
物理性质	晶体，易溶于水，难溶于乙醇	针状晶体，易溶于水
结构	葡萄糖与果糖脱水缩合	2 分子葡萄糖脱水缩合
化学式	$C_{12}H_{22}O_{11}$	
同分异构	互为同分异构体	
还原性	无	有

5. 常见的多糖结构、性质比较见表 6-4。

表 6-4 常见的多糖结构、性质比较

多糖	淀粉	糖原	纤维素
存在	种子和块茎	肝和肌肉	植物细胞壁
单体	葡萄糖	葡萄糖	葡萄糖

边学边练

选择题

1. 单糖不能发生的化学反应是（　　）。
   A. 氧化反应　B. 成苷反应　C. 水解反应　D. 成酯反应
2. 与葡萄糖互为同分异构体的是（　　）。
   A. 果糖　B. 麦芽糖　C. 核糖　D. 脱氧核糖
3. 下列物质中，既能水解又能发生银镜反应的是（　　）。
   A. 乳糖　B. 麦芽糖　C. 蔗糖　D. 果糖
4. 下列物质能发生水解反应，且产物互为同分异构体的是（　　）。
   A. 淀粉　B. 纤维素　C. 麦芽糖　D. 蔗糖
5. 下列关于糖类的叙述正确的是（　　）。
   A. 糖是有甜味的物质
   B. 含有 C、H、O 三种元素的有机物叫作糖
   C. 是指多羟基醛或多羟基酮和它们的脱水缩合物
   D. 糖类物质均能发生银镜反应
6. 淀粉和纤维素不是同分异构体，其原因是（　　）。
   A. 分子组成不同，结构相同
   B. 淀粉无还原性而纤维素有还原性
   C. 分子组成相同，分子结构不同
   D. 分子组成和结构都不同
7. 属于还原性双糖的是（　　）。
   A. 麦芽糖　B. 蔗糖　C. 脱氧核糖　D. 糖原
8. 淀粉水解的最终产物是（　　）。
   A. 葡萄糖　B. 麦芽糖　C. 蔗糖　D. 糖原
9. 临床常用于检验尿糖的试剂是（　　）。
   A. 碘试剂　B. 斐林试剂　C. 班氏试剂　D. 托伦试剂
10. 正常人空腹血糖浓度为（　　）mmol/L。
   A. 3.1 ~ 6.9　B. 3.9 ~ 6.1　C. 7.35 ~ 7.45　D. 3.5 ~ 6.5

课题二　脂　类

学习目标

1. 说出酯的概念，写出酯的通式和官能团。
2. 会命名简单的酯，说出酯的性质。
3. 说出油脂的概念、生理功能、组成、性质。
4. 举例说出油脂对人体和医药的意义。
5. 说出磷脂和固醇的生理意义。

脂类具有多种生理功能，易溶于有机溶剂。根据分子结构与水解产物的不同，脂类可分为油脂和类脂。油脂是高级脂肪酸的甘油酯，属于酯，是油和脂肪的统称。类脂是存在于生物体内、性质类似于油脂的化合物，在生命活动中起着重要作用的类脂主要是磷脂和固醇。

一、酯

日常生活中，我们常常能够闻到鲜花散发的芳香和水果飘逸的馨香，这些令人愉快的气味，一部分就来自被称为酯的有机物。含酯水果和鲜花如图 6-8、图 6-9 所示。

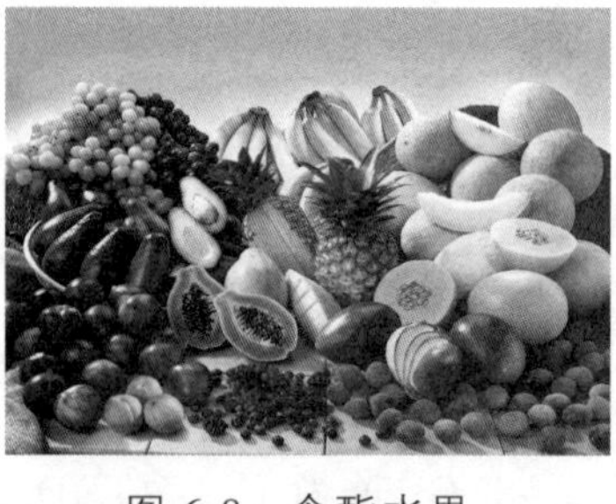

图 6-8　含酯水果

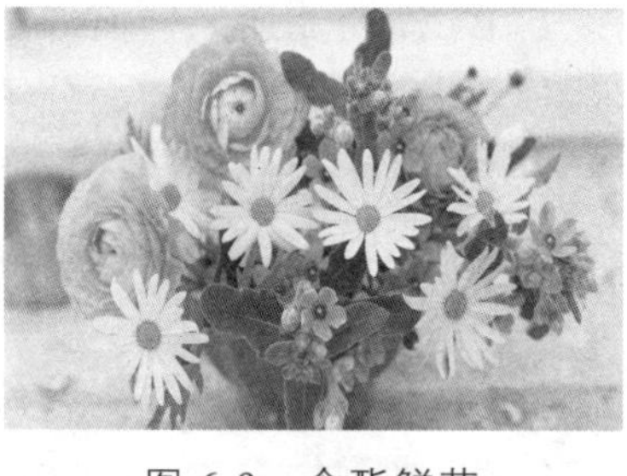

图 6-9　含酯鲜花

> **知识链接**
>
> **酯和香味**
>
> 酯根据相对分子质量大小可分为低级酯和高级酯。低级酯存在于各种水果和花草中，是具有较好溶解性的香味液体，可以做食品和日用品的香料。如
>
> 乙酸乙酯——苹果香味；
> 乙酸甲酯——菠萝香味；
> 乙酸异戊酯——香蕉味；
> 乙酸辛酯——橘子味；
> 苯甲酸甲酯——茉莉香味。
>
> 高级酯多为无味的蜡状固体。

（一）酯的概念

酯是由酸和醇发生酯化反应生成的有机物。酯包括无机酸酯和有机酸酯，通常把有机酸酯简称为酯。例如：

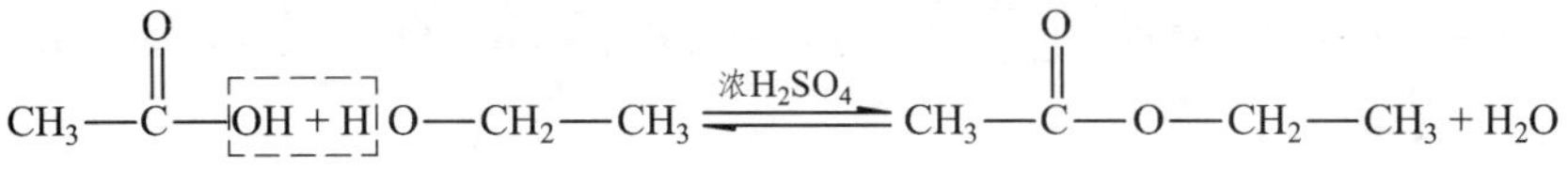

乙酸　　乙醇　　乙酸乙酯

在强酸（如浓硫酸）的催化作用下，羧酸与醇作用生成酯和水的反应称为酯化反应。酯化反应是可逆反应，其逆向反应是水解反应。

（二）结构和命名

酯的通式为 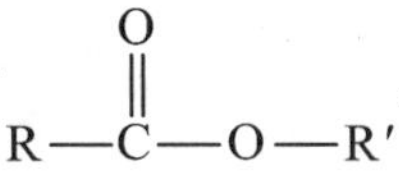，R 和 R′ 可以相同也可以不同，其中 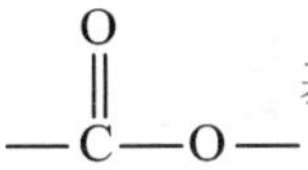 基团叫作酯键（也可简写为 —COO— ），是酯的官能团。解热镇痛药贝诺酯（图 6-10）、阿司匹林（图 6-11）含有酯键。

酯是根据组成酯的羧酸和醇来命名的，羧酸名在前，醇名在后，将“醇”字改为“酯”字，即某羧酸与某醇反应生成某羧酸某酯。如：

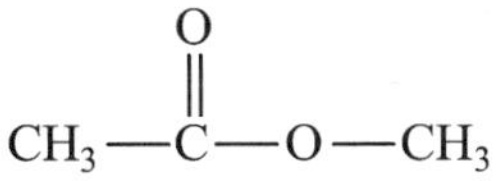

乙酸甲酯

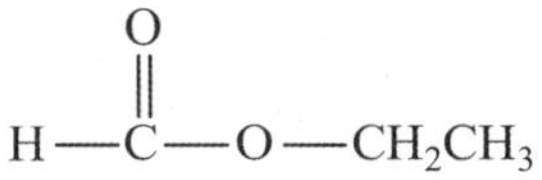

甲酸乙酯

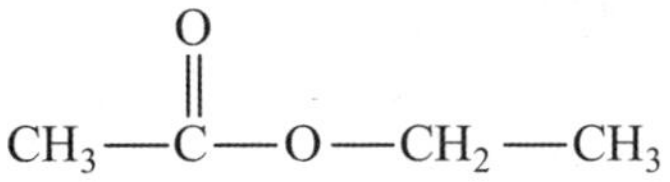

乙酸乙酯

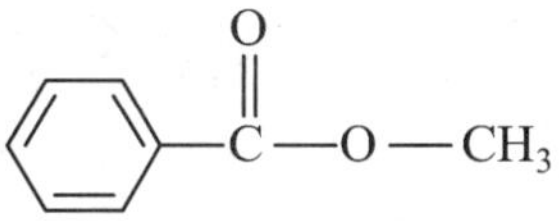

苯甲酸甲酯

（三）酯的性质

酯的重要化学性质是可以发生水解反应。酯在催化剂（酸、碱或酶）作用下水解生成羧酸和醇。酯的水解反应是酯化反应的逆反应。例如，乙酸乙酯水解后生成乙酸和乙醇。

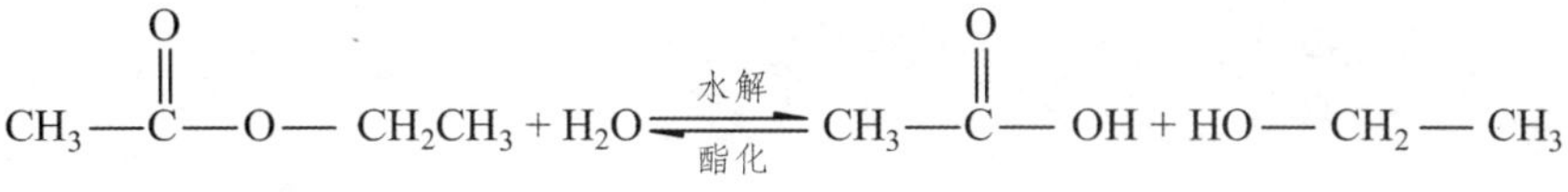

乙酸乙酯　　乙酸　　乙醇

贴近医药

药物中的酯

1. 无机酸酯

醇与无机含氧酸反应生成无机酸酯和水。

课堂互动

贝诺酯

贝诺酯是临床常用的解热镇痛药物，常用于治疗头痛、手术后疼痛、神经痛、风湿性及类风湿性关节炎等。结构简式如下：

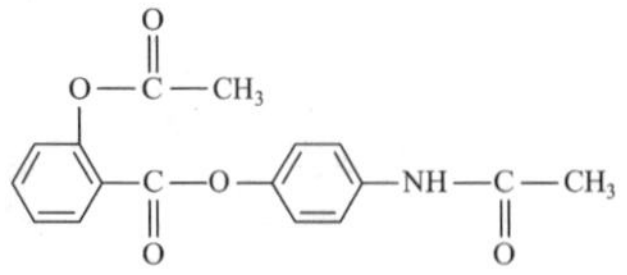

请指出结构中的酯键。

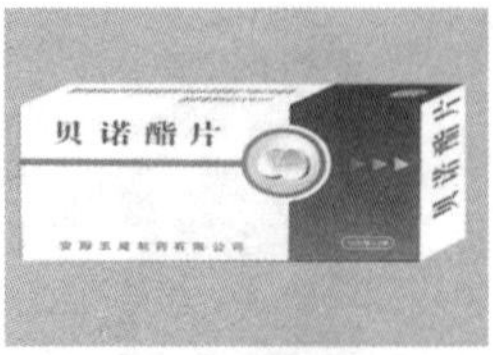

图 6-10　贝诺酯片

课堂互动

阿司匹林

解热镇痛药物阿司匹林（乙酰水杨酸）在潮湿的空气中容易失效，原因是什么？

阿司匹林的结构简式如下：

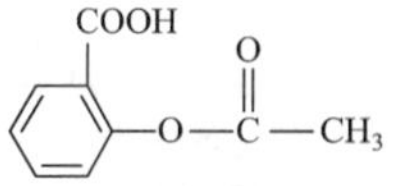

（1）指出结构中的酯键。

（2）说明发生了什么化学反应。

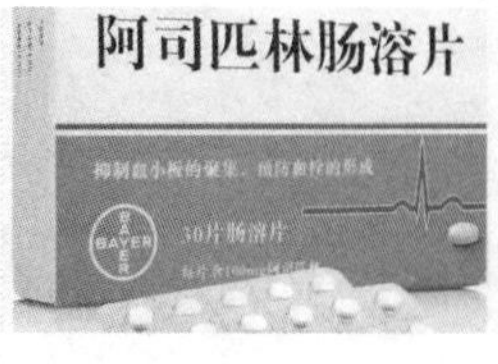

图 6-11　阿司匹林片

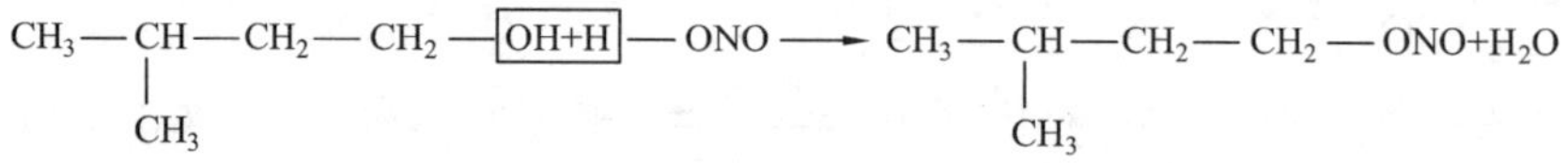

异戊醇　　　　　亚硝酸　　　　亚硝酸异戊酯

亚硝酸异戊酯是血管舒张药，可缓解心绞痛症状。

丙三醇（甘油）可与三分子硝酸反应生成三硝酸甘油酯，俗称硝酸甘油，也有舒张血管的作用，可用作心绞痛的急救药物。硝酸甘油片见图 6-12。

2. 大环内酯

红霉素、麦迪霉素、螺旋霉素等抗革兰氏阳性菌的抗生素在结构上都属于大环内酯类化合物，它们的结构中含有内酯环，从十元到六十元环都有。例如，红霉素中含有 1 个十四元的内酯环，结构如下：

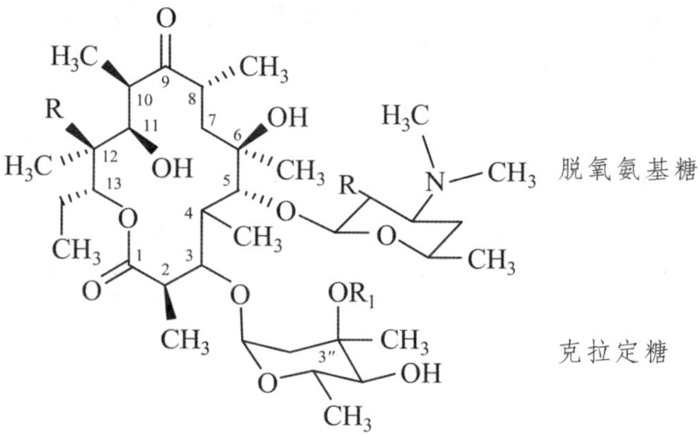

红霉素（Erythromycin）A

阿奇霉素是目前临床常用的抗生素大环内酯类之一，是在红霉素化学结构的基础上修饰后得到的一种广谱抗生素，在抗感染药物中占有重要的地位，由于其良好的临床疗效，使其成为大环内酯类抗生素中的佼佼者。除此之外，克拉霉素、罗红霉素、琥乙红霉素等大环内酯类抗生素也有不错的临床效果。

二、油　脂

油脂属于三大重要营养物质（糖、脂类和蛋白质）之一，普遍存在于动植物体内，它由 C、H、O 三种元素组成，既是人类的主要食物，也是重要的工业原料。

油脂是油和脂肪的总称，广泛存在于动植物体内。常温下呈液态的油脂称为油，如芝麻油、花生油、玉米油、菜（籽）油等植物油；室温下呈固态或半固态的油脂称为脂肪，如牛油、猪油、羊油

知识拓展

硝酸甘油

硝酸甘油（$C_3H_5N_3O_9$）的结构简式如下：

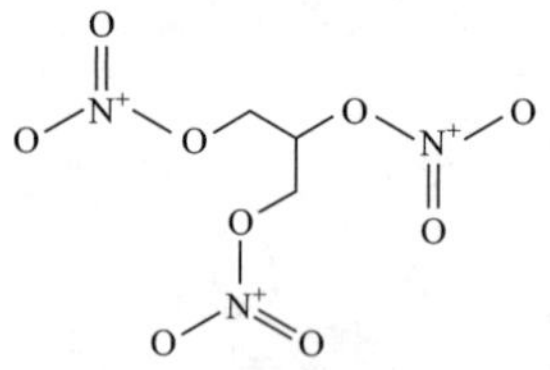

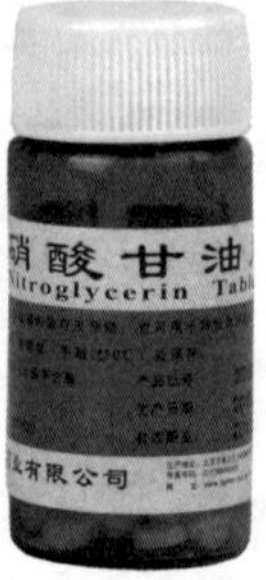

图 6-12　硝酸甘油片

等动物脂肪。植物油见图 6-13，奶油见图 6-14。

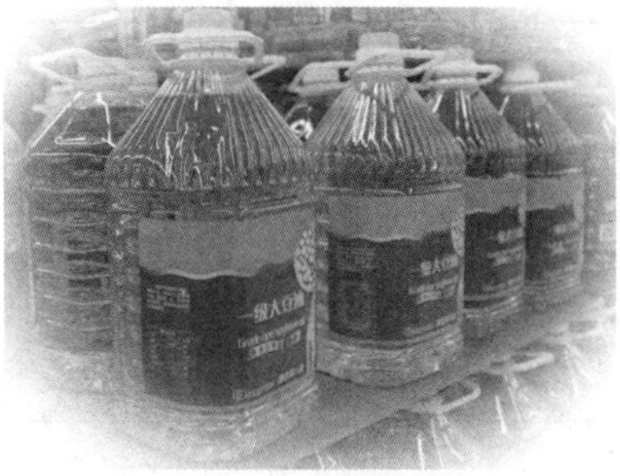

图 6-13　植物油

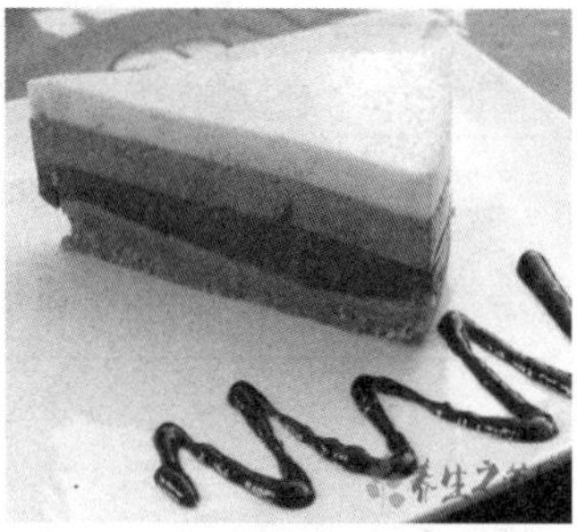

图 6-14　奶　油

人体中绝大部分脂肪都储存在脂肪组织细胞中，其作用：

（1）供能储能，人体所需总能量的 10%～40% 由脂肪提供，脂肪氧化产生大量热量，达 37.6 kJ/g，是葡萄糖的 2.25 倍。

（2）维持正常体温，防寒和保护内脏器官不受损害。

（3）是脂溶性维生素 A、D、E、K 等的良好溶剂，促进机体对脂溶性维生素的吸收。

成人每天需要摄入 50～60 g 油脂，消耗不完的油脂以脂肪的形式储存起来，一旦体内缺少糖类食物，这些脂肪就会分解释放供能。

（一）油脂的组成和结构

1．油脂的组成

油脂分子由 1 分子甘油与 3 分子高级脂肪酸构成，俗称甘油三酯（TG），医学上称为三酰甘油。油脂的结构如下：

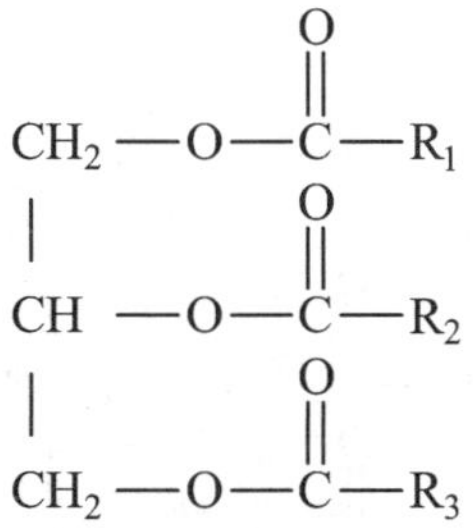

结构通式

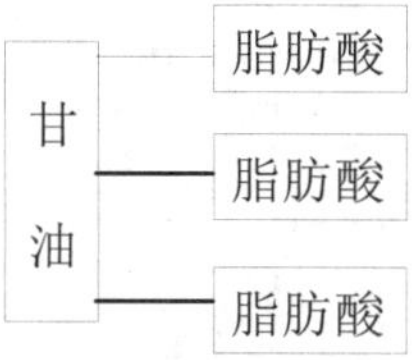

结构示意

R_1、R_2、R_3 分别代表高级脂肪酸的烃基，它们相同时称为单甘油酯，不同时称为混甘油酯。天然的油脂是混甘油三酯的混合物。

2．油脂中的高级脂肪酸

组成油脂的高级脂肪酸种类较多，多数是含偶数碳原子的直链高级脂肪酸，其中以含 16～18 个碳原子的脂肪酸最为常见，有饱和的脂肪酸也有不饱和的脂肪酸。油脂中常见的高级脂肪酸见表 6-5。

知识链接

高级脂肪酸

高级脂肪酸通常指 C_6～C_{26} 的一元直链羧酸，基本不溶于水，能被碱性水溶液溶解，工业上常利用这一特性从非酸性化合物中提取脂肪酸。

工业来源的脂肪酸多数是各种直链的饱和与不饱和高级脂肪酸的混合物。此外，还有各种含支链的脂肪酸。

表 6-5　油脂中常见的高级脂肪酸

种类	化学名称	结构式	俗　名
饱和脂肪酸	十六碳酸	$C_{15}H_{31}COOH$	软脂酸
	十八碳酸	$C_{17}H_{35}COOH$	硬脂酸
不饱和脂肪酸	9-十八碳烯酸	$C_{17}H_{33}COOH$	油　酸
	9, 12-十八碳二烯酸	$C_{17}H_{31}COOH$	亚油酸
	9, 12, 15-十八碳三烯酸	$C_{17}H_{29}COOH$	亚麻酸
	5, 8, 11, 14-二十碳四烯酸	$C_{19}H_{31}COOH$	花生四烯酸

含有较多不饱和脂肪酸成分的油脂，常温下呈液态；含有较多饱和脂肪酸成分的油脂，常温下呈固态。

多数高级脂肪酸在人体内能够合成，只有亚油酸、亚麻酸和花生四烯酸不能合成，必须通过食物获得，这些高级脂肪酸称为必需脂肪酸。在植物油和深海鱼油中含量较高。

（二）油脂的性质

1．皂化反应

油脂和酯类一样，在酸、碱或酶的作用下可以发生水解反应。1分子油脂完全水解时可生成1分子甘油和3分子脂肪酸，反应式为：

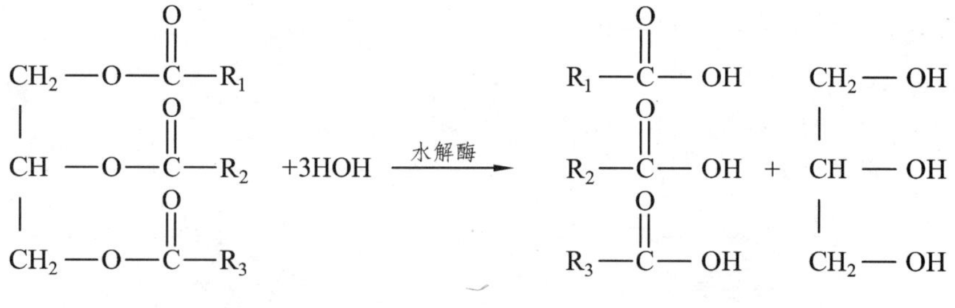

油脂　　　　　　　　　　　　脂肪酸　　甘油

油脂不完全水解时可生成脂肪酸、甘油一酯和甘油二酯等，人体能够吸收利用油脂完全水解和不完全水解的产物。

油脂在碱性溶液中水解时，生成甘油和高级脂肪酸盐，高级脂肪酸盐被称为肥皂，所以油脂在碱性条件下发生的水解反应又称为皂化反应。反应式为：

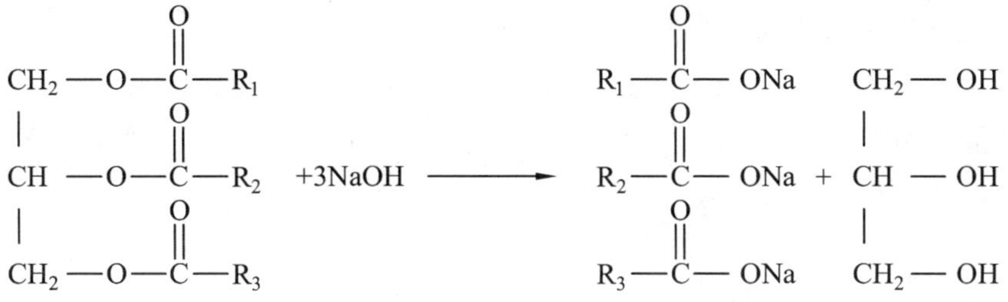

油脂　　　　　　高级脂肪酸钠盐　　甘油

含高级脂肪酸钠盐的肥皂叫钠肥皂，又称硬肥皂，是生活中常用的普通肥皂；含高级脂肪酸钾盐的肥皂叫钾肥皂，又称软肥皂。由于软肥皂对人体皮肤、黏膜刺激性小，医药上常用作灌肠剂或乳化剂。

2．加成反应

不饱和油脂在催化剂作用下与氢发生加成反应，可生成饱和程度较高的油脂。加氢后，液体油脂变成固体或半固体脂肪，这一过程又叫油脂的硬化；氢化后的油脂又称为氢化油或硬化油。

工业上用硬化油作为制取肥皂的原料，食品加工业中通过植物油和鲸油硬化获取人造奶油的原料。人造脂肪见图 6-15。

3．油脂的酸败

油脂在空气中放置时间过久，受空气中氧气、光、热、水及微生物的作用，发生氧化、水解等反应，颜色变深或变淡，产生难闻的气味，逐渐变质，这种现象称为油脂的酸败。

因此油脂应在干燥、避光、密封的条件下储存。

课堂互动

人造脂肪

液态植物油中有碳碳双键，与氢气加成后可以生成像动物脂肪一样的固态物质，被称为人造脂肪，如冰淇淋中的奶油、人造牛油等。

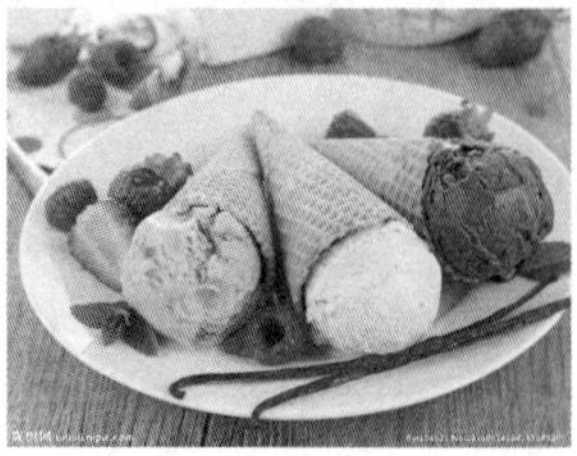

图 6-15　人造脂肪

请上网查询日常生活中的奶油的主要成分是什么。

贴近生活

油脂的营养价值

油脂的营养价值取决于油脂中必需脂肪酸的含量。脂肪中必需脂肪酸的含量越高，其营养价值越高。多数高级脂肪酸在人体内都能够自身合成，只有亚油酸、亚麻酸和花生四烯酸在体内不能合成，必须通过食物摄取才能获得，这些高级脂肪酸称为必需脂肪酸。必需脂肪酸在体内有多种生理作用，如促进发育、维持健康和参与胆固醇的代谢等。一般来说，植物油和海洋鱼类脂肪中必需脂肪酸的含量较高。

深海鱼油（图 6-16）是一种营养价值较高的油脂，人们经常将它作为保健品食用。深海鱼油含有两种不饱和高级脂肪酸：DHA（二十二碳六烯酸）和 EPA（二十碳五烯酸）。现代科学实验证明：深海

知识链接

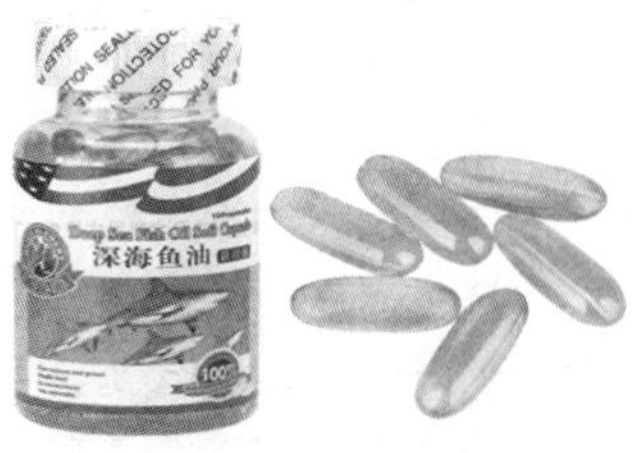

图 6-16　深海鱼油

鱼油是人体代谢过程中不可缺少的重要物质之一，具有调节血脂、清理血栓和免疫调节作用。其中，DHA 是大脑细胞生长的物质基础，EPA 有防止血小板粘连、凝聚的功能，可以有效地防止血栓的形成，预防中风。

三、类　脂

类脂是存在于生物体内性质类似于油脂的有机化合物，重要的类脂有磷脂和固醇（甾醇）。

（一）磷　脂

磷脂广泛存在于动植物组织中，主要分布于脑、神经组织、骨髓、心、肝、肾等组织器官和蛋黄、植物的种子、胚芽中，是生物膜的主要成分之一。生物膜结构见图 6-17。

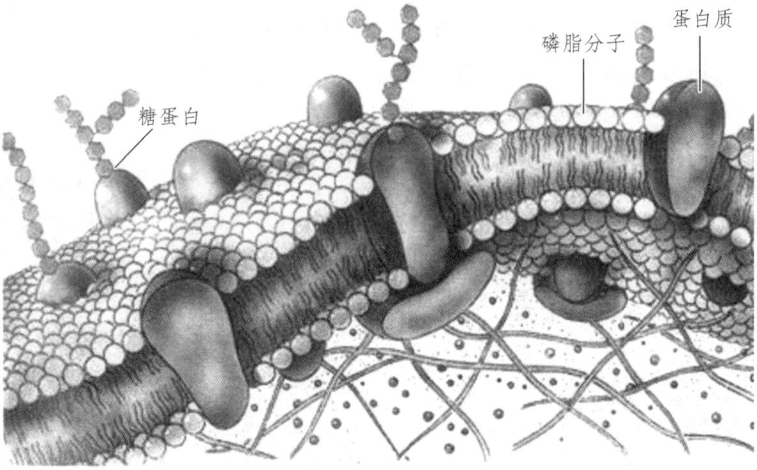

图 6-17　生物膜结构示意图

磷脂是含磷酸酯结构的类脂，是由 1 分子甘油与 2 分子高级脂肪酸和 1 分子磷酸结合而成的酯类化合物，又称磷脂酸。磷脂酸的结构简式如左所示。

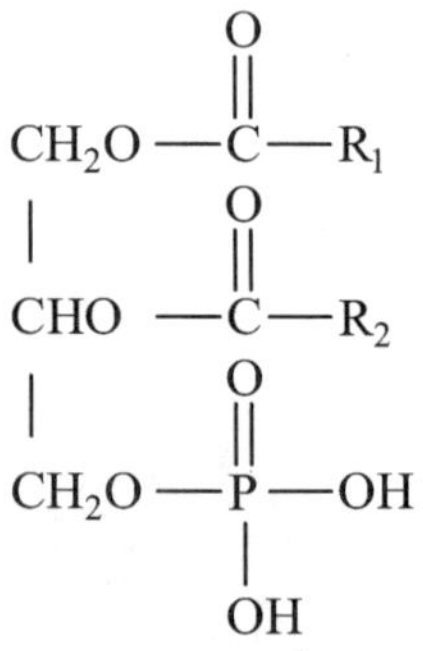

磷脂酸

常见的磷脂是卵磷脂（磷脂酰胆碱）和脑磷脂（磷脂酰胆胺），卵磷脂和脑磷脂分子中的含氮有机碱不同，分别是胆碱和胆胺。结构简式如左所示。

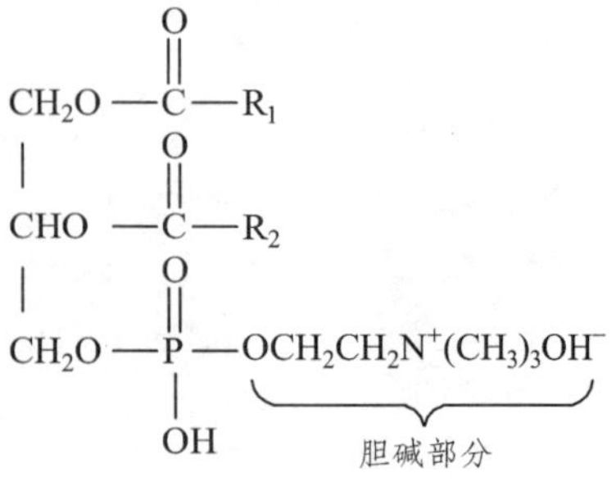

卵磷脂

1．卵磷脂

卵磷脂最初是从蛋黄中发现的，尤其在禽卵的卵黄中含量最为丰富（占 8%～10%），在脑、神经组织、肝脏、肾上腺及红细胞中含量也较多。

知识拓展

磷脂与细胞膜

细胞膜主要由磷脂和蛋白质构成，还含有少量糖类。结构骨架主要是磷脂双分子层流动镶嵌模型。

磷脂在细胞中是构成各类膜结构的主要原料，这些膜结构的功能体现在：

（1）磷脂双分子层为细胞提供了一个稳定的环境，使我们的生命活动能有序进行。

（2）磷脂双分子层是选择透过性膜，它使细胞可以有选择地吸收生命活动需要地养分。

（3）磷脂双分子层还提供了细胞之间的交流（信息、物质等）。

（4）磷脂双分子层还具有半流动性。

卵磷脂中胆碱部分能促进脂肪在人体内的代谢，防止脂肪在肝脏中的大量存积，有保护肝脏的作用。

2．脑磷脂

脑磷脂在脑组织中含量较多，它和卵磷脂并存于机体各组织及器官中。

脑磷脂通常与卵磷脂共存于脑、神经组织和许多组织器官中，在蛋黄和大豆中含量丰富。脑磷脂与血液凝固有关，血小板内能促使血液凝固的凝血激酶就是脑磷脂和蛋白质组成的。

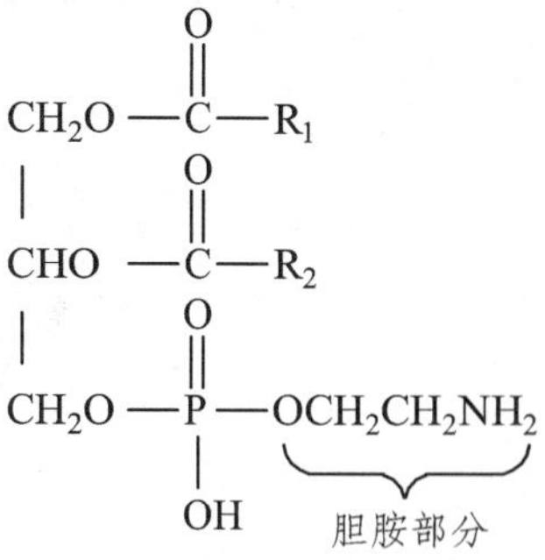

脑磷脂

（二）固　醇

固醇又称甾醇，是一类广泛存在于动植物体内的天然有机化合物，如胆固醇、肾上腺皮质激素及性激素等。

1．胆固醇的分布和结构

胆固醇是在动物和人体组织中含量最多的甾体化合物，人体内含胆固醇 140 g，约占体重的 0.2%，尤以脑及神经组织中最为丰富，在肾、脾、皮肤、肝和胆汁中含量也较高。人体中胆固醇通常以游离形式和胆固醇酯的形式存在。胆固醇的来源见图 6-18，结构如下。

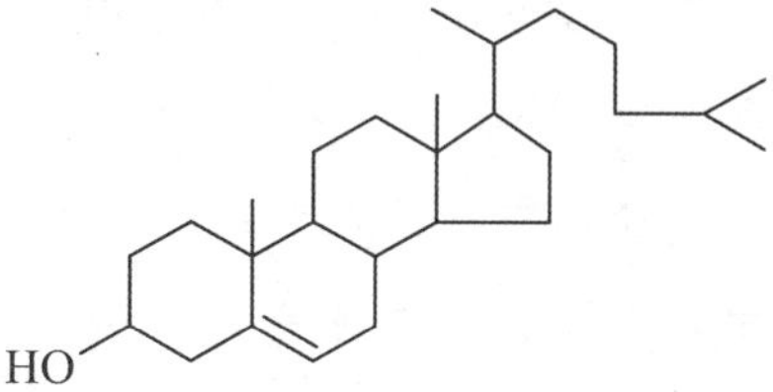

2．胆固醇的生理功能

胆固醇在体内可转变成多种具有重要生理功能的物质。如胆汁酸、维生素 D_3、肾上腺皮质激素、性激素等，体内每天合成的胆固醇，约有 40% 在肝中转变为胆汁酸，是胆固醇最主要的去路。胆汁酸的功能主要是乳化脂类，帮助消化、吸收脂类，缺乏时会引起脂溶性维生素缺乏症。

3．胆固醇的代谢

在人体中，若胆固醇代谢发生障碍，血液中胆固醇含量就会升高，产生沉积，从而引起动脉粥样硬化，造成高血压。由于血液中胆固醇含量高可能引起动脉粥样硬化，所以含量过高的胆固醇有害，但含量过低也不行，应保持在正常水平。美国和瑞士科学家认为，血液中正常的胆固醇含量有助于抗癌功能的产生。老年人一般从食物中摄取胆固醇每天在 300 mg 以下为宜。

知识拓展

胆固醇的来源

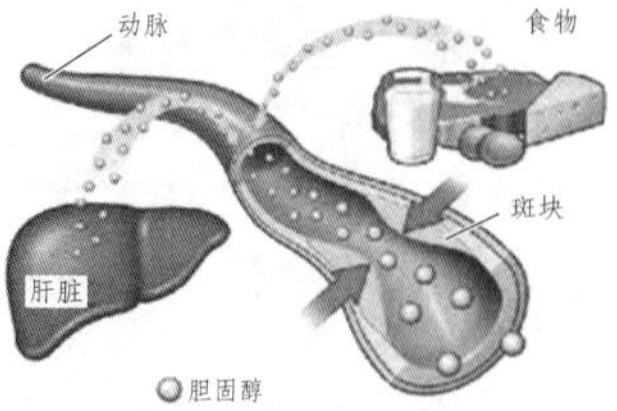

图 6-18　胆固醇的来源

体内胆固醇的来源有两种：

一是食物供给。动物的内脏、大脑、蛋黄、奶油及肉类等食物中胆固醇含量较高。

二是体内合成。主要在肝内合成。

人体内发现的胆结石几乎全是由胆固醇所组成的，胆固醇的名称也是由此而来的。

维生素D又称钙化醇，抗佝偻病维生素，为类固醇衍生物，主要包括维生素D_2和维生素D_3，属于脂溶性维生素，对热和空气中的氧都比较稳定，广泛存在于动物体中，含量最多的是脂肪丰富的鱼类肝脏，也存在于牛乳、蛋黄等中。缺乏时，儿童易患佝偻病，成人则患软骨症。由于维生素D能促进肠道对钙、磷的吸收，使血液中钙、磷浓度增加，有利于钙、磷沉着，所以能防治佝偻病和软骨病，多晒太阳是获得活性最强的维生素D_3的最简单方法。

知识拓展

脂肪肝

正常人的肝脏只含有少量的脂肪，占4%~7%，这少量脂肪中的一半为中性脂肪（甘油三酯），其余为卵磷脂和少量的胆固醇。

肝脏是合成和利用中性脂肪的主要器官，但不是储存脂肪的场所。肝脏不断地将进入肝内的脂肪酸合成甘油三酯，然后很快将新合成的甘油三酯以脂蛋白（主要是极低密度脂蛋白）的形式释放入血液循环，但是当肝内甘油三酯的合成和转运平衡失调，中性脂肪在肝内大量积聚时就可形成脂肪肝。

贴近生活

脂肪与肥胖

人体内脂肪正常含量与体重的百分比，因年龄和性别的差别而有所不同。新生儿脂肪含量约占体重的10%；30岁以前，身材细长的男性脂肪含量约占体重的10%，而女性则占体重的15%左右。30岁以后，正常男性脂肪含量约占体重的15%，而女性则可达到22%左右。一般认为，如果男性脂肪总量超过25%，女性超过30%，则为肥胖。

体内脂肪组织根据颜色的不同，又分为白色脂肪和褐色脂肪两类，两者在体内的分布、形态和功能方面都存在许多差异。最新研究发现，肥胖的人往往含有较多的褐色脂肪组织。正常情况下，体内保持一定量的脂肪沉积，可以帮助维持人体体温的稳定；提供机体需要的能量，参与机体的各项代谢活动等。但如果体内的脂肪沉积量超过一定的限度，当大量的脂肪沉积在皮下脂肪层内，人体的体重就会增加，体形也会发生变化，此时肥胖就发生了。

重点提示

1. 酯、油脂和类脂的比较见表6-6。

表 6-6　酯、油脂和类脂的比较

名称	酯	油脂	类脂
组成	羧酸+醇	高级脂肪酸+甘油	高级脂肪酸+甘油+磷酸
结构通式	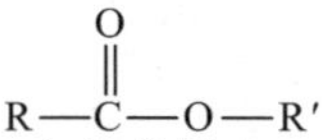 （官能团） 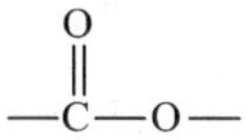	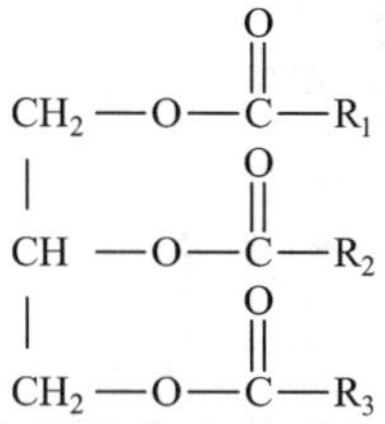 （组成特殊的酯）	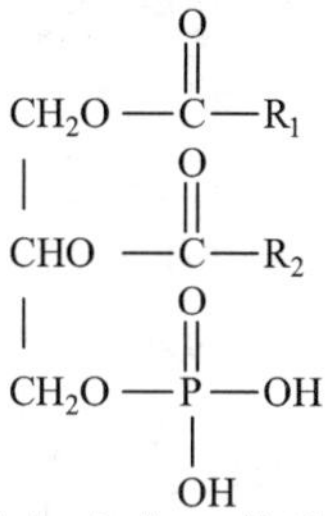 （油脂的衍生物，性质类似于油脂）
命名或种类	某酸某酯 如：乙酸乙酯 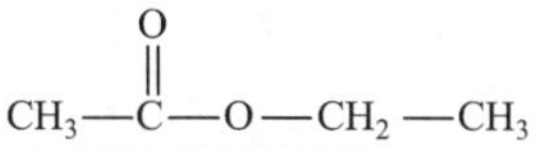	甘油三酯 医学：三酰甘油	磷脂（卵磷脂和脑磷脂） 固醇（胆固醇、维生素 D）
化学性质	水解反应 酯 $\underset{\text{酯化}}{\overset{\text{水解}}{\rightleftharpoons}}$ 羧酸+醇	① 水解反应（皂化反应） 高级脂肪酸甘油三酯 $\underset{\text{水解}}{\overset{\text{酶}}{\longrightarrow}}$ 高级脂肪酸+甘油 ② 加成反应 ③ 酸败反应	

2. 必需脂肪酸：亚油酸、亚麻酸和花生四烯酸，在体内不能合成，必须通过食物获得，这些高级脂肪酸称为必需脂肪酸。

边学边练

一、填空题

1. 油脂是______和________的总称，它是由多种高级脂肪酸和__________生成的甘油三酯。

2. 生活中经常食用的猪油、牛油等常温下呈________，叫作_________；花生油、菜籽油等常温下呈__________，叫作__________。

3. 常见的磷脂有___________和___________。

二、选择题

1. 酯的官能团是（　　）。

A. 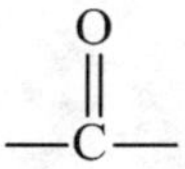　B. 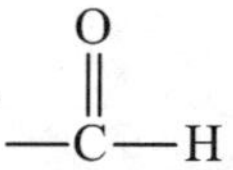　C. 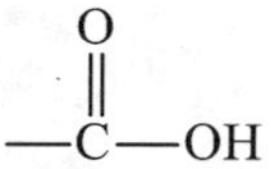　D. 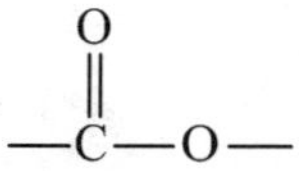

2. 酯的水解产物是（　　）。

A. 羧酸和醛　　B. 羧酸和醇　　C. 羧酸和甘油　　D. 羧酸和酮

3. 下列属于不饱和脂肪酸的是（　　）。

A. 软脂酸　　B. 硬脂酸　　C. 乳酸　　D. 油酸

4. 下列不属于必需脂肪酸的是（　　）。

A. 油酸　　B. 亚油酸　　C. 亚麻酸　　D. 花生四烯酸

5. 油脂在何种条件下水解程度最大（　　）。

A. 与水共存　　B. 与稀酸共存

C. 与水共热　　D. 与碱液共热

6. 胆汁酸盐可以帮助油脂消化吸收，是因为它具有（　　）。

A. 酯化作用　　B. 水解作用　　C. 乳化作用　　D. 盐析作用

7. 人们把食品分为绿色食品、蓝色食品、白色食品等。绿色植物通过光合作用转化的食品叫作绿色食品，海洋提供的食品叫蓝色食品，通过微生物发酵制得的食品叫白色食品。下面属于白色食品的是（　　）。

A. 食醋　　B. 面粉　　C. 海带　　D. 菜油

课题三　蛋白质

学习目标

1. 写出α-氨基酸的结构通式、氨基酸的化学性质。
2. 描述必需氨基酸的概念、种类、生理功能。
3. 说明氨基酸在医药中的作用。
4. 记住蛋白质的元素组成和生理功能。
5. 简述蛋白质的性质和分类。
6. 能运用蛋白质的相关知识分析生活中的一些常见现象。

蛋白质存在于所有生物体内，生物的一切生命现象都离不开蛋白质。人体的组织和器官都含有蛋白质，其更新和修补也必须由蛋白质参与完成，因此，蛋白质是生命的物质基础，没有蛋白质就没有生命。

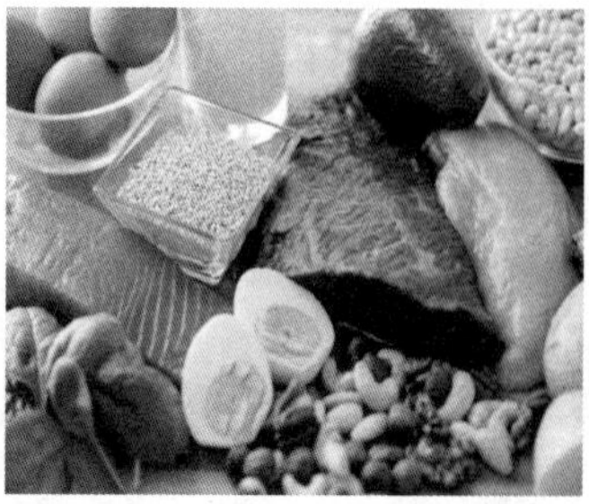

图 6-19　富含蛋白质的食品

蛋白质占人体重的 16% ~ 20%，即一个 60 kg 的成年人体内含有蛋白质 9.6 ~ 12 kg。虽然构成人体的蛋白质种类很多，性质、功能各异，但都是由 20 多种氨基酸按不同比例组合而成的，并在体内不断进行代谢与更新。饮食中的蛋白质主要来源于瘦肉、蛋类、豆类及鱼类。各种富含蛋白质的食品见图 6-19。

氨基酸是蛋白质的基本组成单位，是与生命及各种形式的生命活动紧密联系在一起的物质。氨基酸的结构怎样？它们如何能够形成上千万种的蛋白质呢？

一、氨基酸

（一）氨基酸的发现

第一个被发现的氨基酸是在 1806 年，由法国化学家在芦笋里面分离出了天冬氨酸，而后陆续有几个氨基酸被单独发现，而最后确立氨基酸的命名则是在 1900 年左右通过化学家在实验室水解不同的蛋白质，得到了很多种不同的氨基酸，即含有一个氨基、一个羧基和一个侧链的结构的物质。1820 年在蛋白质的水解产物中发现了结构最简单的甘氨酸，到 1940 年已发现自然界中有 20 种左右的氨基酸。

1806 年首次发现天门冬氨酸，1935 年发现最后一种氨基酸苏氨酸，赖氨酸是 Drech-sel 于 1889 年首先从酪蛋白上分离出来的。

（二）氨基酸的结构

氨基酸，是羧酸分子中烃基上的氢原子被氨基取代后的化合物，氨基酸分子中含有氨基和羧基两种官能团。与羟基酸类似，氨基酸可按照氨基连在碳链上的不同位置而分为 α-，β-，γ-，…，ω-氨基酸，但经蛋白质水解后得到的氨基酸都是 α-氨基酸，而且仅有 20 几种，它们是构成蛋白质的基本单位。α-氨基酸的结构通式和部分氨基酸结构如下：

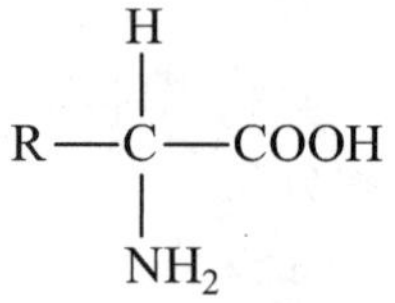

α-氨基酸的通式

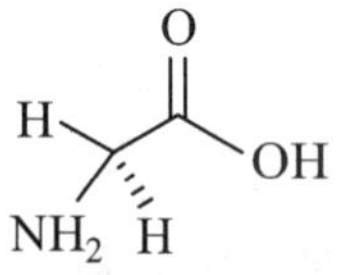

甘氨酸 Glycine

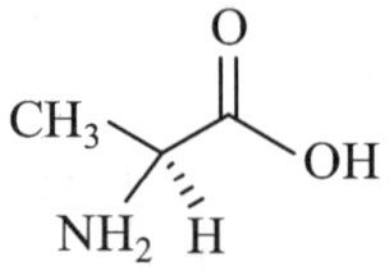

丙氨酸 Alanine

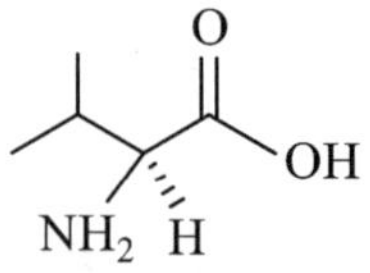

缬氨酸 Valine

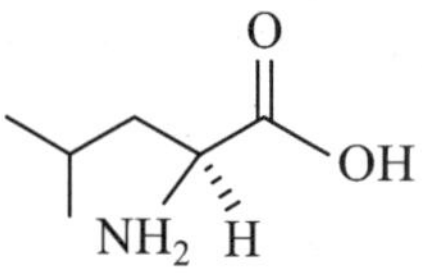

亮氨酸 Leucine

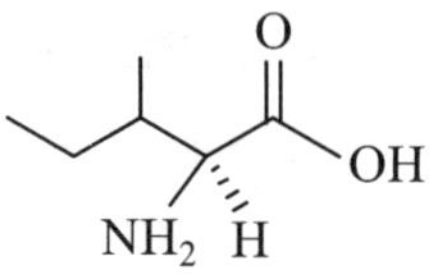

异亮氨酸 Isoleucine

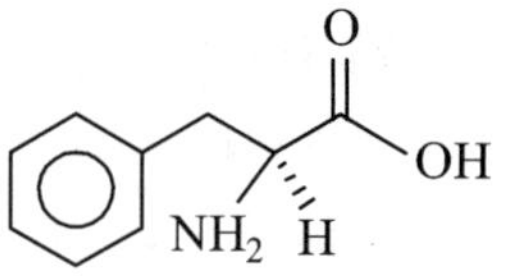

苯丙氨酸 Phenylalanine

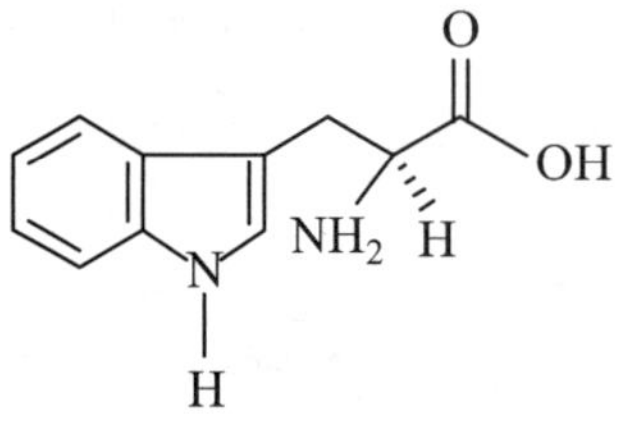

色氨酸 Tryptophan

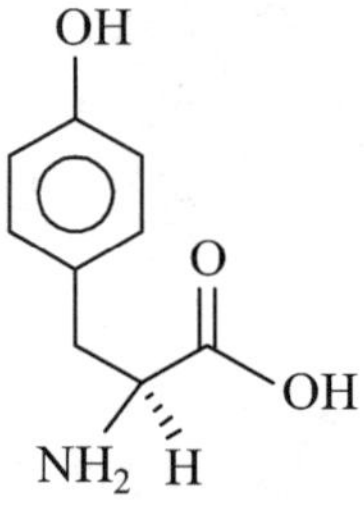

酪氨酸 Tyrosine

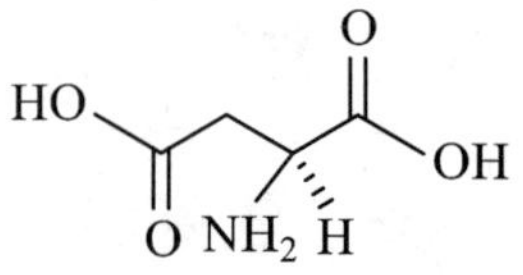

天冬氨酸 Aspartic acid

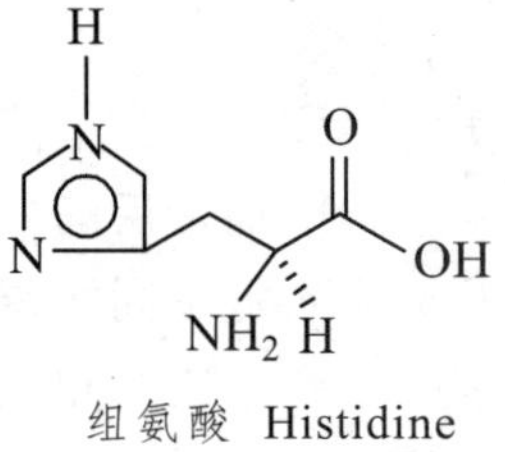

组氨酸 Histidine

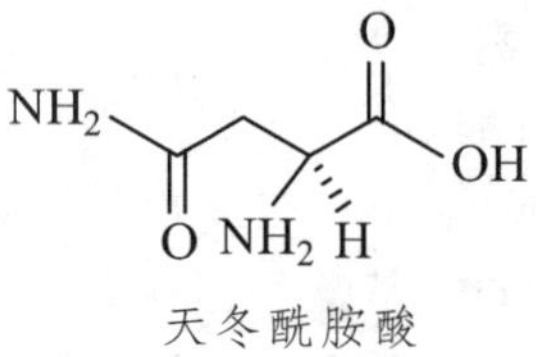

天冬酰胺酸

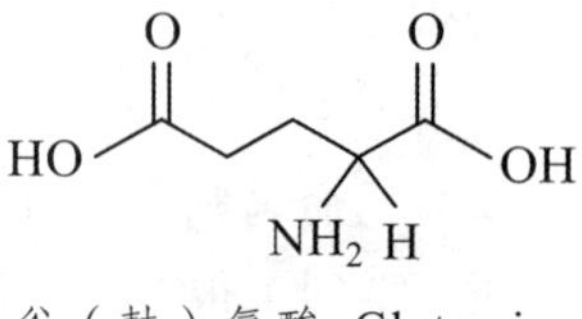

谷（麸）氨酸 Glutamic

部分常见氨基酸结构

（三）氨基酸的性质

1．物理性质

氨基酸为无色晶体，熔点超过 200 °C，比一般有机化合物的熔点高很多。α-氨基酸有酸、甜、苦、鲜 4 种不同味感。氨基酸一般易溶于水、酸溶液和碱溶液中，不溶或微溶于乙醇、乙醚等有机溶剂。

2．化学性质

（1）两性解离和等电点

氨基酸分子中含有碱性的氨基和酸性的羧基两种基团。在酸性条件下，氨基会结合 H^+而带上正电荷；在碱性条件下，羧基会失去 H^+而带上负电荷。当条件适当时，氨基酸分子中氨基所带正电荷数量恰好等于羧基所带负电荷的数量。此时氨基酸所处环境的 pH 称为氨基酸的等电点。不同氨基酸的等电点不同

（2）成肽反应

氨基酸分子之间，一个氨基酸的羧基可以与另一个氨基酸的氨基在一定条件下，可以脱水缩合形成肽键。氨基酸小分子可以通过形成肽键的方式结合成相对分子质量很大的肽。肽键是氨基酸作为单体构成蛋白质的基础。

（3）茚三酮反应

氨基酸与茚三酮试剂共热时，能生成蓝紫色化合物，该反应称为茚三酮反应，可用于鉴定氨基酸。

（四）氨基酸的分类

食物中的蛋白质必须经过肠胃道消化，分解成氨基酸才能被人体吸收利用，人体对蛋白质的需要实际就是对氨基酸的需要。吸收后的氨基酸只有在数量和种类上都能满足人体需要，身体才能利用它们合成自身的蛋白质。营养学上将氨基酸分为必需氨基酸、半必需氨基酸和非必需氨基酸三类。

1．必需氨基酸

必需氨基酸指的是人体自身不能合成或合成速度不能满足人体需要，必须从食物中摄取的氨基酸。成人必需氨基酸的需要量为蛋白质需要量的 20%～37%。共有 8 种，包括赖氨酸、蛋氨酸、亮氨酸、异亮氨酸、苏氨酸、缬氨酸、色氨酸、苯丙氨酸。对婴儿来说有 9 种，多一种组氨酸。

2．半必需氨基酸（条件必需氨基酸）

人体虽能够合成精氨酸和组氨酸，但通常不能满足正常的需要，

拓展阅读

必需氨基酸的作用

（1）赖氨酸：促进大脑发育，是肝及胆的组成成分，能促进脂肪代谢，调节松果腺、乳腺、黄体及卵巢，防止细胞退化。

（2）色氨酸：促进胃液及胰液的产生。

（3）苯丙氨酸：参与消除肾及膀胱功能的损耗。

（4）蛋氨酸（甲硫氨酸）：参与组成血红蛋白、组织与血清，有促进脾脏、胰脏及淋巴的功能。

（5）苏氨酸：有转变某些氨基酸达到平衡的功能；

（6）异亮氨酸：参与胸腺、脾脏及脑下腺的调节以及代谢。

（7）亮氨酸：作用平衡异亮氨酸。

（8）缬氨酸：作用于黄体、乳腺及卵巢。

因此，这两种氨基酸又被称为半必需氨基酸或条件必需氨基酸，在幼儿生长期这两种是必需氨基酸。人体对必需氨基酸的需要量随着年龄的增加而下降，成人比婴儿显著下降。

精氨酸：精氨酸与脱氧胆酸制成的复合制剂（明诺芬）是主治梅毒、病毒性黄疸等病的有效药物。

组氨酸：可作为生化试剂和药剂，还可作为治疗心脏病、贫血、风湿性关节炎等的药物。

3．非必需氨基酸

指机体能利用简单的前体合成，而不需要从食物中获得的氨基酸。这类氨基酸包括甘氨酸、丙氨酸、丝氨酸、天冬氨酸、谷氨酸（及其胺）、脯氨酸、精氨酸、组氨酸、酪氨酸、胱氨酸。

非必需氨基酸并不是说人体不需要这些氨基酸，而是说人体可以自身合成或由其他氨基酸转化而得到，不一定非从食物直接摄取不可。

有些非必需氨基酸如胱氨酸和酪氨酸如果供给充裕还可以节省必需氨基酸中蛋氨酸和苯丙氨酸的需要量。

（五）氨基酸的生理功能

1．合成组织蛋白质

各种蛋白质都是由许多氨基酸分子作为单体构成的。不同的蛋白质，其氨基酸组成的数量、类别及排列顺序不同。氨基酸在人体内主要的生理功能就是合成各种大小、形态、性质、功能不同的蛋白质。

2．氮平衡

当每日膳食中蛋白质的质和量适宜时，摄入的氮量与由粪、尿和皮肤排出的氮量相等，称为氮的总平衡。实际上是蛋白质和氨基酸之间不断合成与分解之间的平衡。正常人每日通过食物摄入的蛋白质应保持在一定范围内，突然增减摄入量，机体尚能调节蛋白质的代谢量维持氮平衡。摄入过量蛋白质，超出机体调节能力，平衡机制就会被破坏。完全不吃蛋白质，体内组织蛋白依然分解，持续出现负氮平衡，如不及时采取措施纠正，终将导致机体死亡

3．转变为糖或脂肪

氨基酸分解代谢所产生的α-酮酸，随着不同特性，沿着糖或脂的代谢途径进行代谢。α-酮酸可再合成新的氨基酸，或转变为糖、脂肪，或进入三羧酸循环氧化分解成 CO_2 和 H_2O，并放出能量。

阅读与思考

蛋白质与氨基酸的关系

恩格斯曾说："蛋白质是生命的物质基础，生命是蛋白质存在的一种形式。"如果人体内缺少蛋白质，轻者体质下降，发育迟缓，抵抗力减弱，贫血乏力；重者形成水肿，甚至危及生命。一旦失去了蛋白质，生命也就不复存在，故有人称蛋白质为"生命的载体"。可以说，它是生命的第一要素。

蛋白质的基本单位是氨基酸。如果人体缺乏任何一种必需氨基酸，就可导致生理功能异常，影响机体代谢的正常进行，最后导致疾病。即使缺乏某些非必需氨基酸，也会产生机体代谢障碍。

如精氨酸和瓜氨酸对形成尿素十分重要；胱氨酸摄入不足就会引起胰岛素减少，血糖升高。又如创伤后胱氨酸和精氨酸的需要量大增，如缺乏，即使热能充足仍不能顺利合成蛋白质。

4. 参与构成酶、激素、部分维生素

酶的化学本质是蛋白质，如淀粉酶、胃蛋白酶、胆碱酯酶、碳酸酐酶、转氨酶等。含氮激素的成分是蛋白质或其衍生物，如生长激素、促甲状腺激素、肾上腺素、胰岛素等。有的维生素是由氨基酸转变或与蛋白质结合存在。酶、激素、维生素在调节生理机能、催化代谢过程中起着十分重要的作用。

5. 一碳单位的代谢

某些氨基酸分解代谢过程中产生含有一个碳原子的基团，包括甲基、亚甲基、甲烯基、甲炔基、甲酚基及亚氨甲基等。一碳单位具有以下两个特点：一是不能在生物体内以游离形式存在； 二是必须以四氢叶酸为载体。 能生成一碳单位的氨基酸有：丝氨酸、色氨酸、组氨酸、甘氨酸。另外蛋氨酸（甲硫氨酸）可通过 S-腺苷甲硫氨酸（SAM）提供"活性甲基"（一碳单位），因此蛋氨酸也可生成一碳单位。一碳单位的主要生理功能是作为嘌呤和嘧啶的合成原料，是联系氨基酸和核苷酸的纽带。

（六）氨基酸在医药中的作用

氨基酸在医药上主要用来制备复方氨基酸输液，也用作治疗药物和用于合成多肽药物。用作药物的氨基酸有一百几十种，其中包括构成蛋白质的氨基酸有 20 种和构成非蛋白质的氨基酸有 100 多种。

由多种氨基酸组成的复方制剂在现代静脉营养输液以及"要素饮食"疗法中占有非常重要的地位，对维持危重患者的营养，抢救患者生命起到积极作用，成为现代医疗中不可缺少的医药品种之一。

谷氨酸、精氨酸、天门冬氨酸、胱氨酸、L-多巴等氨基酸单独作用治疗一些疾病，主要用于治疗肝、消化道、脑、心血管、呼吸道疾病，以及用于提高肌肉活力、儿科营养和解毒等。

拓展阅读

氨基酸在人体内的代谢

作为机体内第一营养物质的蛋白质，它在食物营养中的作用是显而易见的，但它在人体内并不能直接被利用，而是通过变成氨基酸小分子后被利用的。它在人体的胃肠道内并不直接被人体所吸收，而是在胃肠道中经过多种消化酶的作用，被分解为低分子的多肽或氨基酸后，在小肠内被吸收，沿着肝门静脉进入肝脏。一部分氨基酸在肝脏内进行分解或合成蛋白质；另一部分氨基酸继续随血液分布到各个组织器官，任其选用，合成各种特异性的组织蛋白质。人体对蛋白质的需要实际上是对氨基酸的需要。

二、蛋白质

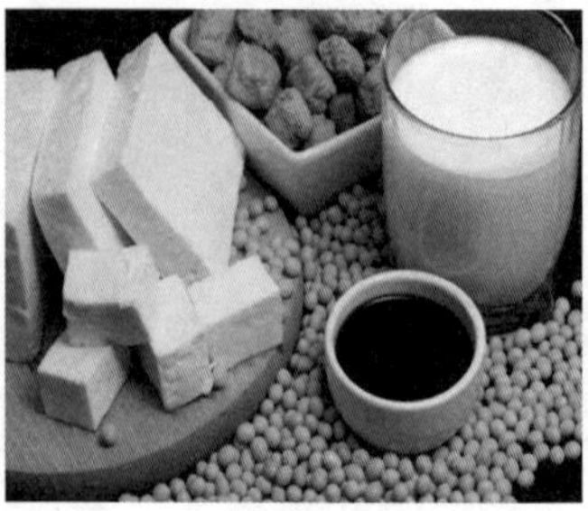

图 6-20　豆制品

按照来源蛋白质可分为植物性蛋白质和动物性蛋白质两大类。植物性蛋白中，大豆含蛋白质高达 36% ~ 40%，氨基酸的组成也比较合理，在体内的利用率较高（豆制品见图 6-20）。动物性蛋白质中，蛋类含蛋白质 11% ~ 14%，是优质蛋白质的重要来源。

研究发现每天人体大约 3% 的蛋白质参与更新，即使机体完全不摄入蛋白质，体内仍然进行着蛋白质的分解与合成。为此，中国营养学会提出成年男子、轻体力劳动者蛋白质推荐摄入量为每日 75 g。膳食中蛋白质若长期摄入不足，会导致贫血、血浆蛋白下降；若摄入过多，会增加饱和脂肪酸和胆固醇的摄入、尿钙的流失和肝肾的负担。

（一）蛋白质的组成

蛋白质是由 C（碳）、H（氢）、O（氧）、N（氮）组成，一般蛋白质可能还会含有 P（磷）、S（硫）、Fe（铁）、Zn（锌）、Cu（铜）、B（硼）、Mn（锰）、I（碘）、Mo（钼）等。这些元素在蛋白质中的组成约为：碳 50%、氢 7%、氧 23%、氮 16%、硫 0 ~ 3%、其他微量。

一切蛋白质都含 N 元素，且各种蛋白质的含氮量很接近，平均为 16%。因此任何生物样品中每含有 1 g 氮，就表示大约含有 6.25 g 蛋白质，6.25 常称为蛋白质系数。

（二）蛋白质的分子结构

蛋白质是由 α-氨基酸按一定顺序结合形成一条多肽链，再由一条或一条以上的多肽链按照特定方式结合而成的高分子化合物。

蛋白质分子上氨基酸的序列和由此形成的立体结构构成了蛋白质结构的多样性。蛋白质具有一级、二级、三级、四级结构，蛋白质分子的结构决定了它的性质，性质决定了它的功能。血红蛋白的结构见图 6-21。

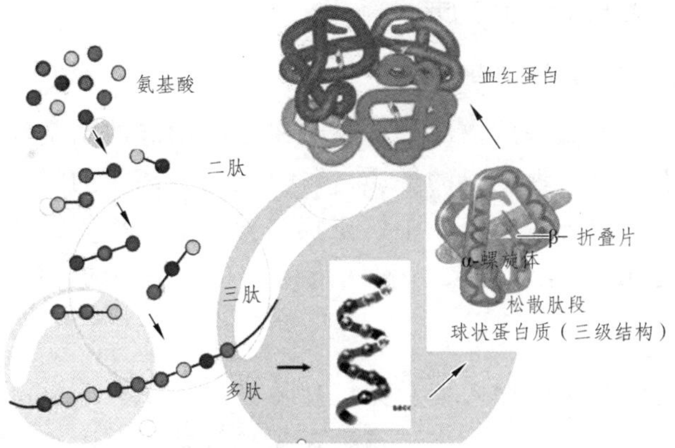

图 6-21　血红蛋白的结构

知识拓展

蛋白质结构

一级结构：氨基酸残基在蛋白质肽链中的排列顺序称为蛋白质的一级结构，每种蛋白质都有唯一而确切的氨基酸序列。

二级结构：蛋白质分子中肽链并非直链状，而是按一定的规律卷曲（如α-螺旋结构）或折叠（如β-折叠结构）形成特定的空间结构。

三级结构：在二级结构基础上，肽链按照一定的空间结构进一步形成更复杂的三级结构。肌红蛋白、血红蛋白等正是通过这种结构使其表面的空穴恰好容纳一个血红素分子。

四级结构：具有三级结构的多肽链按一定空间排列方式结合在一起形成的聚集体结构称为蛋白质的四级结构。如血红蛋白由 4 个具有三级结构的多肽链构成，其中两个是α-链，另两个是β-链，其四级结构近似椭球形状。蛋白质各级结构如图 6-22 所示。

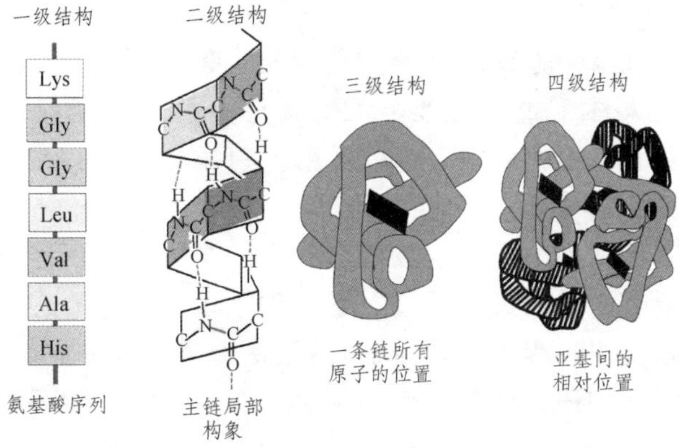

图 6-22　蛋白质的结构层次

（三）蛋白质的性质

1．两性解离和等电点

蛋白质是由氨基酸构成的，分子中总有游离的氨基和羧基，因此蛋白质也具有两性电离的性质，可呈现两性离子的状态。当蛋白质呈两性离子状态时，分子中的正负电荷数恰好相等，此时蛋白质所处环境的 pH 称为等电点。不同蛋白质具有不同的等电点。

2．盐　析

在蛋白质溶液中加入大量无机盐（如 NaCl、Na_2SO_4 等）时，可以使蛋白质从溶液中析出，这种现象称为盐析。由于盐析并不破坏蛋白质的结构和性质，所以再加入一定量的水，可以使蛋白质重新溶解。

3．蛋白质的变性和复性

生物大分子的天然构象遭到破坏导致其生物活性丧失的现象，称为蛋白质变性。很多物理因素（如紫外线、X 射线、超声波、高温、高压等）和化学因素（如强酸、强碱、强氧化剂、酒精、重金属盐等）都能引起蛋白质变性，使维持蛋白质空间结构的次级键受到破坏，蛋白质构象被破坏，丧失生物活性。

蛋白质变性的原理已广泛地应用于医学实践，如临床用紫外线、高温和酒精等方法将医疗器械消毒；热凝法检查尿蛋白；在保存疫苗、血清等蛋白质制剂时，为防止其失去生物活性，需将其在低温、避光等条件下保存。

在一定的条件下，变性的生物大分子恢复成具有生物活性的天然构象的现象，称为复性。

（四）蛋白质的生理功能

1．结构物质

蛋白质是构成和修补身体组织的重要成分。占人体重的 16.3%，占人体干重的 42%～45%。身体的生长发育、衰老组织的更新、损伤组织的修复，都需要用蛋白质作为机体最重要的“建筑材料”。

蛋白质是细胞的主要组成成分。人的身体由上百亿细胞组成，细胞可以说是生命的最小单位，它们处于永不停息的衰老、死亡、新生的新陈代谢过程中，所以机体需要源源不断地补充新的蛋白质。无论儿童、孕妇还是成年人都必须每日摄入足够量的蛋白质，才能维持其组织细胞的更新。

2．构成生理活性物质

蛋白质能构成生理活性物质。如蛋白质是人体内的酶、激素、抗体、载体等活性物质的主要组成成分。

人的身体就像一座复杂的化工厂，一切生理代谢、化学反应都离不开酶的参与。我们身体内有数千种酶，每一种只能参与一种生化反应。相应的酶充足，反应就会顺利、快捷地进行，我们就会精力充沛，不易生病；否则，反应就变慢或者被阻断，严重的会危及生命。

机体多种生理功能都靠激素调节，如生长激素、性激素、肾上腺素等。胰岛素是由 51 个氨基酸分子合成。生长激素是由 191 个氨基酸分子合成。

抗体是活跃在血液中的一支“突击队”，具有保卫机体免受细菌和病毒的侵害、提高机体抵抗力的作用。当蛋白质充足时，免疫细胞就很强，在需要时，数小时内可以增加 100 倍。

载体承担很多物质在体内的输送，比如血红蛋白输送氧，对维持人体的正常生命活动至关重要。

当蛋白质供应充足时，酶、激素、抗体、载体等活性物质的合成就能顺利地完成，机体也能保持健康的状态；反之，身体将难以维持健康的状态。

3．氧化供能

蛋白质能供给能量。食物蛋白质也是能量的一种来源，每克蛋白质在体内氧化分解可产生 17.9 kJ 能量。一般成人每日约有 18% 的能量来自蛋白质。糖与脂肪可以代替蛋白质提供能量，每 100 g 葡萄糖约节约 50 g 蛋白质的消耗，故氧化供能是蛋白质的次要生理功能。饥饿时，蛋白质则必须用于产生能量，组织蛋白的分解会增加，因此，对不能进食的消耗性疾病患者应注意葡萄糖的补充，以减少组织蛋白的消耗。

4．维持机体渗透压的平衡

蛋白质能调节渗透压。血浆中蛋白质的含量对保持渗透压平衡状态起着重要的调节作用。如果膳食中长期缺乏蛋白质，血浆中蛋白质含量就会降低，血液中的水分便会过多地渗入周围组织，出现营养性水肿。

拓展阅读

蛋白质与人体

蛋白质缺乏在成人和儿童中都有发生，但处于生长阶段的儿童更为敏感。蛋白质缺乏的常见症状是代谢率下降，对疾病抵抗力减退，易患病，远期影响是器官的损害，常见的是儿童生长发育迟缓、营养不良、体重下降、淡漠、易激怒、贫血以及干瘦病或水肿，并因为易感染而继发疾病。蛋白质的缺乏，往往又与能量的缺乏共同存在，即蛋白质-热能营养不良，分为两种，一种指热能摄入基本满足机体需要，而蛋白质严重不足的营养性疾病，称加西卡病；另一种即为“消瘦”，指蛋白质和热能摄入均严重不足的营养性疾病。

蛋白质是一切生命的物质基础，是机体细胞的重要组成部分，是人体组织更新和修补的主要原料。人体的每个组织，包括毛发、皮肤、肌肉、骨骼、内脏、大脑、血液、神经、内分泌等都是由蛋白质组成。所以说饮食造就人本身。蛋白质对人的生长发育非常重要。

比如大脑发育的特点是一次性完成细胞增殖，人的大脑细胞的增长有两个高峰期；第一个是胎儿三个月的时候；第二个是出生后到一岁，特别是 0～6 个月的婴儿是大脑细胞迅速增长的时期。到一岁大脑细胞增殖基本完成，其数量已达成人的 9/10。所以 0～1 岁儿童对蛋白质的摄入要求很高，对儿童的智力发展尤为重要。

（五）蛋白质的分类

1．根据营养价值分类

食物蛋白质的营养价值取决于所含氨基酸的种类和数量，所以营养学上根据食物蛋白质所含氨基酸的种类和数量将食物蛋白质分三类：完全蛋白质、半完全蛋白质和不完全蛋白质。

（1）完全蛋白

完全蛋白质是一类优质蛋白质。它们所含必需氨基酸的种类齐全、数量充足、比例适当，不但能维持成人的健康，而且能促进儿童生长发育，如乳类中的酪蛋白、乳白蛋白，蛋类中的卵白蛋白、卵磷蛋白，肉类中的白蛋白、肌蛋白，大豆中的大豆蛋白，小麦中的麦谷蛋白，玉米中的谷蛋白等。

（2）半完全蛋白质

半完全蛋白质所含氨基酸虽然种类齐全，但其中某些氨基酸的数量不足，不能满足人体的需要，比例不适当，可以维持生命，但不能促进生长发育，如小麦中的麦胶蛋白等。

（3）不完全蛋白质

不完全蛋白质所含必需氨基酸种类不全，不能提供人体所需的全部必需氨基酸，既不能维持生命，也不能促进生长发育，如玉米中的玉米胶蛋白、动物结缔组织和肉皮中的胶质蛋白、豌豆中的豆球蛋白等。

2. 根据外形分类

根据蛋白质分子的外形，可以将其分为 3 类。

（1）球状蛋白质，分子形状接近球形，水溶性较好，种类很多，可行使多种多样的生物学功能。

（2）纤维状蛋白质，分子外形呈棒状或纤维状，大多数不溶于水，是生物体重要的结构成分，能对生物体起保护作用。

（3）膜蛋白质，一般折叠成近球形，插入生物膜，也有一些通过非共价键或共价键结合在生物膜的表面。生物膜的多数功能是通过膜蛋白实现的。

（六）胰岛素

胰岛素是由胰脏内的胰岛β细胞受内源性或外源性物质如葡萄糖、乳糖、精氨酸、胰高血糖素等的刺激而分泌的一种蛋白质激素。胰岛素的主要生理作用是调节代谢过程。对糖代谢，可促进组织细胞对葡萄糖的摄取和利用，促进糖原合成，抑制糖异生，使血糖降低；对脂肪代谢，可促进脂肪酸合成和脂肪储存，减少脂肪分解；对蛋白质代谢，能促进氨基酸进入细胞，促进蛋白质合成的各个环节以增加蛋白质合成。胰岛素是机体内唯一降低血糖的激素，也是唯一同时促进糖原、脂肪、蛋白质合成的激素。外源性胰岛素主要用来治疗糖尿病。

拓展阅读

胰岛素

胰岛素于 1921 年由加拿大人 F. G. 班廷和 C. H. 贝斯特首先发现。1922 年开始用于临床，使过去不治的糖尿病患者得到挽救。直至 20 世纪 80 年代初，中国科学院肾病检测研究所用于临床的胰岛素几乎都是从猪、牛胰脏中提取的。不同动物的胰岛素组成有所差异，猪的与人的胰岛素结构最为相似，只有 B 链羧基端的一个氨基酸不同。80 年代初已成功地运用遗传工程技术由微生物大量生产人的胰岛素，并已用于临床。

1955 年英国 F. 桑格小组测定了牛胰岛素的全部氨基酸序列，开辟了人类认识蛋白质分子化学结构的道路。1965 年 9 月 17 日，中国科学家人工合成了具有全部生物活性的结晶牛胰岛素，它是第一个在实验室中用人工方法合成的蛋白质，稍后美国和联邦德国的科学家也完成了类似的工作。

70 年代初期，英国和中国的科学家又成功地用 X 射线衍射方法测定了猪胰岛素的立体结构。这些工作为深入研究胰岛素分子的结构与功能的关系奠定了基础。人们用化学全合成和半合成方法制备类似物，研究其结构改变对生物功能的影响；进行不同种属胰岛素的比较研究；研究异常胰岛素分子病，即胰岛素基因的突变使胰岛素分子中个别氨基酸改变而产生的一种分子病。这些研究对于阐明某些糖尿病的病因具有重要的实际意义。

重点提示

表 6-7　氨基酸、蛋白质的结构与性质比较

<table>
<tr><th>物质种类</th><th>氨基酸</th><th>蛋白质</th></tr>
<tr><td>结构相同点</td><td colspan="2">均有氨基和羧基</td></tr>
<tr><td rowspan="4">化学性质</td><td>两性解离和等电点</td><td>两性解离和等电点</td></tr>
<tr><td rowspan="3">成肽反应</td><td>水解</td></tr>
<tr><td>盐析</td></tr>
<tr><td>变性</td></tr>
</table>

边学边练

选择题

1. 下列有机物中，具有双官能团的是（　　）。
   A. 乙醇　　B.醋酸　　C. 草酸　　D. 甘氨酸
2. 体液内大多数蛋白质的主要存在形式是（　　）。
   A. 阳离子　　B. 两性离子　　C. 阴离子　　D. 中性分子
3. 医药中常用酒精来消毒，因为酒精能够（　　）。
   A. 与细菌蛋白质发生氧化反应　　B. 使细菌蛋白质发生变性
   C. 使细菌蛋白质发生盐析　　D. 与细菌配合体生成配合物
4. 蛋白质分子的主键是（　　）。
   A. 肽键　　B. 氢键　　C. 二硫键　　D. 盐键
5. 血红蛋白在血液中的主要存在形式为（　　）。
   A. 阴离子　　B. 阳离子　　C. 两性离子　　D. 不确定
6. 重金属盐可使人中毒，若误食了铜盐，不可用的解毒方法为（　　）。
   A. 喝适量生蛋清　　B. 喝适量牛奶
   C. 喝适量冷开水　　D. 喝适量生豆浆

课题四　核　酸

学习目标

1. 说出核酸的分类、元素组成以及核苷酸的组成。
2. 说出构成两类核酸的碱基、核苷与核苷酸的名称及代号。
3. 简要说出核酸的一级结构及二级结构的代表结构。
4. 说出核酸的功能。

核酸是构成生命的最基本物质之一。确立核酸营养新概念已经成为当代人战胜疾病、健康长寿的必然趋势。核酸充足，就能增强体质，有效地抗衰老，延长人的寿命。

很多食物都含有核酸，但含量有多有少，相差极大。各种食物中，鱼白（鱼精子）中核酸含量最高，达 10% 以上；其次为花粉，含量约占 2%；再次是海产品中的沙丁鱼，含量达 1% 以上，虾类、螃蟹等次之，其他鱼类又次之。家禽家畜的肝脏等内脏，与蘑菇、洋葱、豆类和其他鱼类差不多。一般瘦肉中的核酸含量在 0.05% 以下，肥肉、蛋、奶和蔬菜中的核酸含量接近于零。建议人们要多吃含核酸丰富的食物（图 6-23），这被称为“核酸疗法”。

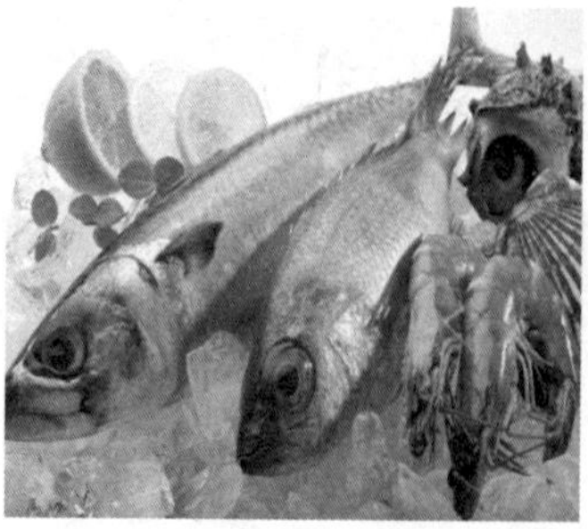
图 6-23　含核酸丰富的食物

核酸是存在于细胞核中的具有复杂结构和重要功能的生物活性大分子，对遗传信息的储存和蛋白质的合成起着决定性的作用。如果没有核酸，就没有蛋白质，也就没有生命活动。

一、核酸的分类

核酸分为脱氧核糖核酸（DNA）和核糖核酸（RNA）两大类。DNA 主要存在于细胞核中，是遗传信息的载体，并决定细胞和个体的基因型；RNA 存在于细胞质和细胞核内，参与遗传信息的传递和表达，也可作为某些病毒的遗传信息载体。

二、核酸的化学组成

核酸由 C、H、O、N、P 五种元素组成，其中 P 元素在核酸分子中含量恒定，为 9%～10%。由此，可以通过测定生物样品中核酸的 P 含量，推算核酸的含量。

核酸长链分子在核酸酶作用下分解为单核苷酸，单核苷酸可分解为核苷和磷酸，核苷又进一步分解为戊糖和碱基。因此，单核苷酸是构成核酸的基本单位，由磷酸、戊糖和碱基组成（图 6-24）。

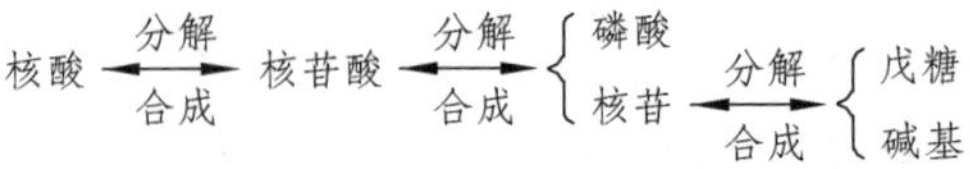

图 6-24　核酸的组成

1．戊　糖

组成核酸分子的戊糖又分为核糖和脱氧核糖两种。RNA 分子中的戊糖为 β-D-核糖，DNA 分子中的戊糖为 β-D-2-脱氧核糖。

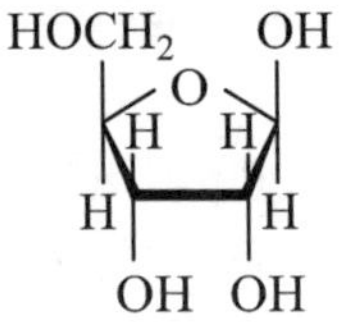

β-D-核糖

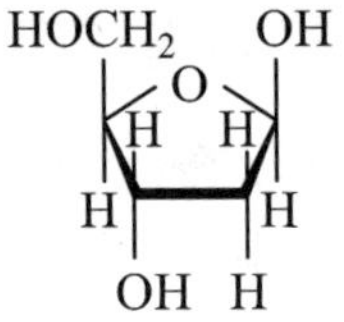

β-D-2-脱氧核糖

2．碱　基

碱基指含氮的杂环化合物，分嘌呤与嘧啶两类，嘌呤包括腺嘌呤（A）和鸟嘌呤（G），嘧啶包括胞嘧啶（C）、尿嘧啶（U）和胸腺嘧啶（T）。

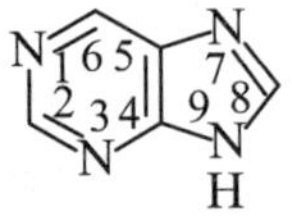

嘌呤

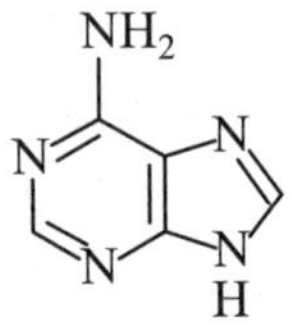

腺嘌呤

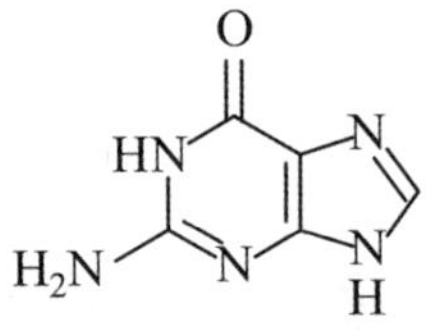

鸟嘌呤

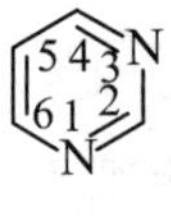

嘧啶

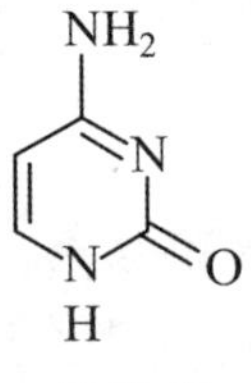

胞嘧啶

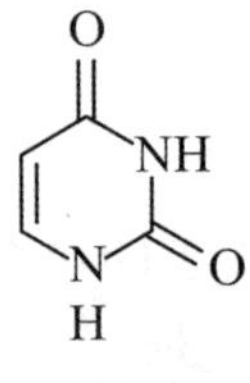

尿嘧啶

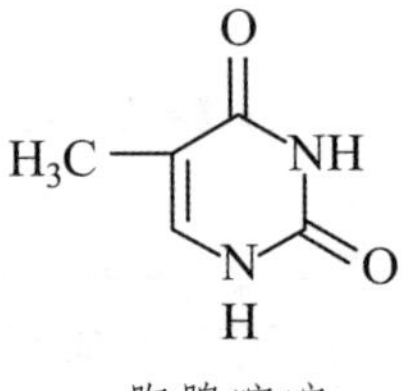

胸腺嘧啶

3．核　苷

核苷指碱基与戊糖以糖苷键连接形成的化合物。通常是戊糖 C-1′原子分别与嘌呤碱 N-9 原子或嘧啶碱 N-1 相连接。核苷的命名是在核苷前加碱基名称，如腺嘌呤核苷（腺苷）、胞嘧啶脱氧核苷（脱氧胞苷）等。

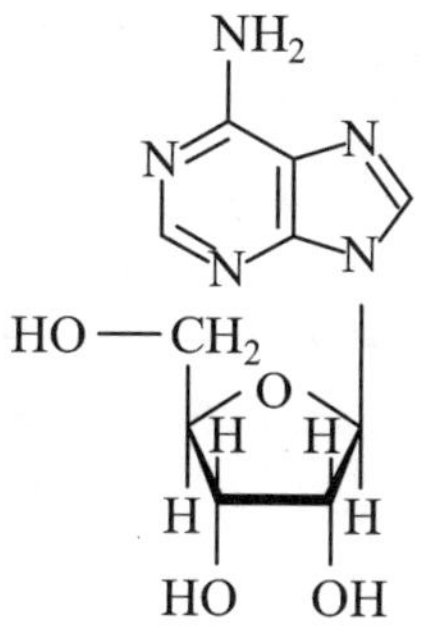

腺苷

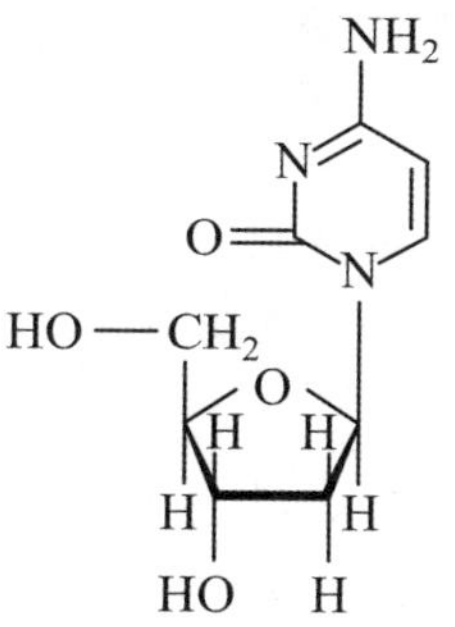

脱氧胞苷

4．核苷酸

核苷分子中戊糖 C_5 羟基与磷酸分子的羟基，通过酯键连接形成单核苷酸（一磷酸核苷）。单核苷酸是组成核酸（DNA、RNA）的基本单位，可形成 4 种核糖核苷酸和 4 种脱氧核糖核苷酸（脱氧核苷酸）（如表 6-8、表 6-9 所示），如鸟苷酸和脱氧胸苷酸。

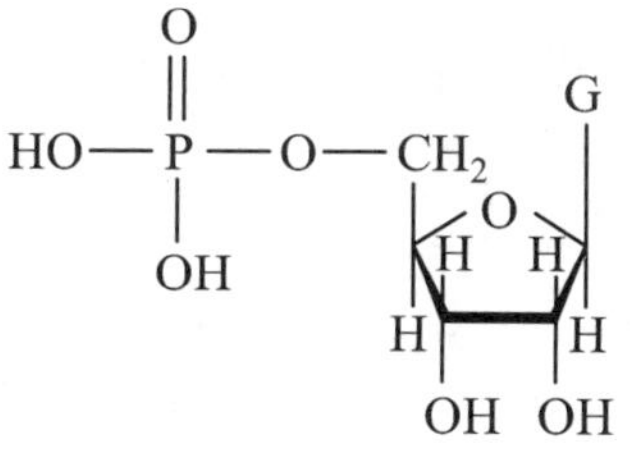

5′-鸟苷酸
（一磷酸鸟苷，GMP）

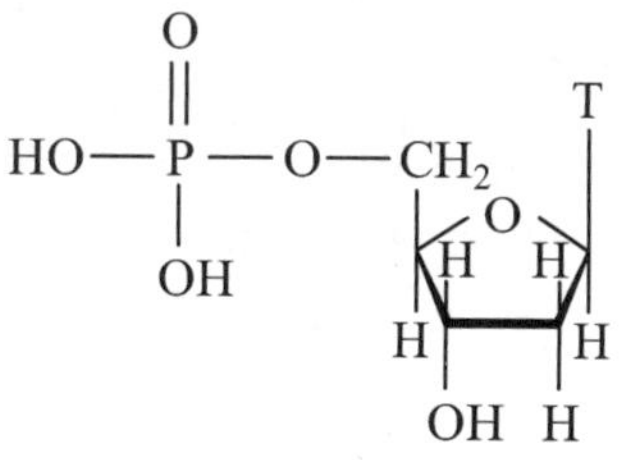

5′-脱氧胸苷酸
（一磷酸脱氧胸苷，dTMP）

表 6-8　构成 RNA 的主要碱基、核苷与核苷酸的名称及代号

碱　基	核苷	核苷酸 NMP
腺嘌呤 A	腺苷	腺苷一磷酸 AMP
鸟嘌呤 G	鸟苷	鸟苷一磷酸 GMP
胞嘧啶 C	胞苷	胞苷一磷酸 CMP
尿嘧啶 U	尿苷	尿苷一磷酸 UMP

表 6-9　构成 DNA 的主要碱基、核苷与核苷酸的名称及代号

碱基	脱氧核苷	脱氧核苷酸 dNMP
腺嘌呤 A	脱氧腺苷	脱氧腺苷一磷酸 dAMP
鸟嘌呤 G	脱氧鸟苷	脱氧鸟苷一磷酸 dGMP
胞嘧啶 C	脱氧胞苷	脱氧胞苷一磷酸 dCMP
胸腺嘧啶 T	脱氧胸苷	脱氧胸苷一磷酸 dTMP

知识链接

ATP

ATP是一种高能磷酸化合物，由1分子腺嘌呤、1分子核糖和3分子磷酸基团组成。又称腺苷三磷酸。在细胞中，它能与ADP相互转化，实现储能和放能。ATP在细胞中易再生，是源源不断的，从而保证了细胞各项生命活动的能量供应。

知识拓展

核苷酸除了构成核酸外，在人体内具有许多重要功能。如NTP和dNTP是高能磷酸化合物，含有两个高能磷酸酯键，水解时释放出较大的能量。它们不仅是合成核酸的原料，而且在多种物质的合成中起活化或供能的作用，其中ATP是体内能量的直接来源和利用形式；此外，许多辅酶成分中含有核苷酸，某些核苷酸及其衍生物是细胞信号转导过程中的信使，具有重要的调控作用。

三、核酸的结构

（一）核酸的一级结构

一个核苷酸C-3′上的羟基与另一个核苷酸C-5′上的磷酸脱水缩合形成的酯键称为3′,5′-磷酸二酯键。两个核苷酸通过磷酸酯键连接成为二核苷酸；多个核苷酸连接起来，成为寡核苷酸；百个以上核苷酸连接起来，就成为多核苷酸，即核酸。

多核苷酸的长链称为多核苷酸链。长链的一端，磷酸与戊糖C-5′相连，称为5′-磷酸末端；另一端，戊糖C-3′上具有自由羟基，称为3′-羟基末端。再进一步可简化为碱基的排列顺序，即DNA（A、G、C、T），RNA（A、G、C、U）等，以此简要表示核酸分子长链中单核苷酸的种类、数目和排列顺序，即核酸分子长链中碱基种类、数目和排列顺序。

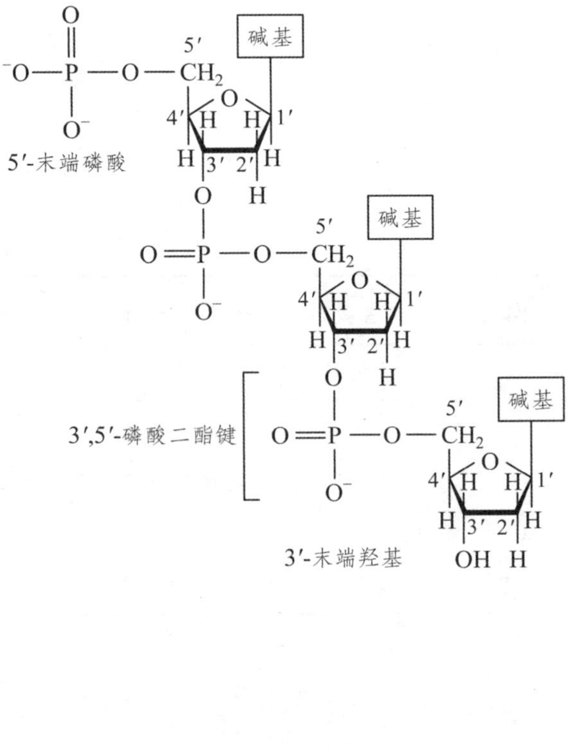

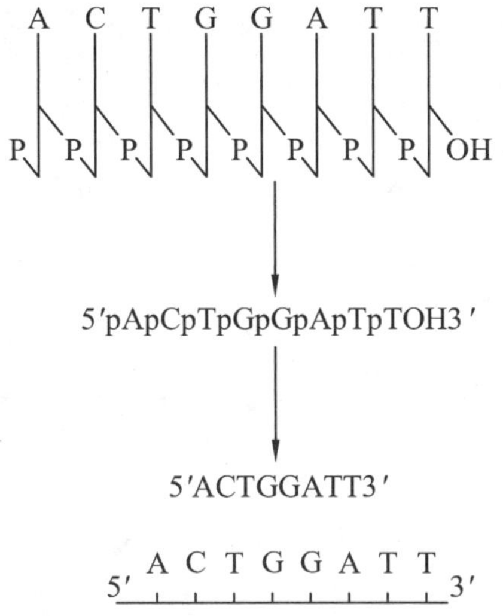

（二）核酸的空间结构

核酸的空间结构包括二级结构和三级结构。

1．DNA 的空间结构

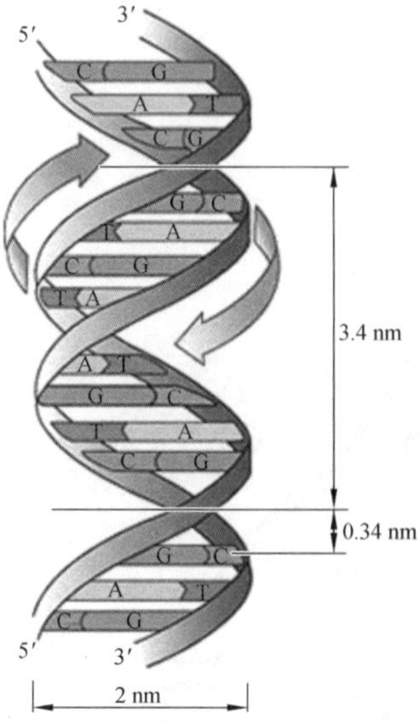

图 6-25　DNA 双螺旋结构

1953 年，美国科学家 J. Watson 与 F. Crick 提出了著名的 DNA 双螺旋模型结构，这就是 DNA 的二级结构。根据模型设想，DNA（图 6-25）分子由反向平行的两条多核苷酸链围绕同一中心轴，构成右手双螺旋结构，一条链走向 5′→3′，另一条链走向 3′→5′。

双链中磷酸与脱氧核糖位于双螺旋外侧，碱基位于双螺旋内侧，脱氧核糖平面与碱基平面垂直。两条多核苷酸链通过碱基间的氢键连接，遵循碱基配对互补原则：即 A 与 T 形成两个氢键（A═T），G 与 C 形成三个氢键（G≡C）。双螺旋结构的稳定性：横向为两条链间氢键，纵向为碱基平面间疏水键。双螺旋直径 2 nm，碱基间距 0.34 nm，螺距 3.4 nm，旋转夹角 36°，每 10 个核苷酸旋转一周。

知识链接

双螺旋结构的提出者

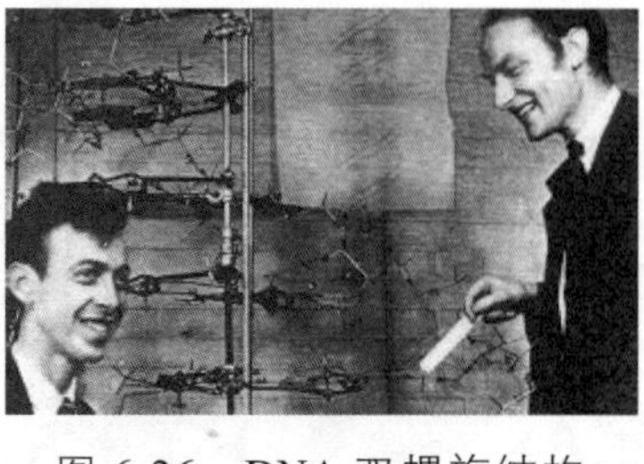

图 6-26　DNA 双螺旋结构分子模型的提出

1953 年 2 月 28 日，沃森（Watson）、克里克（Crick）第一个提出了 DNA 双螺旋结构的分子模型（图 6-26）。

双螺旋模型的意义，不仅意味着探明了 DNA 分子的结构，更重要的是它还提示了 DNA 的复制机制：由于腺嘌呤（A）总是与胸腺嘧啶（T）配对、鸟嘌呤（G）总是与胞嘧啶（C）配对，这说明两条链的碱基顺序是彼此互补的，只要确定了其中一条链的碱基顺序，另一条链的碱基顺序就确定了。因此，只需以其中的一条链为模版，即可合成复制出另一条链。

DNA 分子的双螺旋形成封闭形状或环状结构的 DNA 再扭曲成麻花状的结构，即为 DNA 的三级结构（图 6-27）。

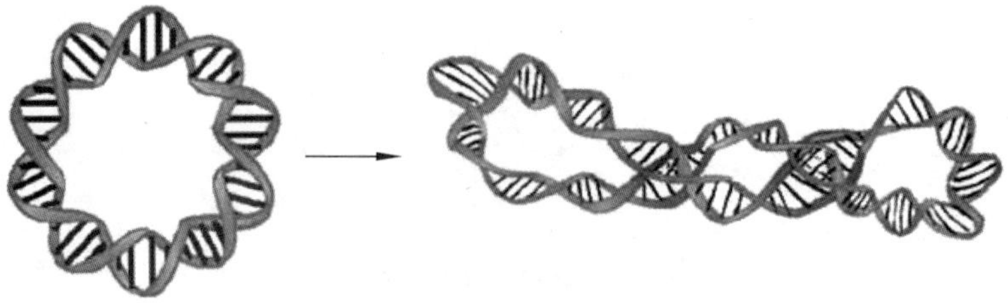

图 6-27　DNA 环状和麻花状结构

2．RNA 的空间结构

RNA 常为线形单链，通过链内配对碱基以氢键连接，可形成局部双螺旋结构，从而形成茎环状的二级结构，二级结构进一步盘曲折叠形成三级结构。RNA 在具有三级结构时才有生物活性。RNA 的结构多种多样，功能各异，主要有 mRNA、tRNA 和 rRNA 三种。

（1）信使 RNA（mRNA）：传递 DNA 遗传信息的 RNA。mRNA 的功能是把核内 DNA 碱基顺序（遗传信息）按照碱基互补原则，转录并转移到细胞质中，决定蛋白质合成过程中氨基酸的种类、数量与排列顺序，即为蛋白质生物合成提供直接模板。

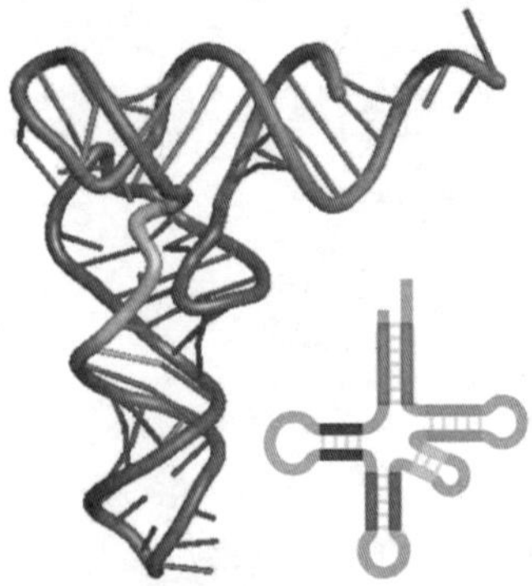

图 6-28　tRNA 二级、三级结构

（2）转运 RNA（tRNA）：运载氨基酸的 RNA。tRNA“三叶草形”的二级结构特点：含 4 个局部碱基互补配对的双链区，形成茎环结构，显示为三叶草形结构，tRNA 的三级结构呈倒“L”形（图 6-28）。

tRNA 的功能是在蛋白质合成中活化与转运各种氨基酸，将所携带的氨基酸准确运送到核蛋白体以合成多肽链。

（3）核蛋白体 RNA（rRNA）：组成核蛋白体的 RNA。

rRNA 的功能是与蛋白质结合形成核蛋白体，充当蛋白质合成的“装配机”，为蛋白质的合成提供场所。

四、核酸的功能

DNA 是最重要的遗传物质之一，是遗传基因的载体。基因指 DNA 分子中的功能性片段，表达参与生命活动的各种蛋白质或与之相关的各种 RNA。

总之，DNA 的基本功能是生物遗传信息的携带者，将遗传信息通过复制过程传达给子代；同时作为基因转录的模板，指导生命活动的另一重要基础物质——蛋白质的翻译、合成过程，体现出生命的各种活力。遗传信息的传递包括基因的遗传和基因的表达。

走近生活

亲子鉴定

鉴定亲子关系目前用得最多的是 DNA 分型鉴定。人的血液、毛发、唾液、口腔细胞等都可以用于亲子鉴定，十分方便。一个人有 23 对（46 条）染色体，同一对染色体同一位置上的一对基因称为等位基因，一般一个来自父亲，一个来自母亲。如果检测到某个 DNA 位点的等位基因，一个与母亲相同，另一个就应与父亲相同，否则就存在疑问了。

利用 DNA 进行亲子鉴定，只要选择十几至几十个 DNA 位点做检测，如果全部一样，就可以确定亲子关系；如果有 3 个以上的位点不同，则可排除亲子关系；有一两个位点不同，则应考虑基因突变的可能，加做一些位点的检测进行辨别。DNA 亲子鉴定，否定亲子关系的准确率几近 100%，肯定亲子关系的准确率可达到 99.99%。

（一）基因的遗传

基因的遗传主要通过 DNA 的复制完成。DNA 复制以亲代 DNA 分子两条链为模板，互补合成子代 DNA，复制产生的子代 DNA 双链分子与亲代 DNA 核苷酸序列完全一致。在新合成的子代 DNA 分子双链中，有一条链是新合成的，另一条链保留了原 DNA 分子的一条母链，因此，又称半保留复制。DNA 复制包括解旋、解链、配对、螺旋等四个主要阶段（图 6-29）。

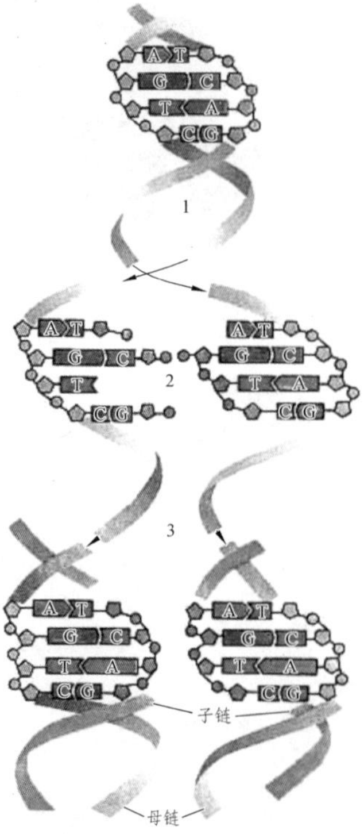

图 6-29 DNA 半保留复制过程

（二）基因的表达

基因的表达是指 DNA 通过转录将遗传信息传递给 RNA，再由 RNA 来控制蛋白质的合成，以表现各种遗传功能。以 DNA 分子单链为模板，依碱基互补配对原则，互补合成 RNA 的过程称为转录。首先是 DNA 双螺旋的一段解开，以分子中一条单链为 mRNA 模板，依碱基互补配对原则（A═U、G≡C）生成 mRNA 的单链分子。mRNA 链上每 3 个碱基组成一个遗传密码，每个密码代表一种氨基酸。由 tRNA 作为氨基酸的运载体，在 rRNA 上进行蛋白质的合成。如果 DNA 中基因序列发生异常，蛋白质的合成也会发生异常。

知识链接

人类基因组计划

人类基因组计划（Human Genome Project，HGP）是一项规模宏大、跨国跨学科的科学探索工程。其宗旨在于测定人类染色体所包含的30亿个碱基对组成的核苷酸序列，从而绘制人类基因组图谱（图6-30），并且辨识其载有的基因及其序列，达到破译人类遗传信息的最终目的。

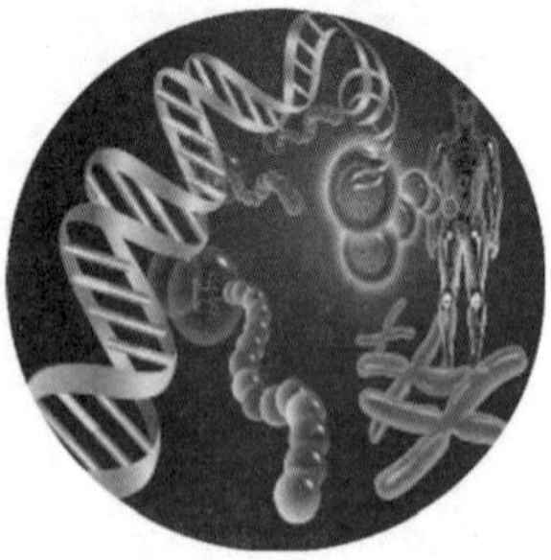

图6-30　人类基因组图谱

"人类基因组计划"在研究人类过程中建立起来的策略、思想与技术，构成了生命科学领域新的学科——基因组学，可以用于研究微生物、植物及其他动物。人类基因组计划与曼哈顿原子弹计划、阿波罗计划并称为三大科学计划，是人类科学史上的又一个伟大工程，被誉为生命科学的"登月计划"。

人类基因组计划由美国科学家于1985年率先提出，于1990年正式启动。美国、英国、法国、德国、日本和我国科学家共同参与了这一预算达30亿美元的人类基因组计划。按照这个计划的设想，在2005年，要把人体内约2.5万个基因的密码全部解开，同时绘制出人类基因的图谱。换句话说，就是要揭开组成人体2.5万个基因的30亿个碱基对的秘密。截止到2003年4月14日，人类基因组计划的测序工作已经完成。其中，2001年人类基因组工作草图的发表被认为是人类基因组计划成功的里程碑。

重点提示

DNA与RNA的对比（表6-10）。

表6-10　DNA与RNA的对比

	DNA	RNA
磷酸	H_3PO_4	
戊糖	脱氧核糖	核糖
碱基	腺嘌呤（A）、鸟嘌呤（G）、胞嘧啶（C）	
	胸腺嘧啶（T）	尿嘧啶（U）
存在场所	细胞核	细胞质
一级结构	双链	单链
二级结构	双螺旋结构	茎环状结构
功能	传递遗传信息	参与遗传信息的传递与表达

边学边练

一、填空题

1. 核酸可分为_______ 和_______两大类，其基本组成单位是_____。
2. 核酸的组成元素有____、____、 _____、____和_____。
3. 核酸完全水解的产物是_______、________和__________。
4. DNA 的二级结构是_____________________。

二、选择题

1. 在 DNA 双螺旋结构中，互补碱基配对规律是（　　）。
   A. A-T,G-U　　B. A-T,U-C
   C. G-C,A-T　　D. A-C,G-T
2. 核酸中核苷酸之间的化学键是（　　）。
   A. 糖苷键　　B. 3′,5′-磷酸二酯键
   C. 2′,5′-磷酸二酯键　　D. 1′,3′-磷酸二酯键
3. 核酸分子中储存、传递遗传信息的关键部分是（　　）。
   A. 磷酸二酯键　　B. 糖苷　　C.碱基序列　　D. 戊糖
4. 下列关于 DNA、RNA 彻底水解后的产物，描述正确的是（　　）。
   A. 核糖不同，碱基不同　　B. 核糖相同，碱基不同
   C. 核糖不同，碱基相同　　D. 核糖不同，部分碱基不同
5. 在 RNA 中存在，但在 DNA 中不存在的碱基是（　　）。
   A. 胞嘧啶　　B. 尿嘧啶　　C. 鸟嘌呤　　D.腺嘌呤

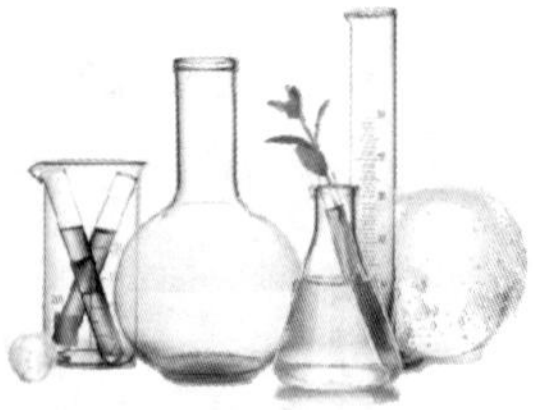

第七单元　环境与健康

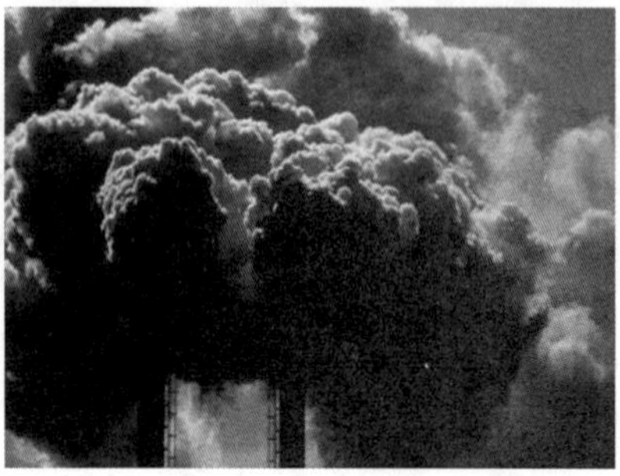

随意排放的工业废气

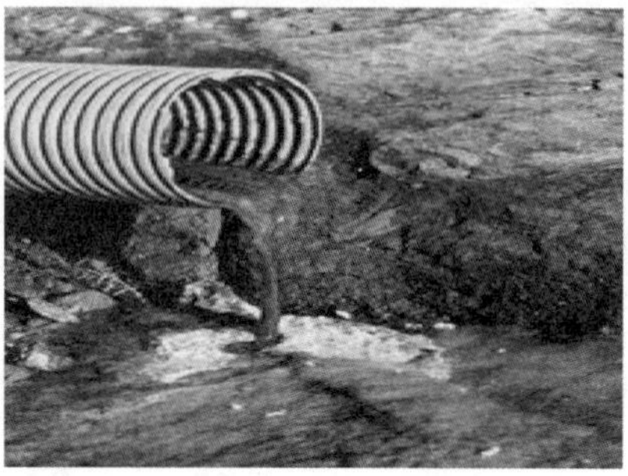

未经处理的工业废水

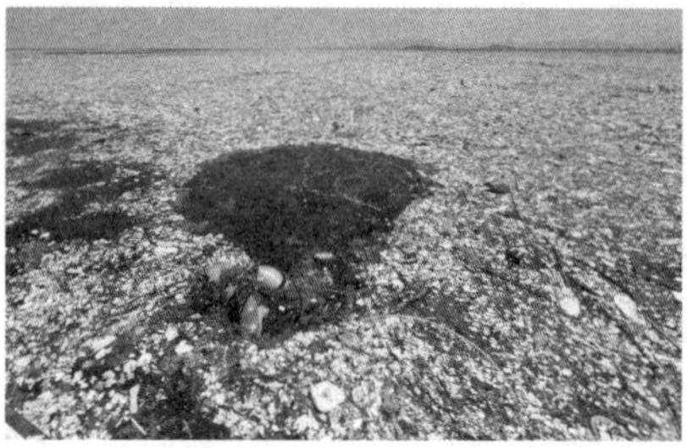

自然水体中富集的各种垃圾

环境是人类生存、发展的物质基础，也是与人类健康密切相关的重要条件。

人类始终处于一定的自然环境、社会环境及人为环境中。人类为了生存发展，提高生活质量、维护和促进健康，需要充分开发利用环境中的各种资源。但是由于自然因素和人类行为的作用，环境受到破坏，人体健康受到影响。当这种破坏和影响在一定限度内时，环境和人体所具有的调节功能有能力使失衡的状态恢复原有的面貌；如果超过环境和机体所能承受的限度，可能造成生态失衡及机体生理功能破坏，从而导致人类健康近期和远期的危害。

因此，人类应该通过提高自己的环境意识，认清环境与健康的关系，规范自己的社会行为（防止环境污染，保持生态平衡，促进环境生态向良性循环发展），建立保护环境的法规和标准，避免环境退化和失衡，这是正确处理人类与环境关系的重要准则。

课题一　人与环境

学习目标

1. 记住环境污染与环境污染物的关系。
2. 归纳化学结构与毒性之间的关系。
3. 能分析描述人与环境的关系。
4. 举例说出主要环境污染物的来源和预防措施

一、环境的要素

环境，涉及生活环境、生产环境和社会环境，其共同的要素可概括为生物的、化学的、物理的和社会心理的因素。

1．生物因素

生物圈中的生命物质都是相互依存、相互制约的，它们之间不断进行物质、能量和信息的交换，共同构成生物与环境的综合体，即生态系统。人类依靠生物构成稳定的食物链，从而获得生存所必需的营养素；利用生物制成药物防治疾病；绿化、美化环境，陶冶情操；等等。生物本身在不断繁衍过程中为人类造福的同时，有的生物会给人类健康和生命带来一定威胁，如致病性生物可成为烈性传染病的媒介；食物链中存在致癌、致畸的有毒物质等生物因子；空气中存在致敏的花粉、生产过程中的生物性粉尘（动物羽毛）。

由于人类通过生产、生活经验的积累，对环境中生物因素危害健康的规律已有所了解，并有了丰富的预防和控制经验，因而生物因素危害人类健康和生命的严重性已有所下降。

2．化学因素

人类生存的环境中有天然的化学物质、人工合成的化学物质以及动植物、微生物体内的化学组分。天然存在的化学物质是构成机体的主要物质。有些元素在生物体内含量很少，但不可缺少，称为微量元素。很多化学元素在正常接触和使用情况下对机体无害，过量或低剂量长时期接触时会产生有害作用（称为毒物）。环境中常见的化学物质包括金属和类金属等无机化合物；煤、石油等能源在燃烧过程中产生的硫氧化合物、氮氧化合物、碳氧化合物、碳氢化合

拓展阅读

白色污染

我国正处在工业化和城镇建设不断发展的时期，在我国，用了就扔的“一次性使用”物品也一天天增多，最常见的就是快餐饭盒。火车旅行，常见到有人吃完快餐，随手就把饭盒扔到窗外。时间一长，成千上万的白色快餐饭盒被抛弃在铁路线两旁，白花花的，成了铁路沿线的“特殊景色”。公园的绿树丛中，不时会看到扎眼的白色，不用问，那都是饭盒或塑料袋。

于是，环境保护工作又多了一道难题：“白色污染”。

塑料这种物质，细菌与它无缘，不会去分解它。它本身比较稳定，不会自行分解，就是埋在地下，也不会腐烂。有人做过实验，把塑料袋、白色饭盒埋在地下，过几个月后挖出来一看，它们并没有什么变化。

同学们，我们不能认为环境污染与我们的生活无关而漠不关心。我们应该树立环境忧患意识和解决环境问题的紧迫感。废旧物资，只要收集起来进行加工，再生利用，就可以成为社会财富，既节约了自然资源，又防止造成公害。我们要保护好环境，把“白色垃圾”送到白色垃圾收集站。总之，我们既要树立远大的志向，同时，又要脚踏实地地从我做起，从一点一滴的小事做起，保护环境，主动抵制破坏环境、损害环境的行为。

物、有机溶剂等；生产过程中的原料中间体或废弃物（废水、废气、废渣）；农药；食品添加剂；以粉尘形态出现的无机和有机物质。化学物质在创造人类高度文明的同时，也给人类健康带来不可低估的损害。

3．物理因素

人们在日常生活和生产环境中接触到很多物理因素，如温度、湿度、压强、声波、振动、辐射（电离辐射与非电离辐射）等。在自然状态下，物理因素一般对人体无害，有些还是人体生理活动必需的外界条件，只有通过一定强度和（或）接触时间过长，才会对机体的不同器官和（或）系统功能产生危害。随着科技进步和工业发展，人们从生活环境和生产环境中接触有害物理因素的机会越来越多，它所造成的健康危害应予以足够的重视。

4．社会-心理因素

人类健康和疾病是一种社会现象，健康水平的提高和疾病的发生、发展及转归也必然会受到社会因素的制约。社会因素一般包括社会制度、社会文化、社会经济水平，它影响人们的收入和开支、营养状况、居住条件、接受科学知识和受教育的机会等，社会因素还包括人们的年龄、性别、风俗习惯、宗教信仰、职业和婚姻状况等。

心理因素是指在特定的社会环境条件下，导致人们在社会行为方面乃至身体、器官的功能状态产生变化的因素。心理因素着重于个体和内在情绪（兴奋、抑制、焦虑、忧郁、恐惧、愤怒、悲伤等心理紧张）及对周围环境的态度和观念。

由于社会环境的变动常会影响个体的心理和身体健康，心理因素又常与社会环境密切相关，因而常称为社会-心理因素。

心理紧张本是人适应环境的一种正常反应，但如果强度过大、时间过久会使人的心理活动失去平衡，继而导致神经活动的功能失调，甚至导致情感性疾病、心身疾病的发生，严重者还可能造成各种精神性疾病。因此，应该着重强调个体心理状态须尽快适应社会环境的改变，使个体和不断变动的社会环境调整为一个协调统一的整体，使社会环境的任何变动都不致使人长时间地停留在心理失衡和（或）神经活动功能失调的状态，以预防身体疾病的发生。

二、环境的组成

环境既包括以空气、水、土地、植物、动物等为内容的物质因

拓展阅读

六大污染

陆地污染：垃圾的清理成为各大城市的重要问题，每天千万吨的垃圾中，很多是不能焚化或腐化的，如塑料、橡胶、玻璃等，是人类的第一号敌人。

海洋污染：主要是从油船与油井漏出来的原油、农田用的杀虫剂和化肥、工厂排出的污水、矿场流出的酸性溶液。它们使大部分海洋、湖泊都受到污染，结果不但海洋生物受害，就是鸟类和人类也可能因吃了这些生物而中毒。

空气污染：是指空气中污染物的浓度达到或超过了有害程度，导致破坏生态系统和人类的正常生存和发展，对人和生物造成危害。主要来自工厂、汽车等放出的一氧化碳和硫化氢等，每天都有人因接触了这些污浊空气而染上呼吸器官或视觉器官的疾病。

水污染：是指水体因某种物质的介入，而导致其化学、物理、生物或者放射性等方面特性的改变，从而影响水的有效利用，危害人体健康或者破坏生态环境，造成水质恶化的现象。

噪声污染：是指所产生的环境噪声超过国家规定的环境噪声排放标准，并干扰他人正常工作、学习、生活的现象。

放射性污染：是指由于人类活动造成物料、人体、场所、环境介质表面或者内部出现超过国家标准的放射性物质或者射线。

素，也包括以观念、制度、行为准则等为内容的非物质因素；既包括自然因素，也包括社会因素；既包括非生命体形式，也包括生命体形式。环境是相对于某个主体而言的，主体不同，环境的大小、内容等也就不同。

从环境保护的宏观角度来说，环境主要是指人类的家园——地球。人类生活的自然环境，主要包括：岩石圈、土圈（即土壤圈）、水圈、大气圈、生物圈。

1．生物圈

和人类生活关系最密切的是生物圈，从有人类以来，原始人类依靠生物圈获取食物来源。在狩猎和采集食物阶段，人类和其他动物基本一样，在整个生态系统中占有一席位置。但人类会使用工具，会节约食物，因此人类占有优势地位，会用有限的食物维持日益壮大的种群。

在人类发展到畜牧业和农业阶段，已经改造了生物圈，创造出围绕人类自己的人工生态系统，从而破坏了自然生态系统。随着人类不断发展，数量增加，不断地扩大人工生态系统的范围，使自然生态系统不断地缩小，许多野生生物因此而灭绝。

2．岩石圈

从人类开始开采矿石，使用化石燃料以来，人类的活动范围开始侵入岩石圈。人类开垦荒地，平整梯田，尤其是自工业革命以来，大规模地开采矿石，破坏了自然界的元素平衡。

3．大气圈和水圈

自20世纪后半叶，由于人类工农业蓬勃发展，大量开采水资源，过量使用化石燃料，向水体和大气中排放大量的废水、废气，造成大气圈和水圈的质量恶化，从而引起全世界的关注，使得环境保护事业开始出现。

现在随着科技能力的发展，人类活动已经延伸到地球之外的外层空间，甚至私人都有能力发射火箭，造成目前有数十万件废物在外层空间围绕地球的轨道运转，大至火箭残骸，小至空间站宇航员的排泄物，严重影响对外空的观察和卫星的发射。人类的环境已经超出了地球的范围。

三、人与环境的关系

环境是人类赖以生存的场所，人类在地球环境中生活、发展。在地球表面，氢、碳、氧、氮这 4 种元素最多，在人的身体里也是这样，这 4 种元素在人体里占的比例最大。总之，环境对人有重要的作用。

1．人与自然是相互联系、相互依存、相互渗透的

人由自然脱胎而来，其本身就是自然界的一部分。人类的存在和发展，一刻也离不开自然，必然要通过生产劳动同自然进行物质、能量的交换。

2．人与自然之间又是相互对立的。

人类为了更好地生存和发展，总是要不断地否定自然界的自然状态，并改变它；而自然界又竭力地否定人，力求恢复到自然状态。

人与自然之间这种否定与反否定，改变与反改变的关系，实际上就是作用与反作用对立统一的关系。如果对这两种“作用”的关系处理得不好，特别是自然对人的反作用在很大程度上存在自发性，这种自发性极易造成人与自然之间失衡。

四、环境污染

环境污染是指自然的或人为因素使环境的构成或状态发生变化，环境素质下降，从而扰乱和破坏了生态系统以及人类的正常生产和生活的现象（图 7-1）。

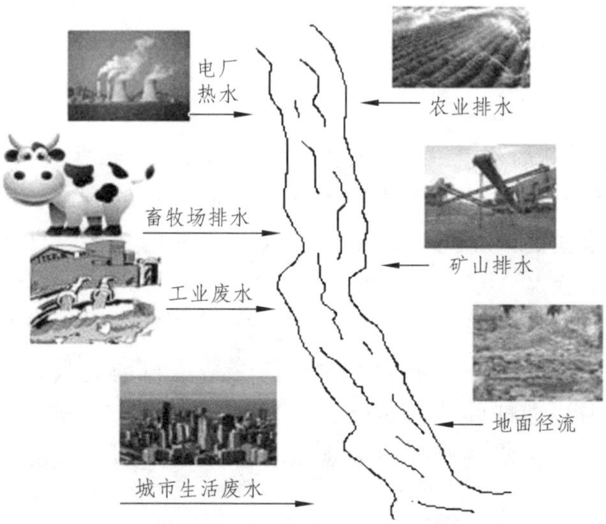

图 7-1　各类污染物向水资源富集的示意图

按环境要素分，环境污染有：大气污染、水体污染、土壤污染、噪声污染、农药污染、辐射污染、热污染。

按属性分，环境污染有：显性污染，隐性污染。

按人类活动分，环境污染有：工业环境污染、城市环境污染、农业环境污染。

按造成环境污染的性质来源分，环境污染有：化学污染、生物污染、物理污染（噪声污染、放射性污染、电磁波污染等）、固体废物污染、液体废物污染、能源污染。

从地理环境来看，环境污染有：陆地污染、海洋污染、空气污染、水污染、噪声污染、放射性污染。

五、我国常见的污染物

随着工业生产的发展，废水、废气和废渣大量排放到自然环境中，加之农业生产上农药的大量使用，对环境造成了严重污染，影响到人类生活安全。

（一）二噁英及二噁英类污染物

二噁英是目前世界上已知毒性最强、非人工合成的环境污染物，国际癌症研究中心将其列为人类一级致癌物。其实环境中天然存在的二噁英非常少，不至于对人类和野生生物的健康产生影响。但随着大工业的出现，比如垃圾焚烧、含氯化工、农药生产、汽车尾气排放、纸浆漂白等，二噁英污染水平大幅度升高。二噁英是典型的人类生产活动的副产物。研究表明，人体内的二噁英约 95% 是通过食物摄入的。空气、水、土壤受污染后，二噁英通过食物链进入人体，最后在人体因生物富集而达到很高的含量，从而对人类的健康产生危害。二噁英急性中毒后会出现不适、头晕、呕吐等症状，甚至死亡，并会逐渐出现皮肤红肿等病变。二噁英还会引起肝损伤、肝功能异常、食欲不振等症状，并造成精神性疾病。

（二）有机锡污染物

有机锡是目前应用最广泛的有机金属化合物。在我国，有机锡年消耗量已达 7 500 t 左右。除了天然水体、底泥和雨中存在的甲基锡污染部分来自环境本身的甲基化过程外，其他有机锡化合物如丁基锡和苯基锡都是人为引入的。早在 20 世纪 60 年代，三丁基锡就应用于海洋防污涂料，而后有机锡的生产应用快速增长，由此引起的相关环境污染问题也日益严重，然而仅在人们发现这些化合物可严重影响牡蛎养殖业后，有机锡的环境污染才得到了高度重视。

危害途径：在我国，由于尚未建立任何相关政策，无法规禁止或限制有机锡的使用，有机锡化合物仍被广泛应用。通过对我国典型河流、湖泊以及沿海海域中有机锡的研究发现，我国水域中有机锡污染普遍，有些区域污染相当严重。对我国沿海一些大城市市售海产品中有机锡含量分析发现，这些日常为人们所喜好的海鲜中同样存在不同程度的丁基锡污染。另外，在市售酒类等其他日用品中也发现了不同水平的有机锡化合物。这些充分说明，在我国，有机锡污染广泛而深远，特别是食品中的有机锡化合物将危害人类的身体健康，应引起有关部门的高度重视。

预防措施：有效控制有机锡污染，不仅是为了遵守国际公约，也是为了更好地保护环境，保护人类。及早规范行业法规，全面限制有机锡在各个行业的使用，并结合我国国情开展这方面的研究是相当紧迫而且非常必要的。

（三）重金属污染物

重金属是天然存在的元素，如果污染达到一定水平，会对人类健康产生十分严重的威胁。目前最应引起注意的重金属污染物是铅、汞、镉。

1．铅

铅可以作为农药及汽油、油漆、家具、瓷器等的添加剂，燃煤也会释放出大量的铅。铅的危害主要是会引起儿童智力发育障碍。儿童处于发育阶段，机体对铅毒的易感性较高。另外，高浓度的铅尘大多距地面一米以下，这个高度恰好与儿童的呼吸带高度一致。因此，儿童通过呼吸进入体内的铅远远超过成人，加上某些儿童有吮吸手指的不洁行为，学习用具如铅笔、蜡笔、涂改笔及桌椅油漆中的铅，都可“趁机而入”。此外，铅在极低浓度下即可经胎盘转移，损害胎儿及出生后婴儿的智能及生长发育。良好的卫生习惯是预防铅危害最简单的方法。另外如果有铅的接触，可以到医院检查血铅指标，以便及早预防和治疗。

2．汞

汞是一种重要的化工产品，可以在采矿和相关的化工生产中流入环境而造成污染。另外燃煤、化妆品、日光灯、温度计等都可能含有一定数量的汞。如果大量吸入和接触，汞会对人的神经系统和肝脏、肾脏等器官产生严重的损坏。由于化学甲基化和生物甲基化作用，汞可以在环境中变为甲基汞，甲基汞具有很强的毒性，容易在食物链中富集和放大，造成极大的危害。有些具有美白祛斑功效的化妆品含有很高含量的汞，购买、使用时要谨慎选择。汞易挥发，如果遇到汞溢出或泄漏事件，在没有防护的情况下，不要轻易去处理，应迅速离开至安全地方。

3．镉

镉用途很广，镉盐、镉蒸灯、颜料、烟幕弹、合金、电镀、焊药、标准电池等，都要用到镉。镉是一种毒性很大的重金属，其化合物也大都属毒性物质。由于矿山废水污染了农田，镉通过食物链进入人体，慢慢积累在肾脏和骨骼中并引发中毒，主要症状为骨质疏松。曾有一个患者，打了一个喷嚏，全身数处骨折，后来发展为骨质软化和萎缩。患者疼痛加剧，自下肢开始，再到膝、腰、背等各个关节，最后疼痛遍及全身，因而得名“痛痛病”。

（四）室内空气污染

人们一生中约有 80% 的时间是在室内度过，室内空气污染对人们身体健康的影响比外界环境污染的影响往往更为显著。调查表明，现代城市中室内空气污染的程度比室外高出数倍，更令人担忧的是，儿童比成年人更容易受到室内空气污染的危害。一项调查发现，在患白血病的孩子当中，相当比例孩子的家中近期都曾经装修过，而且不少孩子家里还是“豪华装修”。有关专家认为，儿童的身体正在成长中，呼吸量比成人高 50%，室内环境污染容易诱发儿童的血液性疾病、增加儿童哮喘病的发病率、导致儿童铅中毒、大大降低儿童的智力。

重点提示

1. 环境的要素

生物因素、化学因素、物理因素和社会心理因素。

2. 人与环境的关系

（1）相互联系、相互依存、相互渗透的关系

（2）相互对立的关系。

3. 我国常见的污染物

（1）二噁英及二噁英类污染物。

（2）有机锡污染物。

（3）重金属污染物。

（4）室内空气污染。

边学边练

选择题

1. 环境的要素包括（　　）。

A. 生物因素
B. 化学因素
C. 物理因素
D. 神秘因素

2. 下列不属于人类生活的自然环境的是（　　）。

A. 岩石圈　B. 水圈　C. 外太空　D. 大气圈

3. 按环境要素分，环境污染有（　　）。

A. 大气污染
B. 显性污染
C. 水体污染
D. 土壤污染

4. 人与环境之间的关系是（　　）。

A. 人类征服环境
B. 环境决定人类
C. 对立统一的关系
D. 互为因果的关系

5. 属于化学性污染物的是（　　）。

A. 有毒物质
B. 病原体
C. 冷却水
D. 放射性物质

6. 铅中毒的主要危害是（　　）。

A. 智力发育障碍
B. 肝脏损伤
C. 骨质疏松
D. 肾脏损伤

课题二　化学致癌物质和有毒物质

学习目标

1. 记住常见化学致癌物和有毒物质的种类。
2. 记住常见化学致癌物的中毒症状。
3. 能广泛宣传关于化学致癌物质和有毒物质的知识。
4. 能描述一些常见有毒物质中毒的简单急救方法。

化学致癌物指凡能引起动物和人类肿瘤、增加其发病率或死亡率的化合物。已知诱发癌症的化学物质有 1 000 多种，包括天然的和人工合成的。日常所见的有如下几类：

1．多环性碳氢化合物

多环性碳氢化合物如煤焦油、沥青、粗石蜡、杂酚油、蒽油等，这些物质中含有 3,4-苯并芘，是一种重要的致癌物质，烟草中的含量也不少。

2．染　料

染料如偶氮染料、乙苯胺、联苯胺等，均有较强的致癌作用。

3．亚硝胺

亚硝胺在自然界存在的数量较少，但通过细菌的作用，在人体内可以合成大量的亚硝胺，是消化系统癌症的重要致癌物质。

4．霉菌毒素

霉菌毒素是某些霉菌的代谢产物，可以致癌，如黄曲霉毒素等。

5．其他无机物

其他无机物如砷、铬、镍等及其化合物，以及石棉均有致癌作用。

有毒物质是指以小剂量进入机体，通过化学或物理-化学作用能够导致健康受损的物质。有毒物质是相对的，剂量决定一种成分是否有毒。毒性是毒物导致机体受损的能力，毒性越大，危害越大。不同毒性的毒物对机体的危害不尽相同，根据毒物对人每公斤体重的致死量依次将毒物分为：剧毒（<0.05 g）、高毒（0.05 ~ 0.5 g）、

中毒（0.5 g ~ 5 g）、低毒（5 ~ 15 g）、微毒（ > 15 g）。

从上述数据可以看出，毒物能够毒死人的量越小，毒性越大。剧毒物的毒性最大。

一、氰化物

氰化物特指带有氰基（—CN）的化合物，常被称为拟卤素。氰化物拥有令人生畏的毒性，它们广泛存在于自然界，尤其是生物界。氰化物可由某些细菌、真菌或藻类制造，并存在于相当多的食物与植物中。氰化物在有机合成中是非常有用的试剂，常用来在分子中引入一个氰基，生成有机氰化物，即腈。例如，纺织品中常见的腈纶，它的化学名称是聚丙烯腈。

1. 氰化物的毒性

大剂量氰化物中毒常发生闪电式昏迷和死亡。摄入后几秒钟即出现烦躁不安、恐惧感、发绀、全身痉挛，立即呼吸停止。小剂量中毒可以出现 15 ~ 40 min 的中毒过程：口腔及咽喉麻木感、流涎、头痛、恶心、胸闷、呼吸加快加深、脉搏加快、心律不齐、瞳孔缩小、皮肤黏膜呈鲜红色、抽搐、昏迷，最后意识丧失而死亡。氰化物进入机体后分解出具有毒性的氰离子（CN^-），氰离子能抑制组织细胞内 42 种酶的活性。一般可将急性中毒临床表现分成四期：

（1）前驱期：口服中毒者有口、咽部灼热感，恶心呕吐、呕吐物有苦杏仁味，同时伴有头痛、头昏、乏力、耳鸣、胸闷、大便紧迫感等。吸入中毒时可有眼、咽喉及上呼吸道刺激症状。

（2）呼吸困难期：皮肤黏膜呈樱桃红色，表现为呼吸困难、脉快、两侧瞳孔先缩小后扩大，此后神志迅速模糊、昏迷。

（3）惊厥期：患者意识丧失，出现强直性或阵发性惊厥，甚至角弓反张、大小便失禁。

（4）麻痹期：患者深度昏迷，全身肌肉松弛，反射消失，呼吸浅慢，最后呼吸、心跳停止。

2. 氰化物中毒的急救

急性氰化物中毒的病情发展迅速，故急性中毒的抢救应分秒必争，强调就地应用解毒剂。

（1）口服中毒者，可用 1 ∶ 2 000 高锰酸钾溶液洗胃，并刺激咽后壁诱导催吐洗胃。

（2）吸入中毒者，应立即撤离现场，移至空气新鲜、通风良好的地方休息。

（3）用亚硝酸异戊酯 1 ~ 2 支击碎后倒入手帕，放在中毒者的口鼻前吸入，每 2 min 一次，连用 5 ~ 6 次。

（4）对症抢救。对于出现循环、呼吸衰竭者给予强心剂、升压药、呼吸兴奋剂、吸氧、人工呼吸等；皮肤烧伤者，可用高锰酸钾溶液冲洗，然后用硫化铵溶液洗涤。

（5）经上述现场急救之后，应立即送医院救治，切不可延误。

二、砒　霜

三氧化二砷俗名砒霜或信石。三氧化二砷的纯品为白色结晶状粉末，没有特殊气味，与面粉、淀粉、小苏打很相似，所以容易误食中毒。易升华，微溶于水，较难溶于酸中，但又会溶于盐酸，生成三氯化砷或其他砷化合物，易溶于碱。不纯的砒霜中含有少量的硫化砷，往往带有红色或红黄色的块状结晶或颗粒，俗称红砷。

1. 砒霜的毒性

砒霜的毒性很强，进入人体后能破坏某些细胞呼吸酶，使组织细胞不能获得氧气而死亡；还能强烈刺激胃肠黏膜，使黏膜溃烂、出血；亦可破坏血管，发生出血；破坏肝脏；中毒严重的会因呼吸和循环衰竭而死。

砒霜最早是被用来治疗梅毒或肺结核病的一种辅助药物，后被开发用来制杀虫剂或灭鼠药。但由于毒性强烈，砒霜早已被人们看作一种杀人的武器。2000 多年来，砒霜就一直与“中毒”“暴死”这样的词汇联系在一起，因而“声名狼藉”。尽管砒霜是一种“一级”毒药，但它也并不是一无是处。砒霜在治疗人类疾病方面，能够起到很多作用。历史上，早有将砷化合物用于治疗昏睡病、肺结核、皮肤病等顽疾的记载。

2. 砒霜中毒的急救

（1）发现有人误食砒霜中毒，要尽快催吐，以排出毒物。催吐方法是让患者大量喝温开水或稀盐水（一杯水中加一匙食盐）；然后把食指和中指伸到嘴中和舌根，刺激咽部，即可催吐。最好让患者反复喝水和呕吐，直到吐出的液体颜色如水样为止。洗胃可用温开水、生理盐水、1∶2 000 ~ 5 000 的高锰酸钾溶液或 1% 碳酸氢钠溶液，每次 200 ~ 300 mL。催吐、洗胃应反复多次进行。洗胃后可给予 0.5% 活性炭悬液 200 ~ 300 mL（或用烧焦的馒头末悬液），以吸附去除胃内残余的砷化物。

（2）催吐、洗胃后，应予导泻，可用蜂蜜水或硫酸镁 20 ~ 30 mL 等。

（3）防风 50 g，研成碎末，用水调服即可。

（4）可把烧焦的馒头研末，让患者吃下，以吸附毒物。也可大量饮用牛奶（3～5 瓶）、蛋清（4～5 个）以保护胃黏膜。

（5）砒霜中毒后，能否做适当的急救处理，是决定患者生与死的关键。急救后应快速送往医院，因为现代医学对砒霜中毒已有了特效解毒剂——二巯基丙醇，它进入人体后能与毒物结合形成无毒物质。中毒症状严重者应尽快送医院抢救。

三、N-亚硝基类化合物

N-亚硝基化合物分为 N-亚硝胺和 N-亚硝酰胺，不同种类的亚硝基化合物，其毒性大小差别很大，大多数亚硝基化合物属于低毒和中毒，个别属于高毒甚至剧毒。化合物不同，其毒性作用机理也不尽相同，其中肝损伤较多见，也有肾损伤、血管损伤等。

1．N-亚硝基类化合物的毒性和致癌作用

许多动物试验证明，N-亚硝基化合物具有致癌作用。N-亚硝胺相对稳定，需要在体内代谢成为活性物质才具备致癌性，也被称为前致癌物。N-亚硝酰胺类不稳定，能够在作用部位直接降解成重氮化合物，并与 DNA 结合发挥直接致癌、致突变作用，因此，也将 N-亚硝酰胺称为终末致癌物。迄今为止尚未发现一种动物对 N-亚硝基化合物的致癌作用有抵抗力，不仅如此，多种给药途径均能引起试验动物的肿瘤发生，不论经呼吸道吸入、消化道摄入以及皮下、肌内注射，还是皮肤接触都可诱发肿瘤。反复多次接触，或一次大剂量给药都能诱发肿瘤，且都有剂量-效应关系。如智利胃癌高发，可能与硝酸盐肥料大量使用，从而造成土壤中硝酸盐与亚硝酸盐含量过高有关；日本人爱吃咸鱼和咸菜，故其胃癌高发，前者胺类特别是仲胺与叔胺含量较高，后者亚硝酸盐与硝酸盐含量较高。

2．预防 N-亚硝基化合物中毒

预防 N-亚硝基化合物对人体健康的危害，可以从多方面着手。比如从源头上对食品中的亚硝酸盐和硝酸盐进行控制，制定食品中 N-亚硝基类化合物的限量标准，严格控制工业排放，科学施肥，改进食品加工方式，改善和提高饮食方式等。

四、稠环芳烃

稠环芳烃，又名多环芳烃，是一种从轻质石油中析出黄色片状或针状结晶，有淡绿色荧光。在工业上无生产和使用价值，一般只作为生产过程中形成的副产物随废气排放。

稠环芳烃是由两个或两个以上的苯环通过共用两个相邻的碳原子稠和而形成的多环芳香烃，如蒽和菲，它们的结构如下：

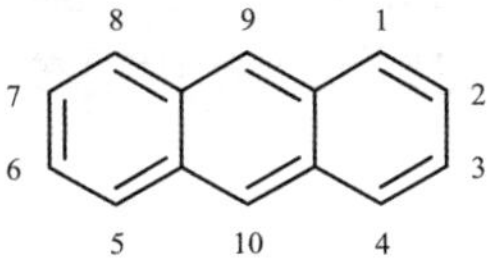

蒽

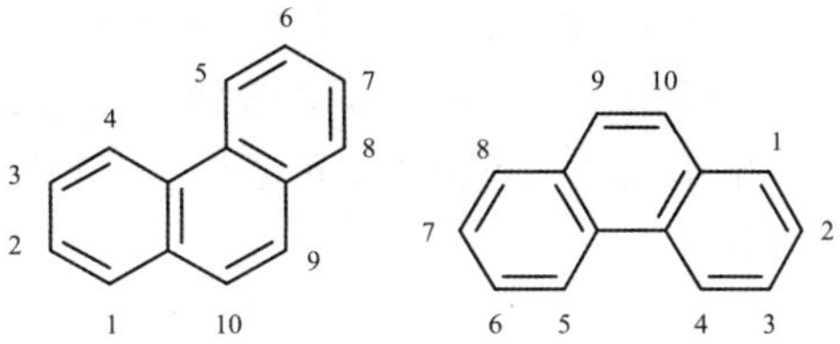

菲

1．致癌稠环芳烃的来源

人类生活和生产活动中产生大量的稠环化合物，主要来自汽车、柴油车的排气，烟草烟雾，以及燃煤、炼焦、炼油、木材干馏等工业部门。常见的致癌稠环化合物有苯并[a]芘、二苯并芘、苯并蒽等。苯并[a]芘对人类和动物来说是一种很强的致癌物质，最初发现其可导致皮肤癌，后经深入研究发现其对机体各脏器如肺、肝、食道、胃肠等均可致癌。苯并芘是最早发现的致癌物质。

2．预防稠环芳烃致癌

在熏制和腌制食品中，致癌芳烃苯并芘的含量较高。苯并芘的结构简式如下：

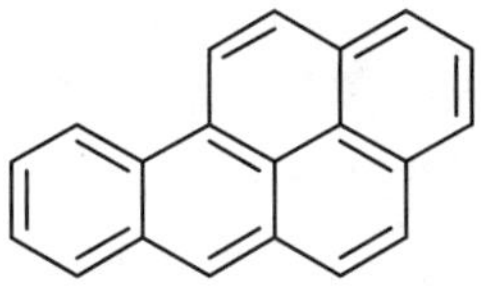

苯并芘

根据流行病学调查，长期食用熏制食品与某些肿瘤发生有一定关系。海边居民因食用大量咸鱼及熏鱼，其胃肠道和呼吸道的癌症发病率较内陆地区居民高 3 倍。冰岛的胃癌死亡率为 125.5 人/10 万人，可能与该地区居民喜吃烟熏食品有关，日本也是胃癌发病率很高的国家，一些居民有在炭火上烤鱼吃的习惯。

苯并芘引起癌症的潜伏期很长，一般为 20 ~ 25 年，发病年龄在 40 ~ 45 岁。分析认为，如 4 年内进食苯并[a]芘总量达 80 000 μg，就有可能致癌。因此，人体每日进食苯并[a]芘的量不能超过 10 μg。

为防止苯并芘污染食品，需注意以下方面:

（1）加强环境治理，防止工业三废中苯并芘对水域、土壤、空气和植物造成污染。

（2）改变生产方式，禁止在柏油路面晾晒收获的农作物。不用苯并芘含量高的材料生产或包装食品；改进烹调和加工方法，尽量避免食品成分热解和热聚，以减少苯并芘的形成。

（3）改变饮食习惯，尽量少吃烧烤、熏烤肉制品，不食用烤焦、炭化的肉制品，以减少苯并芘的摄入量。维生素 A 及白菜、萝卜等十字花科蔬菜有降解苯并芘的作用，宜经常食用。

（4）采取措施对污染的食品进行去毒处理，如用活性炭吸附油脂中的有毒物质，用日光或紫外线照射粮食，以降低食物中的苯并芘含量。

五、黄曲霉毒素

黄曲霉毒素（AFT）是一类化学结构类似的化合物，均为二氢呋喃香豆素的衍生物。黄曲霉毒素主要是由黄曲霉、寄生曲霉产生的次生代谢产物，在湿热地区食品和饲料中出现黄曲霉毒素的概率最高。

1. 黄曲霉毒素的毒性

黄曲霉毒素进入体内后，主要在肝细胞内质网微粒体混合功能氧化酶系的作用下进行代谢。黄曲霉毒素没有经过代谢活化是无致癌性的。经代谢活化后的黄曲霉毒素的毒性远远高于氰化物、砷化物和有机农药的毒性，其中以 B_1 毒性最大。当人摄入量大时，可发生急性中毒，出现急性肝炎、出血性肝坏死、肝细胞脂肪变性和胆管增生。当微量持续摄入，可造成慢性中毒，生长障碍，引起纤维性病变，致使纤维组织增生等。

黄曲霉毒素是霉菌毒素中毒性最大、对人类健康危害极为突出的一类霉菌毒素，致癌强度大，其致癌能力比六六六大一万倍；可诱发多种癌，主要诱发肝癌，还可诱发胃癌、肾癌、泪腺癌、直肠癌、乳腺癌、卵巢及小肠等部位的肿瘤，还可出现畸胎。

2017 年 10 月 27 日，世界卫生组织国际癌症研究机构公布的致癌物清单初步整理参考，黄曲霉毒素在一类致癌物清单中。

目前世界上常用的应对黄曲霉毒素的方法是设定安全的“限量标准”，食品中的黄曲霉毒素含量只要不超过标准，其危害就小到可以忽略了。

2. 黄曲霉毒素的来源

黄曲霉存在于土壤，动植物各种坚果，特别是花生、核桃、玉米、稻米、大豆、小麦等粮油产品中。人们知道粮食收割之后受潮长霉会产生黄曲霉毒素。其实，黄曲霉毒素在农作物正常的生长期中就可以形成。比如玉米，土壤中的黄曲霉“种子”会在玉米棒中“萌发”。黄曲霉毒素在农产品中几乎无法避免，人类只能控制吃下的量。发霉的土豆见图 7-2。

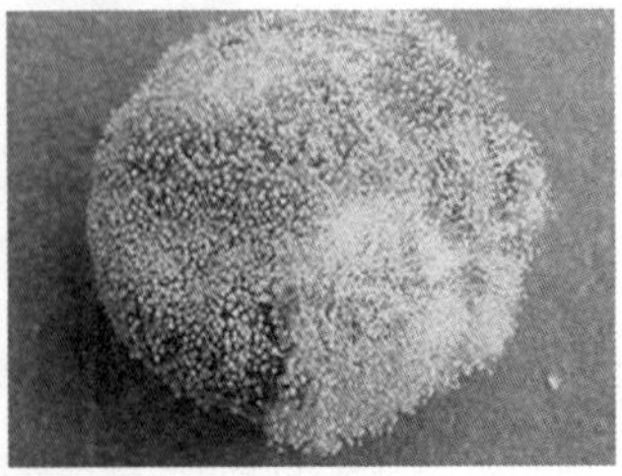

图 7-2　发霉的土豆

食用花生、核桃等食物时如果感觉很苦，应马上吐出来，并漱口。发霉的花生、核桃等都容易产生黄曲霉毒素。黄曲霉菌生长繁殖需要一定的温度、湿度、氧气及水分含量，如能控制这些因素的其中之一，即可达到防霉的目的。实验表明：叶绿素和叶绿酸能大大降低黄曲霉毒素的吸收率。

从安全的角度，经过精炼的油是更加安全的。如果实在喜欢“自己榨”的粗油，应该尽量使用收割之后及时干燥，而且保存良好的花生或者其他油料作物；否则，油中含有的黄曲霉毒素，无论是毒性还是含量，都可能比限量标准高得多。

重点提示

表 7-1 常见的有毒物质和致癌物质

	类型	举例	来源
有毒物质	氰化物	KCN（氰化钾）	
	砷的化合物	砒霜（三氧化二砷）	
	黄曲霉毒素	黄曲霉毒素	各种农产品中的黄曲霉
致癌物质	N-亚硝基类化合物	亚硝胺盐	腌肉、腌菜等食品
	稠环芳烃	苯并芘	香烟烟雾、汽车尾气

边学边练

选择题

1. N-亚硝基化合物可由哪两类化合物合成（ ）。
   A. 硝酸和胺类　　B.亚硝酸和胺类
   C. 亚硝酸盐和胺类　　D.亚硝酸盐和醇类
2. 黄曲霉毒素对下列哪个器官毒性最大（ ）。
   A. 心脏　　B. 大脑　　C. 肝脏　　D. 肾脏
3. 我国规定哪种食品中，不得检出黄曲霉毒素 B_1（ ）。
   A. 玉米　　B. 大米　　C. 花生　　D. 婴儿代乳食品
4. 黄曲霉毒素污染哪种食物最为严重（ ）。
   A. 大米和小麦　　B. 玉米和花生
   C. 鱼肉类　　D. 果蔬类

课题三　农　药

学习目标

1. 了解常见农药的种类。
2. 了解农药对环境的影响。
3. 能分析农药使用的利与弊。
4. 培养运用所学知识和技能解决实际问题的能力

一、概　述

农药，是指农业上用于防治病虫害及调节植物生长的化学药剂。广泛用于农林牧业生产、环境和家庭卫生除害防疫、工业品防霉与防蛀等。

农药品种很多，按原料来源可分为矿物源农药（无机农药）、生物源农药（天然有机物、微生物、抗生素等）及化学合成农药。

按化学结构分，主要有有机氯、有机磷、有机氮、有机硫、氨基甲酸酯、拟除虫菊酯、酰胺类、脲类、醚类、酚类、苯氧羧酸类、脒类、三唑类、杂环类、苯甲酸类、有机金属化合物等。

按用途主要可分为杀虫剂、杀螨剂、杀鼠剂、杀线虫剂、杀软体动物剂、杀菌剂、除草剂、植物生长调节剂等。

根据剂型可分为粉剂、可湿性粉剂、乳剂、乳油、乳膏、糊剂、胶体剂、熏蒸剂、熏烟剂、烟雾剂、颗粒剂、微粒剂及油剂等。

二、食品中农药的来源

自从人类大量使用化学农药以后，各种农副产品的农药残留问题越来越突出，对人体健康带来了直接或间接的危害。农药在生产和使用过程中均可导致环境污染，现已成为重要的“公害”之一。

1．直接使用造成的农药残留

农业生产为了防治病虫害使用农药，农田施药后，药剂可能黏附在作物表皮，也可能渗透到作物组织内部并输送到全株，经过一定时间，这些农药逐渐被降解消失。但如果药剂性能稳定，即可长期残留在植物体内，对作物直接造成污染。渗透性强的农药不仅残留量大，污染程度也很大，可直达果实内层。用药次数多、用药量大或用药间隔时间短，产品残留量就大。

2．通过环境迁移和循环造成的农药残留

农药可经大气、水体、土壤等媒介的携带而迁移，特别是化学性质稳定、难以转化和降解的农药，更易通过大气漂移和沉降、水体流动等在环境中不断迁移和循环，致使农药对环境的污染具有普遍性和全球性。在施药过程中，农药被喷施到农田、草原、森林和水域时，直接降落在作物上的药量只占一小部分，其中直接落到害虫上的农药不到施药量的 1%，喷洒到植物上的占 10%～20%，其余则散布于环境中，散落在土壤中、漂移到空气里，或被水流冲刷到塘、湖和河流中，造成严重的环境污染。有些农药能在土壤中残存几年甚至十几年，作物的根部或叶片代谢吸收被污染的空气、水源或土壤中残留的药剂，都会引起农药残留量增大。

3．通过生物富集作用形成的残留

畜禽鱼类等动物在进食被农药污染的饲料后，农药在生物体内慢慢富集，导致动物性食品被农药污染。有些农药与特定的动物器官有高度亲和力，能长期储存于动物体内。农药在环境中的迁移和循环及浸入人体的途径见图 7-3。

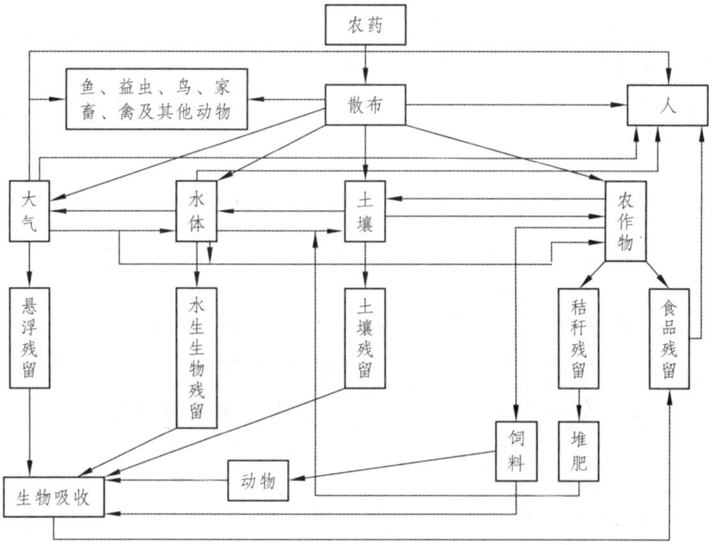

图 7-3　农药在环境中的迁移和循环及浸入人体的途径

三、农药残留的危害

农药流失到环境中，将造成严重的环境污染，有时甚至造成极其危险的后果。

（一）污染大气、水环境，造成土壤板结

流失到环境中的农药通过蒸发、蒸腾，扩散到大气中，造成大气环境的污染。大气中的农药，又通过降雨，回到地面，汇集入地表水中，从而造成水环境的污染，对人、畜，特别是水生生物（如鱼、虾）造成危害。同时，流失到土壤中的农药会造成土壤板结。

（二）增强病菌、害虫对农药的抗药性

长时间使用同一种农药，最终会增强病菌、害虫的抗药性。以后对同种病菌、害虫的防治必须不断加大农药的用药量．不然不能达到消灭病菌、害虫的目的。形成恶性循环。

（三）杀伤有益生物

绝大多数农药是无选择地杀伤各种生物，其中包括对人类有益的生物，如青蛙、蜜蜂、鸟类和蚯蚓等。这些益虫、益鸟的减少或灭绝，实际上减少了害虫的天敌，会导致害虫数量增加，进而影响农业生产。

（四）野生生物和畜禽中毒

野生生物及畜禽吃了沾有农药的食物，会造成急性或慢性中毒。最主要的是农药影响生物的生殖能力。很多鸟类和家禽由于受到农药的影响，产蛋的重量减轻，蛋壳变薄、容易破碎。许多野生生物的灭绝与农药污染有直接关系。

（五）农药对人体健康的危害

目前，人工合成的化学农药有 500 余种，这些农药的广泛使用，不仅造成环境污染，还对人体健康造成危害。

环境中的农药，可通过消化道、呼吸道和皮肤等途径进入人体。其中有机磷农药、有机氯农药污染是造成人体急性或慢性中毒的主要污染物。

1．有机磷农药

有机磷农药是一种神经毒剂，它能抑制体内胆碱酯酶，造成乙酰胆碱聚积，导致神经功能紊乱等。急性中毒表现症状有：恶心、呕吐、呼吸困难、瞳孔缩小、肌肉痉挛、神志不清等。慢性中毒主要症状有：头痛、头晕、乏力、食欲不振、恶心、气短、胸闷等。常见的有机磷农药见图 7-4。

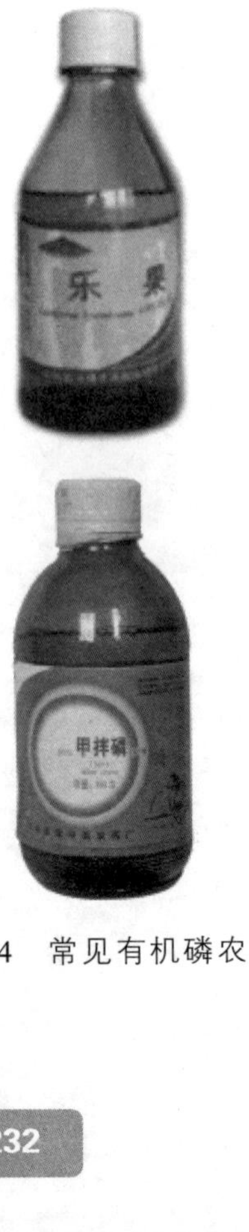

图 7-4　常见有机磷农药

2．有机氯农药

有机氯农药的脂溶性特点，决定了它在人体脂肪中容易蓄积。此外，有机氯农药还可以对人体和动物的内分泌系统、免疫功能、生殖机能等造成影响。有机氯农药慢性中毒类似有机磷农药中毒症状，并伴有腰痛、肝肿大和肝功能异常等症候。经动物试验证明，有机氯农药具有致突变、致畸和致癌作用。

四、减少农药对环境危害的措施

1．安全合理使用农药

我国已颁布《农药安全使用标准》和《农药合理使用准则》，对主要作物的常用农药规定了最高用药量或最低稀释倍数，最多使用次数和安全间隔期（最后一次施药距收获期的天数）,以保证食品中农药残留不致超过最大允许限量标准。同时也应注意对农民的宣传和指导，加强安全防护工作，防止农药污染环境和农药中毒事故。

2．开发新型农药

开发高效、低毒、低残留的新型农药，及时淘汰或停用高毒、高残留、长期污染环境的农药。推广先进的施用技术和喷洒器具，大力提倡农作物病虫害的综合防治，减少农药生产和使用对环境造成的污染等。

3．防止和减少农药在生物体内的聚集

主要是不使用农药残留量大的饲料喂养畜禽，这样乳蛋肉产品中的农药残留量就会大大减少。

重点提示

1. 农药残留的危害

（1）污染大气、水环境，造成土壤板结。

（2）增强病菌、害虫对农药的抗药性。

（3）杀伤有益生物。

（4）造成野生生物和畜禽中毒。

（5）农药对人体健康有危害。

（6）农药对动植物有危害。

2. 减少农药对环境危害的措施

（1）安全合理使用农药。

(2)开发新型农药。
(3)防止和减少农药在生物体内的聚集。

边学边练

选择题

1. 为防止农药污染，对新农药的要求是(　　)。
   A. 低价格、低毒、高效　　B. 低价格、低度、低效
   C. 低价格、低毒、高效　　D. 低残留、低毒、高效
2. 有机磷农药中毒与其抑制下列哪种酶有关(　　)。
   A. 过氧化氢酶　　B. 超氧化物
   C. 胆碱酯酶　　D. 单胺氧化酶

参考文献

[1] 刘斌，刘景晖，许颂安. 化学[M]. 2版. 北京：高等教育出版社，2014.

[2] 黄刚. 医用化学基础[M]. 2版. 北京：人民卫生出版社，2008.

[3] 朱爱军，李晓彬. 医用化学基础[M]. 北京：军事医学科学出版社，2011.

[4] 施成良. 医用化学基础[M]. 北京：高等教育出版社，2015.

[5] 王秀玲. 2019全国护士执业资格考试应试指导与考题精析[M]. 北京：人民卫生出版社，2019.

[6] 宋心琦. 化学（必修1）[M]. 北京：人民教育出版社，2009.

[7] 魏剑萍. 医用化学基础[M]. 武汉：华中科技大学出版社，2012.

[8] 李晓松. 护理学基础[M]. 2版. 北京：人民卫生出版社，2008.

[9] 冯军. 医用化学基础[M]. 北京：高等教育出版社，2010.

附　录

附录 A　国际单位制（SI）基本单位

量	常用符号	单位名称	单位符号
长度	L	米	m
质量	m	千克	kg
时间	t	秒	s
电流	I	安[培]	A
热力学温度	T	开[尔文]	K
物质的量	n	摩[尔]	mol
发光强度	I	坎[德拉]	cd

附录 B　常用单位及其换算

物理量	物理量符号	单位名称	单位符号	与基本单位的换算关系
长度	l,L	米	m	SI 基本单位
		厘米	cm	$1\ \text{cm} = 10^{-2}\ \text{m}$
		毫米	mm	$1\ \text{mm} = 10^{-3}\ \text{m}$
		微米	μm	$1\ \mu\text{m} = 10^{-6}\ \text{m}$
		纳米	nm	$1\ \text{nm} = 10^{-9}\ \text{m}$
质量	m	千克	kg	SI 基本单位
		克	g	$1\ \text{g} = 10^{-3}\ \text{kg}$
		毫克	mg	$1\ \text{mg} = 10^{-3}\ \text{g}$
		微克	μg	$1\ \mu\text{g} = 10^{-6}\ \text{g}$
时间	t	秒	s	SI 基本单位
		分	min	$1\ \text{min} = 60\ \text{s}$
		小时	h	$1\ \text{h} = 3\ 600\ \text{s}$
温度	T t	开尔文	K	SI 基本单位
		摄氏度	°C	$t = T - 273.15\ \text{K}$
体积	V	升	L	$1\ \text{L} = 10^{-3}\ \text{m}^3$
		毫升	mL	$1\ \text{mL} = 1\ \text{cm}^3 = 10^{-6}\ \text{m}^3$
物质的量	n	摩尔	mol	SI 基本单位
		毫摩尔	mmol	$1\ \text{mmol} = 10^{-3}\ \text{mol}$
		微摩尔	μmol	$1\ \mu\text{mol} = 10^{-6}\ \text{mol}$
摩尔质量	M	千克每摩尔	kg/mol	
物质的量浓度	c_B	摩尔每升	mol/L	
质量浓度	ρ_B	千克每升	kg/L	

附录C　部分酸、碱、盐的溶解性表（20 °C）

阴离子 / 阳离子	OH^-	NO_3^-	Cl^-	SO_4^{2-}	S^{2-}	SO_3^{2-}	CO_3^{2-}	SiO_3^{2-}	PO_4^{3-}
H^+	—	溶、挥	溶、挥	溶	溶、挥	溶、挥	溶、挥	微	溶
NH_4^+	溶、挥	溶	溶	溶	溶	溶	溶	溶	溶
K^+	溶	溶	溶	溶	溶	溶	溶	溶	溶
Na^+	溶	溶	溶	溶	溶	溶	溶	溶	溶
Ba^{2+}	溶	溶	溶	不	—	不	不	不	不
Ca^{2+}	微	溶	溶	微	—	不	不	不	不
Mg^{2+}	不	溶	溶	溶	—	微	微	不	不
Al^{3+}	不	溶	溶	溶	—	—	—	不	不
Mn^{2+}	不	溶	溶	溶	不	不	不	不	不
Cr^{3+}	不	溶	溶	溶	—	—	—	不	不
Fe^{2+}	不	溶	溶	溶	不	不	不	不	不
Fe^{3+}	不	溶	溶	溶	—	—	—	不	不
Cu^{2+}	不	溶	溶	溶	不	不	不	不	不
Hg^{2+}	—	溶	溶	溶	不	不	不	—	不
Ag^+	—	溶	不	微	不	不	不	不	不

元素周期表

Periodic Table of the Elements

原子序数 — 1；元素符号 — H；元素中文名称 — 氢；元素英文名称 — hydrogen；惯用原子量 — 1.008；标准原子量 — [1.0078, 1.0082]

族 / 周期	1	2	3	4	5	6	7	8	9	10	11	12	13	14	15	16	17	18	电子层	18族电子数
	IA	IIA	IIIB	IVB	VB	VIB	VIIB	VIII			IB	IIB	IIIA	IVA	VA	VIA	VIIA	0		
1	1 H 氢 hydrogen 1.008 [1.0078, 1.0082]																	2 He 氦 helium 4.0026	K	2
2	3 Li 锂 lithium 6.94 [6.938, 6.997]	4 Be 铍 beryllium 9.0122											5 B 硼 boron 10.81 [10.806, 10.821]	6 C 碳 carbon 12.011 [12.009, 12.012]	7 N 氮 nitrogen 14.007 [14.006, 14.008]	8 O 氧 oxygen 15.999 [15.999, 16.000]	9 F 氟 fluorine 18.998	10 Ne 氖 neon 20.180	L K	8 2
3	11 Na 钠 sodium 22.990	12 Mg 镁 magnesium 24.305 [24.304, 24.307]											13 Al 铝 aluminium 26.982	14 Si 硅 silicon 28.085 [28.084, 28.086]	15 P 磷 phosphorus 30.974	16 S 硫 sulfur 32.06 [32.059, 32.076]	17 Cl 氯 chlorine 35.45 [35.446, 35.457]	18 Ar 氩 argon 39.95 [39.792, 39.963]	M L K	8 8 2
4	19 K 钾 potassium 39.098	20 Ca 钙 calcium 40.078(4)	21 Sc 钪 scandium 44.956	22 Ti 钛 titanium 47.867	23 V 钒 vanadium 50.942	24 Cr 铬 chromium 51.996	25 Mn 锰 manganese 54.938	26 Fe 铁 iron 55.845(2)	27 Co 钴 cobalt 58.933	28 Ni 镍 nickel 58.693	29 Cu 铜 copper 63.546(3)	30 Zn 锌 zinc 65.38(2)	31 Ga 镓 gallium 69.723	32 Ge 锗 germanium 72.630(8)	33 As 砷 arsenic 74.922	34 Se 硒 selenium 78.971(8)	35 Br 溴 bromine 79.904 [79.901, 79.907]	36 Kr 氪 krypton 83.798(2)	N M L K	8 18 8 2
5	37 Rb 铷 rubidium 85.468	38 Sr 锶 strontium 87.62	39 Y 钇 yttrium 88.906	40 Zr 锆 zirconium 91.224(2)	41 Nb 铌 niobium 92.906	42 Mo 钼 molybdenum 95.95	43 Tc 锝 technetium	44 Ru 钌 ruthenium 101.07(2)	45 Rh 铑 rhodium 102.91	46 Pd 钯 palladium 106.42	47 Ag 银 silver 107.87	48 Cd 镉 cadmium 112.41	49 In 铟 indium 114.82	50 Sn 锡 tin 118.71	51 Sb 锑 antimony 121.76	52 Te 碲 tellurium 127.60(3)	53 I 碘 iodine 126.90	54 Xe 氙 xenon 131.29	O N M L K	8 18 18 8 2
6	55 Cs 铯 caesium 132.91	56 Ba 钡 barium 137.33	57-71 镧系 lanthanoids	72 Hf 铪 hafnium 178.49(2)	73 Ta 钽 tantalum 180.95	74 W 钨 tungsten 183.84	75 Re 铼 rhenium 186.21	76 Os 锇 osmium 190.23(3)	77 Ir 铱 iridium 192.22	78 Pt 铂 platinum 195.08	79 Au 金 gold 196.97	80 Hg 汞 mercury 200.59	81 Tl 铊 thallium 204.38 [204.38, 204.39]	82 Pb 铅 lead 207.2	83 Bi 铋 bismuth 208.98	84 Po 钋 polonium	85 At 砹 astatine	86 Rn 氡 radon	P O N M L K	8 18 32 18 8 2
7	87 Fr 钫 francium	88 Ra 镭 radium	89-103 锕系 actinoids	104 Rf 𬬻 rutherfordium	105 Db 𬭊 dubnium	106 Sg 𬭳 seaborgium	107 Bh 𬭛 bohrium	108 Hs 𬭶 hassium	109 Mt 鿏 meitnerium	110 Ds 𫟼 darmstadtium	111 Rg 𬬭 roentgenium	112 Cn 鿔 copernicium	113 Nh 鿭 nihonium	114 Fl 𫓧 flerovium	115 Mc 镆 moscovium	116 Lv 𫟷 livermorium	117 Ts 鿬 tennessine	118 Og 鿫 oganesson	Q P O N M L K	8 18 32 32 18 8 2

57 La 镧 lanthanum 138.91	58 Ce 铈 cerium 140.12	59 Pr 镨 praseodymium 140.91	60 Nd 钕 neodymium 144.24	61 Pm 钷 promethium	62 Sm 钐 samarium 150.36(2)	63 Eu 铕 europium 151.96	64 Gd 钆 gadolinium 157.25(3)	65 Tb 铽 terbium 158.93	66 Dy 镝 dysprosium 162.50	67 Ho 钬 holmium 164.93	68 Er 铒 erbium 167.26	69 Tm 铥 thulium 168.93	70 Yb 镱 ytterbium 173.05	71 Lu 镥 lutetium 174.97
89 Ac 锕 actinium	90 Th 钍 thorium 232.04	91 Pa 镤 protactinium 231.04	92 U 铀 uranium 238.03	93 Np 镎 neptunium	94 Pu 钚 plutonium	95 Am 镅 americium	96 Cm 锔 curium	97 Bk 锫 berkelium	98 Cf 锎 californium	99 Es 锿 einsteinium	100 Fm 镄 fermium	101 Md 钔 mendelevium	102 No 锘 nobelium	103 Lr 铹 lawrencium